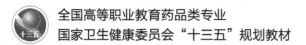

全国高等职业教育药品类专业
国家卫生健康委员会"十三五"规划教材

供中药制药技术、中药学、中药生产与加工专业用

实用中药

U0292526

第 3 版

主　编　马维平　徐智斌

副主编　姜　醒　傅　红　赵珍东

编　者　（以姓氏笔画为序）

马维平　（湖北中医药高等专科学校）　　　赵珍东　（广东食品药品职业学院）

王　燕　（江苏医药职业学院）　　　　　　赵增强　（南阳医学高等专科学校）

王晓阁　（安徽中医药高等专科学校）　　　胡　盼　（湖北中医药高等专科学校）

白　华　（亳州职业技术学院）　　　　　　姜　醒　（黑龙江中医药大学佳木斯学院）

吕建军　（山西药科职业学院）　　　　　　徐智斌　（湖北九州通中药产业发展有限公司）

陈爱梅　（江苏省连云港中医药高等职业　　傅　红　（天津生物工程职业技术学院）
　　　　　技术学校）

人民卫生出版社

图书在版编目（CIP）数据

实用中药/马维平,徐智斌主编.—3 版.—北京:人民卫生出版社,2018

ISBN 978-7-117-26284-2

Ⅰ.①实… Ⅱ.①马…②徐… Ⅲ.①中药学-高等职业教育-教材 Ⅳ.①R28

中国版本图书馆 CIP 数据核字(2018)第 073078 号

| 人卫智网 | www.ipmph.com | 医学教育、学术、考试、健康，
购书智慧智能综合服务平台 |
| 人卫官网 | www.pmph.com | 人卫官方资讯发布平台 |

版权所有，侵权必究！

实 用 中 药
第 3 版

主　　编：马维平　徐智斌

出版发行：人民卫生出版社（中继线 010-59780011）

地　　址：北京市朝阳区潘家园南里 19 号

邮　　编：100021

E - mail：pmph @ pmph.com

购书热线：010-59787592　010-59787584　010-65264830

印　　刷：三河市博文印刷有限公司

经　　销：新华书店

开　　本：850×1168　1/16　印张：22

字　　数：517 千字

版　　次：2009 年 6 月第 1 版　2018 年 8 月第 3 版
　　　　　2024 年 2 月第 3 版第 10 次印刷（总第 18 次印刷）

标准书号：ISBN 978-7-117-26284-2

定　　价：59.00 元

打击盗版举报电话：010-59787491　E-mail：WQ @ pmph.com
（凡属印装质量问题请与本社市场营销中心联系退换）

全国高等职业教育药品类专业国家卫生健康委员会 "十三五"规划教材出版说明

《国务院关于加快发展现代职业教育的决定》《高等职业教育创新发展行动计划(2015-2018年)》《教育部关于深化职业教育教学改革全面提高人才培养质量的若干意见》等一系列重要指导性文件相继出台,明确了职业教育的战略地位、发展方向。为全面贯彻国家教育方针,将现代职教发展理念融入教材建设全过程,人民卫生出版社组建了全国食品药品职业教育教材建设指导委员会。在该指导委员会的直接指导下,经过广泛调研论证,人卫社启动了全国高等职业教育药品类专业第三轮规划教材的修订出版工作。

本套规划教材首版于2009年,于2013年修订出版了第二轮规划教材,其中部分教材入选了"十二五"职业教育国家规划教材。本轮规划教材主要依据教育部颁布的《普通高等学校高等职业教育(专科)专业目录(2015年)》及2017年增补专业,调整充实了教材品种,涵盖了药品类相关专业的主要课程。全套教材为国家卫生健康委员会"十三五"规划教材,是"十三五"时期人卫社重点教材建设项目。本轮教材继续秉承"五个对接"的职教理念,结合国内药学类专业高等职业教育教学发展趋势,科学合理推进规划教材体系改革,同步进行了数字资源建设,着力打造本领域首套融合教材。

本套教材重点突出如下特点:

1. 适应发展需求,体现高职特色 本套教材定位于高等职业教育药品类专业,教材的顶层设计既考虑行业创新驱动发展对技术技能型人才的需要,又充分考虑职业人才的全面发展和技术技能型人才的成长规律;既集合了我国职业教育快速发展的实践经验,又充分体现了现代高等职业教育的发展理念,突出高等职业教育特色。

2. 完善课程标准,兼顾接续培养 本套教材根据各专业对应从业岗位的任职标准优化课程标准,避免重要知识点的遗漏和不必要的交叉重复,以保证教学内容的设计与职业标准精准对接,学校的人才培养与企业的岗位需求精准对接。同时,本套教材顺应接续培养的需要,适当考虑建立各课程的衔接体系,以保证高等职业教育对口招收中职学生的需要和高职学生对口升学至应用型本科专业学习的衔接。

3. 推进产学结合,实现一体化教学 本套教材的内容编排以技能培养为目标,以技术应用为主线,使学生在逐步了解岗位工作实践,掌握工作技能的过程中获取相应的知识。为此,在编写队伍组建上,特别邀请了一大批具有丰富实践经验的行业专家参加编写工作,与从全国高职院校中遴选出的优秀师资共同合作,确保教材内容贴近一线工作岗位实际,促使一体化教学成为现实。

4. 注重素养教育,打造工匠精神 在全国"劳动光荣、技能宝贵"的氛围逐渐形成,"工匠精神"在各行各业广为倡导的形势下,医药卫生行业的从业人员更要有崇高的道德和职业素养。教材更加强调要充分体现对学生职业素养的培养,在适当的环节,特别是案例中要体现出药品从业人员的行为准则和道德规范,以及精益求精的工作态度。

5. **培养创新意识,提高创业能力** 为有效地开展大学生创新创业教育,促进学生全面发展和全面成才,本套教材特别注意将创新创业教育融入专业课程中,帮助学生培养创新思维,提高创新能力、实践能力和解决复杂问题的能力,引导学生独立思考、客观判断,以积极的、锲而不舍的精神寻求解决问题的方案。

6. **对接岗位实际,确保课证融通** 按照课程标准与职业标准融通,课程评价方式与职业技能鉴定方式融通,学历教育管理与职业资格管理融通的现代职业教育发展趋势,本套教材中的专业课程,充分考虑学生考取相关职业资格证书的需要,其内容和实训项目的选取尽量涵盖相关的考试内容,使其成为一本既是学历教育的教科书,又是职业岗位证书的培训教材,实现"双证书"培养。

7. **营造真实场景,活化教学模式** 本套教材在继承保持人卫版职业教育教材栏目式编写模式的基础上,进行了进一步系统优化。例如,增加了"导学情景",借助真实工作情景开启知识内容的学习;"复习导图"以思维导图的模式,为学生梳理本章的知识脉络,帮助学生构建知识框架。进而提高教材的可读性,体现教材的职业教育属性,做到学以致用。

8. **全面"纸数"融合,促进多媒体共享** 为了适应新的教学模式的需要,本套教材同步建设以纸质教材内容为核心的多样化的数字教学资源,从广度、深度上拓展纸质教材内容。通过在纸质教材中增加二维码的方式"无缝隙"地链接视频、动画、图片、PPT、音频、文档等富媒体资源,丰富纸质教材的表现形式,补充拓展性的知识内容,为多元化的人才培养提供更多的信息知识支撑。

本套教材的编写过程中,全体编者以高度负责、严谨认真的态度为教材的编写工作付出了诸多心血,各参编院校对编写工作的顺利开展给予了大力支持,从而使本套教材得以高质量如期出版,在此对有关单位和各位专家表示诚挚的感谢!教材出版后,各位教师、学生在使用过程中,如发现问题请反馈给我们(renweiyaoxue@163.com),以便及时更正和修订完善。

人民卫生出版社

2018 年 3 月

全国高等职业教育药品类专业国家卫生健康委员会
"十三五"规划教材
教材目录

序号	教材名称	主编	适用专业
1	人体解剖生理学(第3版)	贺 伟 吴金英	药学类、药品制造类、食品药品管理类、食品工业类
2	基础化学(第3版)	傅春华 黄月君	药学类、药品制造类、食品药品管理类、食品工业类
3	无机化学(第3版)	牛秀明 林 珍	药学类、药品制造类、食品药品管理类、食品工业类
4	分析化学(第3版)	李维斌 陈哲洪	药学类、药品制造类、食品药品管理类、医学技术类、生物技术类
5	仪器分析	任玉红 闫冬良	药学类、药品制造类、食品药品管理类、食品工业类
6	有机化学(第3版)*	刘 斌 卫月琴	药学类、药品制造类、食品药品管理类、食品工业类
7	生物化学(第3版)	李清秀	药学类、药品制造类、食品药品管理类、食品工业类
8	微生物与免疫学*	凌庆枝 魏仲香	药学类、药品制造类、食品药品管理类、食品工业类
9	药事管理与法规(第3版)	万仁甫	药学类、药品经营与管理、中药学、药品生产技术、药品质量与安全、食品药品监督管理
10	公共关系基础(第3版)	秦东华 惠 春	药学类、药品制造类、食品药品管理类、食品工业类
11	医药数理统计(第3版)	侯丽英	药学、药物制剂技术、化学制药技术、中药制药技术、生物制药技术、药品经营与管理、药品服务与管理
12	药学英语	林速容 赵 旦	药学、药物制剂技术、化学制药技术、中药制药技术、生物制药技术、药品经营与管理、药品服务与管理
13	医药应用文写作(第3版)	张月亮	药学、药物制剂技术、化学制药技术、中药制药技术、生物制药技术、药品经营与管理、药品服务与管理

序号	教材名称	主编	适用专业
14	医药信息检索(第3版)	陈燕 李现红	药学、药物制剂技术、化学制药技术、中药制药技术、生物制药技术、药品经营与管理、药品服务与管理
15	药理学(第3版)	罗跃娥 樊一桥	药学、药物制剂技术、化学制药技术、中药制药技术、生物制药技术、药品经营与管理、药品服务与管理
16	药物化学(第3版)	葛淑兰 张彦文	药学、药品经营与管理、药品服务与管理、药物制剂技术、化学制药技术
17	药剂学(第3版)*	李忠文	药学、药品经营与管理、药品服务与管理、药品质量与安全
18	药物分析(第3版)	孙莹 刘燕	药学、药品质量与安全、药品经营与管理、药品生产技术
19	天然药物学(第3版)	沈力 张辛	药学、药物制剂技术、化学制药技术、生物制药技术、药品经营与管理
20	天然药物化学(第3版)	吴剑峰	药学、药物制剂技术、化学制药技术、生物制药技术、中药制药技术
21	医院药学概要(第3版)	张明淑 于倩	药学、药品经营与管理、药品服务与管理
22	中医药学概论(第3版)	周少林 吴立明	药学、药物制剂技术、化学制药技术、中药制药技术、生物制药技术、药品经营与管理、药品服务与管理
23	药品营销心理学(第3版)	丛媛	药学、药品经营与管理
24	基础会计(第3版)	周凤莲	药品经营与管理、药品服务与管理
25	临床医学概要(第3版)*	曾华	药学、药品经营与管理
26	药品市场营销学(第3版)*	张丽	药学、药品经营与管理、中药学、药物制剂技术、化学制药技术、生物制药技术、中药制药技术、药品服务与管理
27	临床药物治疗学(第3版)*	曹红 吴艳	药学、药品经营与管理
28	医药企业管理	戴宇 徐茂红	药品经营与管理、药学、药品服务与管理
29	药品储存与养护(第3版)	徐世义 宫淑秋	药品经营与管理、药学、中药学、药品生产技术
30	药品经营管理法律实务(第3版)*	李朝霞	药品经营与管理、药品服务与管理
31	医学基础(第3版)	孙志军 李宏伟	药学、药物制剂技术、生物制药技术、化学制药技术、中药制药技术
32	药学服务实务(第2版)	秦红兵 陈俊荣	药学、中药学、药品经营与管理、药品服务与管理

序号	教材名称	主编	适用专业
33	药品生产质量管理(第3版)*	李洪	药物制剂技术、化学制药技术、中药制药技术、生物制药技术、药品生产技术
34	安全生产知识(第3版)	张之东	药物制剂技术、化学制药技术、中药制药技术、生物制药技术、药学
35	实用药物学基础(第3版)	丁丰 张庆	药学、药物制剂技术、生物制药技术、化学制药技术
36	药物制剂技术(第3版)*	张健泓	药学、药物制剂技术、化学制药技术、生物制药技术
	药物制剂综合实训教程	胡英 张健泓	药学、药物制剂技术、化学制药技术、生物制药技术
37	药物检测技术(第3版)	甄会贤	药品质量与安全、药物制剂技术、化学制药技术、药学
38	药物制剂设备(第3版)	王泽	药品生产技术、药物制剂技术、制药设备应用技术、中药生产与加工
39	药物制剂辅料与包装材料(第3版)*	张亚红	药物制剂技术、化学制药技术、中药制药技术、生物制药技术、药学
40	化工制图(第3版)	孙安荣	化学制药技术、生物制药技术、中药制药技术、药物制剂技术、药品生产技术、食品加工技术、化工生物技术、制药设备应用技术、医疗设备应用技术
41	药物分离与纯化技术(第3版)	马娟	化学制药技术、药学、生物制药技术
42	药品生物检定技术(第2版)	杨元娟	药学、生物制药技术、药物制剂技术、药品质量与安全、药品生物技术
43	生物药物检测技术(第2版)	兰作平	生物制药技术、药品质量与安全
44	生物制药设备(第3版)*	罗合春 贺峰	生物制药技术
45	中医基本理论(第3版)*	叶玉枝	中药制药技术、中药学、中药生产与加工、中医养生保健、中医康复技术
46	实用中药(第3版)	马维平 徐智斌	中药制药技术、中药学、中药生产与加工
47	方剂与中成药(第3版)	李建民 马波	中药制药技术、中药学、药品生产技术、药品经营与管理、药品服务与管理
48	中药鉴定技术(第3版)*	李炳生 易东阳	中药制药技术、药品经营与管理、中药学、中草药栽培技术、中药生产与加工、药品质量与安全、药学
49	药用植物识别技术	宋新丽 彭学著	中药制药技术、中药学、中草药栽培技术、中药生产与加工

序号	教材名称	主编	适用专业
50	中药药理学(第3版)	袁先雄	药学、中药学、药品生产技术、药品经营与管理、药品服务与管理
51	中药化学实用技术(第3版) *	杨 红　郭素华	中药制药技术、中药学、中草药栽培技术、中药生产与加工
52	中药炮制技术(第3版)	张中社　龙全江	中药制药技术、中药学、中药生产与加工
53	中药制药设备(第3版)	魏增余	中药制药技术、中药学、药品生产技术、制药设备应用技术
54	中药制剂技术(第3版)	汪小根　刘德军	中药制药技术、中药学、中药生产与加工、药品质量与安全
55	中药制剂检测技术(第3版)	田友清　张钦德	中药制药技术、中药学、药学、药品生产技术、药品质量与安全
56	药品生产技术	李丽娟	药品生产技术、化学制药技术、生物制药技术、药品质量与安全
57	中药生产与加工	庄义修　付绍智	药学、药品生产技术、药品质量与安全、中药学、中药生产与加工

说明：* 为"十二五"职业教育国家规划教材。全套教材均配有数字资源。

全国食品药品职业教育教材建设指导委员会
成员名单

主 任 委 员：**姚文兵** 中国药科大学

副主任委员：**刘　斌** 天津职业大学　　　　　　　　**马　波** 安徽中医药高等专科学校

冯连贵 重庆医药高等专科学校　　　　**袁　龙** 江苏省徐州医药高等职业学校

张彦文 天津医学高等专科学校　　　　**缪立德** 长江职业学院

陶书中 江苏食品药品职业技术学院　　**张伟群** 安庆医药高等专科学校

许莉勇 浙江医药高等专科学校　　　　**罗晓清** 苏州卫生职业技术学院

昝雪峰 楚雄医药高等专科学校　　　　**葛淑兰** 山东医学高等专科学校

陈国忠 江苏医药职业学院　　　　　　**孙勇民** 天津现代职业技术学院

委　　　　员（以姓氏笔画为序）：

于文国 河北化工医药职业技术学院　　**杨元娟** 重庆医药高等专科学校

王　宁 江苏医药职业学院　　　　　　**杨先振** 楚雄医药高等专科学校

王玮瑛 黑龙江护理高等专科学校　　　**邹浩军** 无锡卫生高等职业技术学校

王明军 厦门医学高等专科学校　　　　**张　庆** 济南护理职业学院

王峥业 江苏省徐州医药高等职业学校　**张　建** 天津生物工程职业技术学院

王瑞兰 广东食品药品职业学院　　　　**张　铎** 河北化工医药职业技术学院

牛红云 黑龙江农垦职业学院　　　　　**张志琴** 楚雄医药高等专科学校

毛小明 安庆医药高等专科学校　　　　**张佳佳** 浙江医药高等专科学校

边　江 中国医学装备协会康复医学装　**张健泓** 广东食品药品职业学院

　　　　 备技术专业委员会　　　　　　**张海涛** 辽宁农业职业技术学院

师邱毅 浙江医药高等专科学校　　　　**陈芳梅** 广西卫生职业技术学院

吕　平 天津职业大学　　　　　　　　**陈海洋** 湖南环境生物职业技术学院

朱照静 重庆医药高等专科学校　　　　**罗兴洪** 先声药业集团

刘　燕 肇庆医学高等专科学校　　　　**罗跃娥** 天津医学高等专科学校

刘玉兵 黑龙江农业经济职业学院　　　**郏枝花** 安徽医学高等专科学校

刘德军 江苏省连云港中医药高等职业　**金浩宇** 广东食品药品职业学院

　　　　 技术学校　　　　　　　　　　**周双林** 浙江医药高等专科学校

孙　莹 长春医学高等专科学校　　　　**郝晶晶** 北京卫生职业学院

严　振 广东省药品监督管理局　　　　**胡雪琴** 重庆医药高等专科学校

李　霞 天津职业大学　　　　　　　　**段如春** 楚雄医药高等专科学校

李群力 金华职业技术学院　　　　　　**袁加程** 江苏食品药品职业技术学院

莫国民　上海健康医学院

顾立众　江苏食品药品职业技术学院

倪　峰　福建卫生职业技术学院

徐一新　上海健康医学院

黄丽萍　安徽中医药高等专科学校

黄美娥　湖南食品药品职业学院

晨　阳　江苏医药职业学院

葛　虹　广东食品药品职业学院

蒋长顺　安徽医学高等专科学校

景维斌　江苏省徐州医药高等职业学校

潘志恒　天津现代职业技术学院

前　言

随着我国高等职业教育的蓬勃发展,高等职业教育办学指导思想、培养目标日益明确。为了进一步贯彻落实国务院以及教育部的有关精神,将教材建设工作与强化学生职业技能培养、体现就业导向、加强课程建设和改革等工作密切结合起来,依据专业培养目标,在人民卫生出版社的组织规划下,确立了本课程的教学内容,进而编写了本教材。

本教材是在第2版《实用中药》的基础上,结合中药研究的最新发展成果编写而成的,主要参考2015年版《中华人民共和国药典》、国家现行法律法规及较权威的教材和教学参考书。教材编写过程认真贯彻"实用为主"、基础理论"必需、够用为度"的原则,密切结合专业实际和岗位实际,力求突出实用性和针对性,注重知识的应用和技能的培养,突出高等职业教育特色和中医药行业特点。全书分总论、各论两大部分。总论共四章,主要介绍中药的发展概况、中药的采制、中药的性能及中药的应用;各论按主要功效分为十九个章节,每章药物均以2015年版《中华人民共和国药典》或本草典籍中沿用已久的名称为正名,并注明药物的首载本草。每种中药下按来源、处方用名、性味归经、功效、应用、用法用量、使用注意等项目介绍。各章节后附"点滴积累"和"目标检测",以帮助学生积累知识要点,检测学习效果。附录部分以简表的形式分别介绍了毒性中药品种及常用中药的别名。

本教材较上版教材,在编写体例及内容方面有所变动和充实。各论部分的药物名称、来源、功效、用法用量均根据现行版《中国药典》重新进行了考订;应用项中突出中药在中成药商品中的应用,增强中药制药专业的适用性;部分药物增加了案例分析,以加深学生对知识的理解和掌握。此外,结合在"互联网+"环境下信息传播趋势和教学改革创新的发展方向,本套教材以纸质教材内容为核心,同步建设多样化的数字教学资源,以从广度、深度上拓展纸质教材内容。通过在纸质教材中增加二维码,同步"无缝隙"对接PPT、教材补充知识等富媒体资源,丰富纸质教材的表现形式,为多元化人才培养提供更多的信息知识支撑。

本教材供高等职业教育中药制药技术、中药学、中药生产与加工专业使用,也可作为成人教育、医药卫生类职工的培训教材。

教材编写分工如下:第一、二、三章由马维平编写;第四、十三章由吕建军编写;第五章由胡盼、徐智斌编写;第六章由赵珍东编写;第七、十一、十二章由王晓阁编写;第八、十章由傅红编写;第九、十六章由赵增强编写;第十四、二十三章由王燕编写;第十五、二十一章由姜醒编写;第十七、十八、二十、二十二章由陈爱梅编写;第十九章由白华编写。

本教材在编写过程中得到了相关院校专家、同仁的大力支持和帮助,知识链接、案例分析中引用了其他作者的内容,在此一并表示感谢!

　　为了进一步提高本书的质量,以供再版时修改,恳请广大读者批评指正。

编者

2018 年 6 月

目　录

总　论

　　实用中药是以中药基本理论为基础,主要介绍各种中药的来源、采制、性能、功效、应用等实用知识的一门课程。

　　中医药学有着数千年的发展历史,以之作为防病治病的主要武器,在保障人民健康和民族繁衍昌盛方面发挥了巨大的作用。我国药材资源丰富,品种繁多。中药的认识和使用是以中医药理论为基础,具有独特的理论体系和应用形式,充分反映了中华民族历史、文化、自然资源等方面的特点。

　　中药是在中医药理论指导下认识和使用的药物总称。其大多来源于自然界,包括植物、动物和矿物,少量为化学加工品。中药在我国历代医药学家的著作中被称为药,或称为药物。由于中药的来源是以植物药为主,故称记载中药知识的书籍为"本草"。直至 1840 年鸦片战争之后,西洋医药学不断传入我国,国人便将西洋医药称为"西医""西药",而将祖国传统的医药冠以一个"中"字,称为"中医""中药",亦有称为"国医""国药",以区分两类不同的医药学体系。

第一章

中药的发展概况

ER-01章PPT与重点

中药的发现和应用,与中华民族的经济、文化和社会发展同步,是漫长而悠远的历史过程。这个过程大致可分为起源、奠基、充实、成熟、现代发展几个阶段。在这个过程中,古代记载中药的著作——"本草"发挥了重要的作用。

一、中药的起源

远古时期到先秦时期是中药的起源阶段。原始社会生产力低下,人类以采食植物和渔猎为生。在寻找食物的过程中,人们发现有的食物可口,有的苦涩,有的甚至会引起呕吐、麻木等现象,而有的食物可使原来的腹痛、昏迷等病痛得以缓解。经过长期反复的尝试,人们逐渐掌握了一些食物的性能,并开始有意识地避免中毒或用来解除某些病症,药物因此而产生。汉代《淮南子》记载:"神农尝百草之滋味,水泉之甘苦,令民知所避就,当此之时,一日而遇七十毒。"生动形象地反映了人们认识药物的过程。古人通过反复积累,从无意识的偶然体验,到有意识的试验、观察,逐步形成了最初的药物知识。

药物是在人类寻找食物的过程中产生的,而饮食方式的改进,如火的应用,烹调术的进步,酒、醋的发明,催生了早期药物加工、应用技术,出现炮炙、配伍和汤剂、酒剂等。"药食同源"是对中药起源的概括。

随着文字的创造和使用,药物知识也由最初的口耳相传发展为文字记载。先秦时期未有本草出现,但已有了药物知识的文字记载。《诗经》记有50多种植物名称,为后来本草收载;《山海经》载有中药120余种,并明确提出了它们的功用。《五十二病方》载方280首,涉及药物247种,对药物的炮制、制剂、配伍、禁忌等亦有记述。这个时期有关药物知识的形成与积累,为以后本草时期的出现和中药的发展提供了条件。

二、古本草学时期

春秋战国至明清朝代,随着临床治病实践经验的积累,在文化、经济、哲学等社会因素的影响下,我国的医药学理论体系初步形成,经整理充实而发展成熟。在此时期,涌现出很多的医药学家,出现了大量的专门记载药物的著作——"本草"。本草记录着我国人民发明和发展中医药学的宝贵经验与卓越贡献,既是我国人民的智慧结晶,又是研究和发展中药的基础。

(一)秦汉时期

秦汉之际,本草学的发展已初具规模。西汉时期已有药学专著出现,从《汉书》中的有关记载可知,西汉晚期不仅已用"本草"一词来指称药物学及药学专著,而且拥有一批通晓本草的学者。现存最早的药学专著《神农本草经》(简称《本经》),成书大约在东汉末年。全书共三卷,序例部分简述了药物的四气五味、有毒无毒、配伍法度、服药方法及剂型选择等基本原则,初步奠定了中药的理论基础。各论收载药物包括动物、植物、矿物三类,载药 365 种,以上、中、下三品分类;每药之下,依次介绍正名、性味、主治功用、生长环境;部分药物之后还有别名、产地等内容。该书系统总结了汉代以前我国药学发展的成就,被奉为四大经典之一。

(二) 魏晋南北朝时期

汉末以来医家应用的药物种类日渐增多,本草著作的数量和种类也大大增加。魏晋南北朝时期本草代表作为梁·陶弘景的《本草经集注》。全书共七卷,除对《本经》条文逐一注释、发挥外,又补充了大量采收、鉴别、炮制、制剂、合药取量、诸病通用药及服药食忌等内容,大大丰富了药学理论。在各论首创按药物自然属性分类法,将 730 种药物分为玉石、草木、虫兽、果、菜、米食及有名未用七类。该书第一次全面系统地整理、补充了《本经》,反映了魏晋南北朝时期的本草学成就,初步确立了综合性本草著作的编写模式,对本草学的发展影响很大。

南朝刘宋时期雷敩著《雷公炮炙论》,叙述药物经过适宜的炮制,可以提高药效,减轻毒性或烈性,收录了 300 种药物的炮制方法。该书是我国第一部炮制专著,也标志着本草学新分支学科的产生。

(三) 隋唐时期

隋唐时期,经济文化日渐繁荣,交通、外贸更加发达,从海外输入的药材品种日益增多,医药学有了较大发展。医学教育开始兴盛,太医署内设有主药、药园师等药学类专职。唐显庆四年(公元 659年)颁行由李勣、苏敬等主持编纂的唐代本草代表作《新修本草》(又称《唐本草》)。全书共 54 卷,收载药物 844 种。书中增加了药物图谱,并附以文字说明,开创了图文对照法编纂药学专著的先例。该书的完成依靠了国家的行政力量和充分的人力物力,是我国历史上第一部官修本草,比公元 1542年欧洲纽伦堡政府颁布的药典《科德药方书》早 887 年,被今人誉为世界上第一部药典。该书在内容和形式上都有新的突破,全面总结了唐以前的药学成就,很快流传到国外,对后世医药学的发展影响极大。开元年间(公元 713—741 年),陈藏器编写的《本草拾遗》增补了大量民间药物,又将各种药物功用概括为十类,即宣、通、补、泻、轻、重、滑、涩、燥、湿十种,为中药按临床功效分类奠定了基础。

唐至五代时期对某些食物和外来药都有专门的研究。孙思邈在《千金方》中已专设食治篇。由孟诜原著,经张鼎改编增补而成的《食疗本草》,全面总结了唐以前的营养学和食治经验。李珣的《海药本草》,则主要介绍了海外输入药物及南药,扩充了本草学的内容。

(四) 宋金元时期

宋代雕版印刷的应用,为本草学术的发展提供了有利条件。本草书籍的修订,仍以国家规模进行,出现了大型官修本草如《开宝本草》《嘉祐补注本草》《本草图经》等。宋金元时期本草的代表作为《经史证类备急本草》(简称《证类本草》),其作者为北宋名医唐慎微。全书共 33 卷,载药 1746种,附方 3000 余首。该书图文并茂,方药并收,医药结合,体例上严谨有序,保留文献的原来面目,集宋以前本草之大全,具有极高的学术价值和文献价值。直至现代,它仍是我们学习和研究本草十分宝贵的资料。

北宋时期,国家药局的设立,也是我国乃至世界药学史上的重大事件。公元1076年,宋政府在京城开封开设由国家经营的熟药所,之后发展为修合药所(后改名为"医药和剂局")以及出卖药所(后改名为"惠民局")。药局的产生促进了药材检验、成药生产的发展,带动了炮制、制剂技术的提高,并制定了制剂规范。《太平惠民和剂局方》即是这方面的重要文献。

金元时期,医药学界的学术争鸣促进了药学理论的发展。这一时期的本草著作多出自医家之手,具有明显的临床药物学的特征。如刘完素的《素问药注》《本草论》,张元素的《珍珠囊》《脏腑标本药式》,李东垣的《药类法象》《用药心法》,王好古的《汤液本草》,朱丹溪的《本草衍义补遗》等。这些本草著作发展了升降浮沉、归经等药性理论,并注重药物奏效原理的探讨。但其简单、机械的推理方式,又给本草学造成了消极影响。元代忽思慧编著的《饮膳正要》是我国第一部有关食物营养、疗效食品、食物效法的专著。书中对养生禁忌、妊娠食忌、营养疗法、食物卫生、食物中毒等都有论述,并且记录了不少回、蒙民族的食疗方药,至今仍有较高的参考价值。

(五)明清时期

明代,随着医药学的发展,药学知识和技术的进一步积累,沿用已久的《证类本草》已不能满足时代的要求。伟大的医药学家李时珍,以毕生精力,亲历实践,广收博采,实地考察,对本草学进行了全面的整理总结,历时27年,于明万历六年(公元1578年)著成《本草纲目》(简称《纲目》)。全书共52卷,约200万字,载药1892种(新增374种),附图1109幅,收方11096首。其序例部分对本草史和中药基本理论等进行了全面的总结和论述。各论按自然属性分列为水、火、土、金石、草、谷、菜、果、木、服器、虫、鳞、介、禽、兽、人等16部,细分为60类,每药按正名、释名、集解、正误、修治、气味、主治、发明、附方诸项逐一介绍,纲举目张,为当时世界上最先进完备的分类法。该书是我国16世纪以前本草学成就之大全,而且在生物、化学、天文、地理等科学方面有重要的贡献,被誉为"古代中国百科全书",并先后被译成拉丁、法、英、日、俄等种外文版本传播海外,丰富了世界科学宝库。

清代的本草著作数量众多,代表作为赵学敏的《本草纲目拾遗》(简称《纲目拾遗》)。该书在广泛收集民间草药和外来药的基础上撰成,成书于乾隆三十年(公元1765年)。全书共10卷,载药921种,新增716种。同时又对《纲目》不详之处加以补充,误处给以订正,不但总结了16~18世纪本草学发展的新成就,而且保存了大量今已散佚的方药书籍的部分内容,具有很高的实用价值和文献价值。

明清时期对本草的研究进一步深入。一是专题类本草门类齐全,如明·兰茂的《滇南本草》,是云南地方性草药专著;缪希雍的《炮炙大法》是明代影响最大的炮制专著。清·张仲岩的《修事指南》,为清代炮制类专著;郑肖岩的《伪药条辨》为辨药专书;王孟英的《随息居饮食谱》是一部较好的食疗专著。二是清代实用本草的出现,如汪昂的《本草备要》,撷取《本草纲目》中的精粹编撰成节要性本草;吴仪洛的《本草从新》是在《本草备要》的基础上加以重订而成的药物学著作。该书在近代本草学著作中流传较广有一定学习和临证参考价值。

历代主要本草列简表予以归纳,见表1-1。

表 1-1　历代主要本草著作

书名及其别称	作者	成书时间	载药种数	价值意义
※《神农本草经》（《本经》）	—	东汉末年	365	现存最早的本草,概括了早期药学理论和经验
※《本草经集注》（《集注》）	陶弘景	南北朝梁代（492—500 年）	730	首创按药物自然属性分类法,全面系统地整理、补充《本经》
《雷公炮炙论》	雷敩	南朝刘宋（420—479 年）	300	现存最早的炮制专著
※《新修本草》（《唐本草》）	苏敬等	唐（659 年）	844	最早具药典性质、图文并茂的官修本草
《食疗本草》	孟诜	唐（686—713 年）	260 以上	早期食疗专著
《海药本草》	李珣	唐（757—779 年）	124	早期南药与海外输入药专著
※《经史证类备急本草》（《证类本草》）	唐慎微	宋（1082—1094 年）	1746	综合性本草巨著
《饮膳正要》	忽思慧	元（1314—1320 年）	—	食疗专著
※《本草纲目》	李时珍	明（1578 年）	1892	收载全面的综合性本草巨著,被誉为"古代中国百科全书"
《滇南本草》	兰茂	明（1465—1488 年）	448	地方性草药专著
※《本草纲目拾遗》	赵学敏	清（1765 年）	921	《本草纲目》的补充
《修事指南》	张仲岩	清	232	炮制专著
《伪药条辨》	郑肖岩	清（1901 年）	110	真伪鉴定专论
《随息居饮食谱》	王孟英	清（1861 年）	331	食疗专著
《本草备要》	汪昂	清（1694 年）	478	常用药简明本草
《本草从新》	吴仪洛	清（1757 年）	720	在《本草备要》的基础上加以重订

注:标注※的本草为中药发展上六部重要的本草

三、现代中药的发展

19 世纪中叶以后,西方医药大量涌入我国,出现了中、西药并存的局面。近 2 个世纪的研究与发展中药过程中,在遵循传统中医药基本理论的前提下,引入了现代的科学与技术,如生物学、化学、药理学等方法,中药进入了一个新的发展阶段。

民国期间,曾出现过全盘否定传统中医药的思潮,但在医药界有志之士的抗争与努力下,中药仍有所发展。其间,陈存仁主持编写的《中国药学大辞典》(1935 年)是中医药发展史上的第一部大型辞典。

新中国成立以后,党和政府非常重视传统中医药的传承与发展,制定了一系列方针与政策,促使中医药事业走上了健康快速发展的轨道,本草学也得到了前所未有的发展。国家和各省市中医药研究院所、高等中医药院校相继成立;1978 年以来,先后设立了中医药专业的硕士点、博士点,从而形成了中专、大专、本科、硕士、博士等不同层次的人才培养体系,中药的科研条件逐步完善,运用现代科学技术研究中药,取得了许多令人瞩目的成就。

1953 年起出版《中华人民共和国药典》,至 2015 年已有 10 版。自 1963 年起,《中华人民共和国药典》一部为中药部分。每隔 5 年《中华人民共和国药典》修订颁布新版本,使中药的标准逐步完善和提高。

随着中药事业和学术的发展,中药学著作大量涌现。其中影响较大的有:中国医学科学院药物研究所等编写的《中药志》,原分 4 册,修订后为 6 册;江苏新医学院的《中药大辞典》上册、下册及附编,载药 5767 味;《全国中草药汇编)上册、下册及图谱,载药 3786 种,彩图 1152 幅;《原色中国本草图鉴》25 册,收载彩绘中药 5000 种;卫生部药品生物制品检定所等编纂的《中国民族药志》,首次介绍多民族药物 1200 种。

1999 年 9 月出版的《中华本草》,由国家中医药管理局主持编纂,系统总结了我国 2000 多年来本草学成就并反映当代中药学研究的成果,是一部集中国传统药学之大成的巨著。全书共 34 卷。前 30 卷为中药,分为 19 册,收载药物 8980 味,插图 8534 幅,篇幅达 2808 万字,涉及中药品种、栽培、药材、化学、药理、炮制、制剂、药性理论、临床应用等中药学科的各个方面;后 4 卷为民族药。《中华本草》对中华民族 2000 余年以来的中药学术进行了全面系统的总结研究,既对古代本草文献认真查核、翔实考证、去粗取精、去伪存真,又集中反映了 20 世纪中药学科发展水平,不仅对中医药教学、科研、临床治疗、资源开发及新药研制具有一定的指导作用和实用价值,而且对中药走向世界具有十分重要的历史意义。

随着现代自然科学的迅速发展以及中药事业自身发展的需要,中药的现代研究无论在深度和广度上都取得了瞩目成就,并促进了中药鉴定学、中药化学、中药药理学、中药炮制学、中药药剂学等分支学科的发展。20 世纪 70 年代我国在中药青蒿中成功提取治疗疟疾的药物青蒿素,在全球挽救了数百万人的生命,2015 年 10 月,青蒿素研究负责人屠呦呦获得诺贝尔生理学或医学奖。这是中国科学家首次荣获的科学类诺贝尔奖,也是迄今为止中国生物医学界获得的世界级最高大奖。

点滴积累 ∨

1. 药物是在寻找食物过程中产生的, 即谓"药食同源"。

2. 春秋战国至明清时期, 医药学理论体系逐步发展成熟, 出现六大代表著作:《神农本草经》《本草经集注》《新修本草》《经史证类备急本草》《本草纲目》《本草纲目拾遗》。

目标检测

一、单项选择题

1. 我国现存最早的药学专著是(　　　)

　A.《神农本草经》　　　　B.《本草纲目》　　　　C.《新修本草》

　D.《证类本草》　　　　E.《本草备要》

2.《神农本草经》载药(　　　)

　A. 100 余种　　　　B. 240 余种　　　　C. 365 种

D. 730 种　　　　　　　　　E. 921 种

3. 被今人誉为世界上第一部药典的是(　　)

A.《黄帝内经》　　　　　　B.《神农本草经》　　　　　C.《新修本草》

D.《证类本草》　　　　　　E.《本草纲目》

4. 首创按自然属性分类来编纂本草的是(　　)

A. 陶弘景　　　　　　　　B. 苏敬　　　　　　　　　C. 唐慎微

D. 李时珍　　　　　　　　E. 赵学敏

5. 最早采用图文对照编写方法的本草著作是(　　)

A.《神农本草经》　　　　　B.《雷公炮炙论》　　　　　C.《本草图经》

D.《证类本草》　　　　　　E.《新修本草》

二、简答题

1. 本草与中药两者的联系和区别是什么？

2. 列举出中药发展史上的六部代表性本草，指明其年代、作者及学术价值。

（马维平）

第二章

ER-02章PPT与重点

中药的采制

中药的来源绝大部分是天然植物,其次是动物、矿物及部分加工制品。中药的产地、采收与炮制是否适宜,与药物有效成分含量关系很大,直接影响到药材质量。不同产地的药材,其有效成分的含量有明显差异;不合理的采收会破坏药材资源,降低药材产量;不同的炮制方法,会影响药物的性能,改变药物的疗效。

一、中药的产地

我国疆域辽阔,水土、气候、日照、生物分布等生态环境各不相同,甚至差异很大,为天然药材的生长提供了丰厚的自然条件。许多优质药材的生产,无论品种、产量、质量都有一定的地域性,形成了不少带有气候土壤特征的"道地药材"。"道地药材"又称地道药材,是优质药材的专用名词,是指某一产地出产或采用特定工艺技术生产、临床疗效突出、货真质优、炮制考究、有地域性特点的药材,是中药学中控制药材质量的一项独具特色的综合判别标准。如四川的黄连、川芎、附子、川贝母、川楝子;江苏的薄荷、苍术;广东的砂仁、陈皮;东北的人参、细辛、五味子;云南的茯苓;宁夏的枸杞;浙江的贝母;河南的地黄、牛膝、菊花、山药;山东的阿胶、瓜蒌、银花、沙参等。然而,自然环境条件的改变,过度采挖,栽培技术的进步,产区经济结构变化等多种因素,皆可导致药材道地的变迁,而药材的品质和疗效始终是确定道地药材的主要标准。

重视中药产地与质量的关系,强调道地药材的开发和应用,对保证中药疗效,起着十分重要的作用。然而,随着医疗事业的发展,中药材需求量日益增加。由于很多药材生产周期较长,产量有限,单靠强调道地药材产区扩大生产,已无法满足药材需求。因而进行药材的引种栽培以及药用动物的驯养,成为解决道地药材不足的重要途径。目前,我国已能够对不少名贵或短缺药材进行异地引种,对药用动物进行驯养,同时确保该品种原有性能的疗效,不断取得成效。例如,原依靠进口的西洋参在国内引种成功;天麻原产贵州而今在陕西等地大面积引种;人工培育牛黄;人工养鹿取茸;人工养麝及活麝取香;人工培养虫草菌等。为了进一步发展优质药材的生产,我国自2002年6月1日起施行《中药材生产质量管理规范(试行)》(GAP),许多地区正在按照规范标准大力推进中药材种植示范基地的建设,这对促进中药资源的开发利用,提高中药材品质以及保护生态环境都有重要意义。

二、中药的采集

中药材所含的有效成分是药物防病治病的物质基础,而有效成分的量和质与采收季节、时间和方法有着十分密切的关系。合理采收对保证药材质量、医疗效果、扩大和保护资源以及中药资源的可持续利用十分重要。药材的采集,应该以入药部分有效成分含量及质量最高、产量最大时采收为原则。因此,采收药材必须掌握其各药用部分的采收标准、适收标志、采收期、收获年限和采收方法。

（一）植物类药材的采收

植物类药材的根、茎、叶、花、果实等各器官的生长成熟期有明显的周期性和季节性,其采收时节和方法应该以入药部位的生长特性为依据,在有效成分含量最高时进行。

1. **全草类**　多数在植物充分生长或刚开花时采收。地上部分入药的,只需割取根以上的地上部分,如益母草、荆芥、薄荷、紫苏等;带根全草入药的,则连根拔起全株,如蒲公英、车前草、紫花地丁等。

2. **叶类**　通常在花蕾将开放或正盛开的时候进行采收。此时叶片茂盛,性味完壮,药力雄厚,最适于采收。如大青叶、艾叶、枇杷叶等。但有些特定品种,则应该在特定时节采集,如桑叶须在深秋或初冬经霜后采集。以茎叶同时入药的藤本植物与此相同,如忍冬藤、夜交藤等。

3. **花类**　一般在花正开放时、含苞欲放或花刚开放三种时候采收。由于花朵次第开放,所以要分次适时采摘,如菊花、旋覆花等;有些花要求在含苞欲放时采摘花蕾,如金银花、辛夷等;有的在刚开放时采摘最好,如月季花等;而红花则宜于花冠由黄色变为橙红色时采收;但如蒲黄之类以花粉入药的,则须于花朵盛开时采收。

4. **果实和种子类**　除枳实、青皮、乌梅等少数药材要在果实未成熟时采收果实或果皮外,多数都在果实成熟时采收,如瓜蒌、马兜铃等。有的在成熟经霜后采摘为佳,如川楝子经霜变黄时采收。以种子入药的,如干果成熟后很快脱落,或果壳裂开,种子散失,如小茴香、豆蔻、牵牛子等,最好在开始成熟时适时采取。容易变质的浆果,如枸杞子、女贞子等,在略熟时于清晨或傍晚采收为好。

5. **根和根茎类**　古时以阴历二、八月为佳,认为春初"津润始萌,未充枝叶,势力淳浓""至秋枝叶干枯,津润归流于下"。早春二月,新芽未萌,深秋时节,多数植物的地上部分停止生长,其营养物质多贮存于地下部分,有效成分含量高,此时采收质量好,产量高,如天麻、苍术、葛根、桔梗、大黄、玉竹等。天麻在冬季至翌年清明前茎苗未出时采收者名"冬麻",体坚色亮,质量较佳;春季茎苗出土再采者名"春麻",体轻色暗,质量较差。但是,也有少数例外的,如半夏、延胡索等则以夏季采收为宜。

6. **树皮和根皮类**　通常在春、夏时节剥取树皮。此时植物生长旺盛,不仅质量较佳,而且树木枝干内浆汁丰富,形成层细胞分裂迅速,树皮易于剥离,且药效较强,如黄柏、厚朴、杜仲。但肉桂多在十月采收,因此时油多容易剥离。至于根皮类药材,则与根和根茎类似,通常在秋后苗枯,或早春萌发前挖根后剥取,或趁鲜抽去木心,如牡丹皮、地骨皮等。

（二）动物类药材的采收

动物类药材因品种不同,采收各异。具体时间,以保证药效及容易获得为原则。一般而言,潜藏在地下的小动物,宜在夏末秋初时捕捉,如全蝎、土鳖虫等。亦有例外,蛇蜕多在三、四月份蛇蜕皮时采收,桑螵蛸须在秋、冬季采收,并用开水煮烫以杀死虫卵。小昆虫类药物,应在夏秋季节数量较多的活动期捕获。大动物四季可捕捉,但宜在秋季。例外情况:驴皮应在冬至后剥取,其皮厚质佳;鹿茸须在春季雄鹿生出幼角未角化时采收。

（三）矿物类药材的采收

全年皆可采收，不拘时间，择优采选。

三、中药的炮制

中药炮制是按照中医药理论，根据临床用药和调剂、制剂的不同要求，以及药材自身特性所采取的一项独特的制药技术。古代称为炮炙、修治、修事等。中药炮制是否得当，直接关系到药效，不可太过或不及，"不及则功效难求，太过则性味反失"。而少数毒性和烈性药物的合理炮制，更是确保用药安全的重要措施。

（一）炮制目的

炮制的目的大致可以归纳为以下七个方面：

1. 纯净药材，保证用量准确 天然药材在采集中常混有泥沙以及残留的非药用部位等，必须进行严格的分离和洗刷，使其达到规定的净度，保证药材品质和用量准确。如茯苓、白术须去泥沙，金银花去枝叶，枳壳去瓤，巴戟天去心，枇杷叶刷去毛，蛤蚧去鳞片及头足等。

2. 改变药物的性状，便于制剂和贮存 大多数药材无法直接使用鲜品，皆需干燥处理，使其含水量降低，且能杀死霉菌，避免霉烂变质，有利于贮存、制剂和运输。植物类药材，大多用水浸润后便于切片，如伏润槟榔，露润当归等。有些药材还需经特殊处理，如肉苁蓉的肉质茎富含汁液，需加工为盐苁蓉，方可避免腐烂变质。矿物、动物甲壳、贝壳及某些种子类药物的粉碎处理，能使有效成分易于溶出，便于制剂，如煅磁石、煅牡蛎、砂仁等。

3. 降低或消除药物的毒副作用，确保用药安全 具有毒副作用的药物，经过炮制可以明显降低其毒性或副作用，从而保证用药安全。如川乌、草乌、附子、半夏、天南星等生用内服易于中毒，经水浸泡后，再煮至口尝无麻辣味止，毒性大大降低；姜炙厚朴可以消除生厚朴对咽喉的刺激性。

4. 增强药物功能，提高临床疗效 在炮制过程中，有的药物通过添加辅料炮制，能起到增强疗效作用。如蜜炙紫菀、枇杷叶，能增强润肺止咳作用；酒炙丹参、川芎，能增强活血作用；醋炙香附、延胡索，能增强止痛作用；姜汁炙半夏、竹茹，可增强止呕作用。不加辅料的其他炮制方法，也能增强药物的作用，如石膏煅用，可增强收敛生肌作用；侧柏叶煅炭，能增强止血作用等。

5. 改变药物性能，扩大应用范围 药物经过某些炮制处理，能在一定程度上改变药物的某些性能和功效，以适应不同的病情和体质的需要。如生地黄长于清热凉血，但黄酒制之后熟地黄滋阴补血；吴茱萸本适用于里寒证，但若以黄连水拌炒，或甘草水浸泡，去其温烈之性，对于肝火犯胃之呕吐腹痛，亦常用之。

6. 矫臭矫味，便于服用 采用漂洗、酒炙、醋炙、麸炒等方法处理，能消除某些药物的腥臭和怪味，利于服用。如酒炙乌梢蛇，麸炒僵蚕，醋炙乳香、没药，用水漂去海藻、昆布的咸腥味等。

7. 引药归经，便于定向用药 有的药物经炮制后，可使药物更擅于归某经，便于定向用药，并可引导它药直达病所。如香附、柴胡、青皮经醋炙后，有助于归入肝经；知母、黄柏、杜仲经盐炙后，则药力下行，功专入肾；酒炙黄芩，则偏清上焦之热等。

（二）常用的炮制方法

药材凡经净制、切制或炮炙等处理后，均称为"饮片"；药材必须净制后方可进行切制或炮炙等处理。饮片是供中医临床调剂及中成药生产的配方原料。炮制用水应为饮用水。中药炮制方法有着悠久的历史，内容丰富，方法多样。现行的炮制方法是在前人炮制经验的基础上不断总结、发展而充实起来的，主要分为：

1. 净制　即净选加工。可根据具体情况，分别使用挑选、筛选、风选、水选、剪、切、刮、削、剔除、酶法、剥离、挤压、刷、擦、火燎、烫、撞、碾串等方法，去掉灰屑、杂质及非药用部分，以达到净制要求。如剔除合欢花中的枝、叶；刷除石韦叶、枇杷叶背面的绒毛；刮去厚朴、肉桂的粗皮等。

2. 切制　切制时，除鲜切、干切外，均须进行软化处理，其方法有：喷淋、抢水洗、浸泡、润、漂、蒸、煮等。亦可使用回转式减压浸润罐、气相置换式润药箱等软化设备。软化处理应按照药材的大小、粗细、质地等分别处理。分别规定温度、水量、时间等条件，应少泡多润，防止有效成分流失。切后应及时干燥，以保证质量。切制品有片、段、块、丝等。其规格厚度通常为：

片：极薄片 0.5mm 以下，薄片 1~2mm，厚片 2~4mm；

段：短段 5~10mm，长段 10~15mm；

块：8~12mm 的方块；

丝：细丝 2~3mm，宽丝 5~10mm。

其他不宜切制者，一般应捣碎或碾碎使用。如天麻、槟榔宜切薄片；白术、泽泻宜切厚片；黄芪、鸡血藤宜切斜片；枇杷叶、桑白皮宜切丝；麻黄、白茅根宜铡成段；茯苓、葛根宜切块；檀香刨成片；苏木劈成块；牡蛎、龙骨捣碎便于煎煮；水牛角、羚羊角锉成粉末；豆蔻、酸枣仁等果实种子类药材调剂时须捣碎以便煎煮；三七研粉便于吞服等。

3. 炮炙

（1）炒：分为单炒（清炒）和加辅料炒。需炒制者应为干燥品，且大小分档；炒时火力应均匀，不断翻动。应掌握加热温度、炒制时间及程度要求。

1）单炒（清炒）：取待炮制品，置炒制容器内，用文火加热至规定程度时，取出，放凉。如炒莱菔子、炒蔓荆子等。需炒焦者，一般用中火炒至表面焦褐色，断面焦黄色为度，取出，放凉；炒焦时易燃者，可喷淋清水少许，再炒干。如焦山楂、焦栀子等。炒黄、炒焦使药材易于粉碎加工，并缓和药性。种子类药物炒后则煎煮时有效成分易于溶出。

2）麸炒：先将炒制容器加热，至撒入麸皮即刻烟起，随即投入待炮制品，迅速翻动，炒至表面呈黄色或深黄色时，取出，筛去麸皮，放凉。除另有规定外，每100kg待炮制品，用麸皮 10~15kg。如麸炒枳壳。

3）砂炒：取洁净河砂置炒制容器内，用武火加热至滑利状态时，投入待炮炙品，不断翻动，炒至表面鼓起、酥脆或至规定的程度时，取出，筛去河砂，放凉。除另有规定外，河砂以掩埋待炮炙品为度。如需醋淬时，筛去辅料后，趁热投入醋液中淬酥。如砂炒穿山甲、醋淬自然铜等。

4）蛤粉炒：取碾细过筛后的净蛤粉，置锅内，用中火加热至翻动较滑利时，投入待炮炙品，翻炒至鼓起或成珠、内部疏松、外表呈黄色时，迅速取出，筛去蛤粉，放凉。除另有规定外，每100kg待炮炙品,用蛤粉 30~50kg。如蛤粉炒阿胶等。

5)滑石粉炒:取滑石粉置炒制容器内,用中火加热至灵活状态时,投入待炮炙品同炒,翻炒至鼓起、酥脆、表面黄色或至规定程度时,迅速取出,筛滑石粉,放凉。除另有规定外,每 100kg 待炮炙品,用滑石粉 40~50kg。如滑石粉炒刺猬皮等。

(2)炙:是待炮炙品与液体辅料共同拌润,并炒至一定程度的方法。

1)酒炙:取待炮炙品,加黄酒拌匀,闷透,置炒制容器内,用文火炒至规定的程度时,取出,放凉。除另有规定外,一般用黄酒,每 100kg 待炮炙品,用黄酒 10~20kg。如酒炙川芎、酒炙当归等。

2)醋炙:取待炮炙品,加醋拌匀,闷透,置炒制容器内,炒至规定的程度时,取出,放凉。醋炙时,用米醋。除另有规定外,每 100kg 待炮炙品,用米醋 20kg。如醋炙香附、醋炙甘遂等。

3)盐炙:取待炮炙品,加盐水拌匀,闷透,置炒制容器内,以文火加热,炒至规定的程度时,取出,放凉。盐炙时,用食盐,应先加适量水溶解后,滤过,备用。除另有规定外,每 100kg 待炮炙品,用食盐 2kg。如盐水炙杜仲、盐水炙黄柏等。

4)姜炙:姜炙时,应先将生姜洗净,捣烂,加水适量,压榨取汁,姜渣再加水适量重复压榨一次,合并汁液,即为"姜汁"。姜汁与生姜的比例为 1:1。取待炮炙品,加姜汁拌匀,置锅内,用文火炒至姜汁被吸尽,或至规定的程度时,取出,晾干。除另有规定外,每 100kg 待炮炙品用生姜 10kg。如姜炙厚朴、姜炙竹沥等。

5)蜜炙:蜜炙时,应先将炼蜜加适量沸水稀释后,加入待炮炙品中拌匀,闷透,置炒制容器内,用文火炒至规定程度时,取出,放凉。蜜炙时,用炼蜜。除另有规定外,每 100kg 待炮炙品用炼蜜 25kg。如蜜炙黄芪、蜜炙款冬花等。

6)油炙:羊脂油炙时,先将羊脂油置锅内加热熔化后去渣,加入待炮炙品拌匀,用文火炒至油被吸尽,表面光亮时,摊开,放凉。如油炙淫羊藿等。

(3)制炭:制炭时应"存性",并防止灰化,更要避免复燃。

1)炒炭:取待炮炙品,置热锅内,用武火炒至表面焦黑色、内部焦褐色或至规定程度时,喷淋清水少许,熄灭火星,取出,晾干。如大黄炭等。

2)煅炭:取待炮炙品,置煅锅内,密封,加热至所需程度,放凉,取出。如煅血余炭、煅棕榈炭。

(4)煅:包括明煅、密闭煅和煅淬。煅制时应注意煅透,使酥脆易碎。

明煅:取待炮炙品,砸成小块,置适宜的容器内,煅至酥脆或红透时,取出,放凉,碾碎。含有结晶水的盐类药材,不要求煅红,但需使结晶水蒸发至尽,或全部形成蜂窝状的块状固体。如煅牡蛎、煅石膏等。

暗煅(扣锅煅):药物在高温缺氧条件下煅烧成炭的方法称暗煅,又称密闭煅、闷煅、扣锅煅法。即将净制或切制后的药物均匀铺放于煅锅内,上覆盖一个较小的盖锅,两锅的接缝处用衬纸和黄泥或盐泥(六一泥)严密封固,盖锅上压一重物,待封泥稍干后,武火加热煅烧 2~5 小时,火候足时放冷打开。适用于煅制质地疏松,炒炭易灰化及某些中成药在制备过程需要综合制炭的药物。

煅淬:将净药材按明煅的方法煅烧至红透后,迅速投入冷水或规定的液体辅料中骤然冷却淬酥的炮制方法。淬后不仅易于粉碎,且辅料被其吸收,可发挥预期疗效。如醋淬自然铜、鳖甲,黄连煮

13

汁淬炉甘石等。

(5)蒸:取待炮炙品,大小分档,按各品种炮制项下的规定,加清水或液体辅料拌匀、润透,置适宜的蒸制容器内,用蒸汽加热至规定程度,取出,稍晾,拌回蒸液,再晾至六成干,切片或段,干燥。如酒蒸大黄、清蒸何首乌。

(6)煮:取待炮炙品大小分档,按各品种炮制项下的规定,加清水或规定的辅料共煮透,至切开内无白心时,取出,晾至六成干,切片,干燥。如醋煮芫花、甘草汁煮远志、酒煮黄芩等。

(7)炖:取待炮炙品按各品种炮制项下的规定,加入液体辅料,置适宜的容器内,密闭,隔水或用蒸汽加热炖透,或炖至辅料完全被吸尽时,放凉,取出,晾至六成干,切片,干燥。蒸、煮、炖时,除另有规定外,一般每100kg待炮炙品,用水或规定的辅料20~30kg。如酒炖地黄等。

(8)煨:取待炮炙品用面皮或湿纸包裹,或用吸油纸均匀地隔层分放,进行加热处理;或将其与麸皮同置炒制容器内,用文火炒至规定程度取出,放凉。除另有规定外,每100kg待炮炙品,用麸皮50kg。如煨生姜、煨肉豆蔻等。

4. 其他

(1)焯:取待炮制品投入沸水中,翻动片刻,捞出。有的种子类药材,至种皮由皱缩至舒展、易搓去时,捞出,放入冷水中,除去种皮,晒干。如焯杏仁、桃仁以去皮;焯马齿苋、天门冬以便于贮存。

(2)制霜(去油成霜):除另有规定外,取待炮制品碾碎如泥,经微热,压榨除去大部分油脂,含油量符合要求后,取残渣研制成符合规定要求的松散粉末。如巴豆霜、西瓜霜。

(3)水飞:取待炮制品,置容器内,加适量水共研成糊状,再加水,搅拌,倾出混悬液。残渣再按上法反复操作数次,合并混悬液,静置,分取沉淀,干燥,研散。如水飞朱砂等。

(4)发芽:取待炮制品,置容器内,加适量水浸泡后,取出,在适宜的湿度和温度下使其发芽至规定程度,晒干或低温干燥。注意避免带入油腻,以防烂芽。一般芽长不超过1cm。如谷芽、麦芽、大豆黄卷等。

(5)发酵:取待炮制品加规定的辅料拌匀后,制成一定形状,置适宜的湿度和温度下,使微生物生长至其中酶含量达到规定程度,晒干或低温干燥。注意发酵过程中,发现有黄曲霉菌,应禁用。如神曲、半夏曲、淡豆豉等。

点滴积累 Ｖ

1. 明确"道地药材"在保证中药质量和疗效方面的意义。

2. 参考现代中药文献资料对中药采集方面的研究,加深理解中药的采集时节和方法对确保药材的质量有密切的关系。

3. 结合中药炮制技术课程,熟悉炮制的目的,并了解常用的炮制方法。

目标检测

一、单项选择题

1. 历史悠久、产地适宜、品种优良、产量宏丰、炮制考究、疗效突出、带有地域特点的药材,传统

被称为(　　)

A. 特产药材　　　　　B. 名产药材　　　　　C. 道地药材

D. 稀有药材　　　　　E. 贵重药材

2. 阴历二、八月最宜采集的药材是(　　)

A. 叶类　　　　　　　B. 花类　　　　　　　C. 全草类

D. 果实类　　　　　　E. 根及根茎类

3. 清水漂洗海藻的目的是(　　)

A. 消除烈性　　　　　B. 清洁药物,去掉盐分　　C. 便于制剂

D. 便于贮藏　　　　　E. 改变性能

4. 巴豆制霜的目的是(　　)

A. 消除毒性　　　　　B. 增强药效　　　　　C. 改变药性

D. 便于贮藏　　　　　E. 纯净药材

二、简答题

1. 确定道地药材的主要因素有哪些?

2. 何谓炮制?

(马维平)

第三章

中药的性能

中药的性能是运用中医药基本理论对中药作用的基本性质和特征的高度概括,简称为药性。其实质是指药物与治疗作用相关的性质,基本内容包括四气五味、升降浮沉、归经、毒性等。

祖国医学认为任何疾病的发生发展,都是由于各种致病因素作用于人体,导致机体阴阳气血偏盛偏衰或脏腑经络功能活动失常的结果。因此,药物治病的基本作用,不外是扶正祛邪,消除病因,纠正阴阳气血偏盛偏衰,恢复脏腑经络的正常生理功能。中药之所以能够发挥这些作用,则依赖于其所具有的性质,前人也称之为偏性。正如徐洄溪所云:"凡药之用,或取其气,或取其味……各以其所偏胜而即资之疗疾,故能补偏救弊、调和脏腑、深求其理,可自得之。"

药性理论是我国历代医家在长期医疗实践中,以阴阳、脏腑、经络学说为依据,根据药物的各种性质及所表现出来的治疗作用总结出来的用药规律。它是祖国医学理论体系中的一个重要组成部分,是学习、研究、运用中药所必须掌握的基本理论知识。

第一节 四气五味

四气五味也称四性五味,合称性味,是药物性能的重要标志之一。《神农本草经》序例云:"药有酸咸甘苦辛五味,又有寒热温凉四气。"这是有关四气五味的最早概括。每味药物都有四气五味的不同,因而也就具有不同的治疗作用。

四气,也称四性,是指药物的寒、热、温、凉四种药性。它反映了药物对人体阴阳盛衰、寒热变化的作用倾向。

四气之中,寒凉属阴,温热属阳,寒凉与温热是相对立的两种药性,而寒与凉、温与热之间则仅是程度上的不同,即"凉次于寒""温次于热"。有些文献还用"大热""大寒""微温""微凉"加以描述,也仅表示"寒"或"热"的程度强弱。此外,还有一类平性,是指药物寒热之性不很明显,药性比较平和,但也并非绝对的平性,仍有偏凉偏温的不同,只是寒热之性不显著。故不称五气,仍称四气。

药性的寒热温凉是由药物作用于人体所产生的不同反应和所获得的不同疗效总结出来的,它与所治疗疾病的性质是相对的。凡能减轻或消除热证的药物,一般具有寒凉之性。如患者表现为高热烦渴、面红目赤、咽喉肿痛、脉洪数,属于阳热证,用石膏、知母、栀子等药物治疗后,上述症状得以缓解或消除,说明它们的药性是寒凉的;凡能减轻或消除寒证的药物,一般具有温热之性。如患者表现为四肢厥冷、面色白、脘腹冷痛、脉微欲绝,属于阴寒证,用附子、肉桂、干姜等药物治疗后,上述症状得以缓解或消除,说明它们的药性是温热的。

一般来讲,寒凉药分别具有清热泻火、凉血解毒、滋阴除蒸、泻热通便、清热利尿、清化热痰、清心开窍、凉肝息风等作用,主要用治热性病;而温热药则分别具有温里散寒、暖肝散结、补火助阳、温阳利水、温经通络、引火归元、回阳救逆等作用,主要用治寒性病。

四气理论主要用以指导临床用药的原则,如"寒者热之,热者寒之""疗寒以热药,疗热以寒药"。药性寒热只能反映药物对人体阴阳盛衰、寒热变化的影响,不能反映药物的具体作用。因此,必须与其他性质结合应用,才能正确反映药物的特点。

此外,药物寒热偏性不甚明显的称为平性药。平性药的作用缓和,临床上多用于用温药有顾虑,用凉药有困难的病症,其使用的灵活性较大,随配伍可用于寒证或热证,阴证或阳证。

知识链接

四气的现代研究

1. 温热药大多具有兴奋作用, 其作用表现在以下几个方面:

(1)恢复交感-肾上腺系统功能, 如附子、干姜、肉桂、鹿茸等。

(2)增强内分泌系统功能, 如人参、鹿茸、淫羊藿、肉苁蓉、紫河车等。

(3)兴奋心血管系统, 如附子、生姜、花椒、麻黄、蟾酥等。

(4)提高基础代谢, 如鹿茸、麻黄、肉桂等。

2. 寒凉药大多具有抑制作用, 其作用表现在以下几个方面:

(1)抑制交感-肾上腺系统, 如石膏、黄芩、黄连、黄柏、牛黄等。

(2)抑制内分泌系统, 如石膏、知母、栀子、大黄等。

(3)抑制心血管系统, 如葛根、黄芩、黄连等。

(4)抑制中枢神经系统, 如牛黄、丹皮、地龙、钩藤等。

(5)抑制细菌、病毒、真菌等病原微生物及其所致的炎症反应, 如金银花、连翘、黄连等。

(6)抑制肿瘤细胞的分裂增殖, 如山慈菇、山豆根、苦参等。

五味,是指中药的辛、甘、酸、苦、咸五种药味。另外,还有淡味和涩味。但通常认为,淡附于甘,涩附于酸,故仍称五味。其中辛、甘、淡属于阳;酸、苦、咸、涩属阴。

五味的确定,首先是通过口尝辨别滋味,它是药物真实味道的反映,如黄连味苦,甘草味甘,乌梅味酸,芒硝味咸等。然而,随着对药物作用认识的不断丰富,一些药物的作用很难用其滋味来解释,因而采用了以作用推定其"味"的方法。如葛根,本不具有辛味,但因其具有解肌透疹等发散作用,就标注其味辛。这也就是"基于口尝,定于临床"的原则。因此,五味不仅与药物的真实味道有关,更重要的是药物功效的重要标志。

《素问·藏气法时论》指出;"辛散、酸收、甘缓、苦坚、咸软。"这是对五味作用的最早概括。现据前人的论述,结合临床实践,将五味所代表药物的作用及主治病证分述如下:

辛:能散、能行,具有发散、行气、活血、开窍、化湿等作用。常用于表证、气滞、血瘀、神昏窍闭、湿邪内阻等证。一般解表药、行气药、活血药多具辛味,如麻黄能发散解表、木香能行气、红花能活血等。

甘：能补、能和、能缓，具有补益、和中、缓急止痛、缓和药性等作用。常用于正气虚弱、脾胃不和、拘挛疼痛等证。一般补虚药大多具有甘味，如甘草、大枣能缓和药性，蜂蜜、饴糖能缓急止痛。

酸：能收、能涩，具有收敛、固涩的作用。常用于虚汗、久咳、久泻、遗精遗尿、崩漏带下等证。一般收涩药、止血药多具酸味，如五味子、乌梅、芡实能收敛固涩。

苦：能泄、能燥、能坚，多具有通泄、降泄、清泄、燥湿、坚阴等作用。常用于里热证、气逆、喘证、便秘、湿证、阴虚火旺等。一般攻下药、清热药多具苦味，如黄芩、栀子清热泻火，杏仁、葶苈子降气平喘，半夏、陈皮降逆止呕，大黄、枳实泻热通便，龙胆草、黄连清热燥湿，苍术、厚朴苦温燥湿，知母、黄柏泻火存阴等。

咸：能软、能下，具有软坚散结、泻下等作用。常用于瘰疬、瘿瘤、痰核、癥瘕、便秘等证。如：昆布、海藻消散瘰疬，芒硝软坚泻下，鳖甲软坚消癥等。此外，《素问·宣明五气篇》还有"咸走血"之说。肾属水，咸入肾，心属火而主血，咸走血即以水胜火之意。如玄参、紫草、青黛、白薇都具有咸味，均入血分，具有清热凉血解毒之功。

淡：能渗、能利，具有渗湿、利尿等作用。常用于水肿、脚气、小便不利等。如茯苓、猪苓、薏苡仁、泽泻等。

涩：能收敛固涩。与酸味药的作用相似，多用治虚汗、泄泻、尿频、遗精、滑精、出血等证。如莲子固精止带，禹余粮涩肠止泻，乌贼骨收涩止血等。

▶ 课堂活动

应如何理解"淡"属阳？

五味与四气一样，也具有阴阳属性。《内经》云："辛、甘、淡属阳，酸、苦、咸属阴。"五味还可通过五行与五脏、五色等配合起来。如"酸入肝(属木)、苦入心(属火)、甘入脾(属土)、辛入肺(属金)、咸入肾(属水)。"这在中药炮制理论中，有着广泛的应用。

缪希雍谓："物有味必有气，有气斯有性"，说明药性是由气和味共同组成的。因此，必须把四气和五味结合起来，才能准确地辨别药物的作用。一般来讲，气味相同，作用相近，同一类药物大都如此，如辛温的药物多具有发散风寒的作用，甘温的药物多具有补气助阳的作用。有时气味相同，又有主次之别，如黄芪甘温，偏于甘以补气，锁阳甘温，偏于温以助阳。气味不同，作用必不同。如黄连苦寒，能清热燥湿，党参甘温，则补中益气。而气同味异、味同气异者，药物的作用则各有不同。至于一药兼有数味，则标志其治疗范围的扩大。一般临床用药是既用其气，又用其味，但在复方中，则是或用其气，或用其味。如细辛治疗牙痛，风冷牙痛配白芷，是用白芷之味。风热牙痛配石膏，则是用石膏之性。此即王好古《汤液本草》所谓："……味则五，气则四，五味之中，每一味各有四气，有使气者，有使味者，有气味俱使者……所用不一也。"因此，既要熟悉四气五味的一般规律，又要掌握每一药物气味的特殊治疗作用以及气味配合的规律，才能更好地指导临床用药。

点滴积累 V

1. 四气反映了药物的寒热属性，每种药物必居其一。 寒热不同，作用不同。

2. 药性的寒热温凉，是由药物作用于人体所产生的不同反应和所获得的不同疗效总结出来的，它与疾病的性质是相对的。

3. 药物的味，与其真实的味道是有区别的。 五味是药物作用的重要标志，不同的味，意味着不同的治疗作用。 一药多味，标志其具有多种作用。

4. 四气五味均有阴阳属性。

第二节　升降浮沉

升降浮沉是指药物对人体作用的趋向性，是说明药物作用趋势的概念。升，即上升，趋向于上；降，即下降，趋向于下；浮，即向外发散，趋向于外；沉，指向内收敛，趋向于内。升浮属阳，沉降属阴。

药物的升降浮沉是和疾病所表现出的病势相对而言的。由于疾病在病势上常常表现出向上（如呕吐、呃逆、喘息），向下（如脱肛、遗尿、崩漏、泻泄），向外（如自汗、盗汗），向内（表证未解而入里）；在病位上则有在表（如外感表证），在里（如里实便秘），在上（如目赤肿痛），在下（如腹水、尿闭）等不同。因此，能够针对病情，改善或消除这些病证的药物，也就分别具有升降浮沉的作用趋向。

升降浮沉反映了药物的作用趋向，也反映了药物的基本作用。一般升浮类药物，能上行向外，多具有解表、透疹、宣肺、散寒、开窍、升阳、涌吐等作用。适宜于病位在上在表及病势下陷的病症。如外感风寒之证用麻黄、桂枝发汗发表；如久泻、脱肛用黄芪、升麻等益气升阳等。沉降类药物，能下行向内，多具有清热、泻下、利水渗湿、重镇安神、潜阳息风、降逆、平喘、消导等作用。适宜于病位在下在里和病势上逆的病症。如里实便秘之证用大黄、芒硝攻下通便；如肝阳上亢之头晕目眩，用牡蛎、石决明等潜阳等。

运用升降浮沉指导用药时，病位在上在表者，宜升浮不宜沉降；病位在下在里者，宜沉降不宜升浮；病势上逆者，宜降不宜升；病势下陷者，宜升不宜降。另外，升和降是针对病势而言，主要是用以纠正疾病的病势，而浮和沉则是针对病位而言，主要用以对应疾病所在的部位。因此，还应该根据"同病位，逆病势"的原则选用药物。

药物的升降浮沉主要与四气五味、药物质地轻重有密切关系，并受到炮制和配伍的影响。

王好古云："夫气者天也，温热天之阳，寒凉天之阴，阳则升，阴则降；味者地也，辛甘淡地之阳，酸苦咸地之阴，阳则浮，阴则沉"。一般来讲，凡味属辛、甘，气属温、热的药物，大都是升浮药，如麻黄、升麻、黄芪等；凡味属苦、酸、咸，性属寒、凉的药物，大都是沉降药，如大黄、芒硝、山楂等。

汪昂《本草备要》云："轻清升浮为阳，重浊沉降为阴""凡药轻虚者，浮而升；重实者，沉而降"。一般来讲，花、叶、皮、枝等质轻的药物大多为升浮药，如紫苏叶、菊花、蝉衣等；而种子、果实、矿物、贝壳及质重者大多都是沉降药，如紫苏子、枳实、牡蛎、赭石等。当然，某些药也有特殊性，如旋覆花虽然是花，但功能降气消痰、止呕止噫，药性沉降；蔓荆子虽是果实，但功能疏散风热、清利头目，药性升浮。故有"诸花皆升,唯旋覆独降;诸子皆降,唯蔓荆独升"之说。此外,部分药物还具有双向性,如川芎能上行头目、下行血海,白花蛇能内走脏腑、外彻皮肤。

炮制可以影响药物升降浮沉的性能。如酒制升提,姜制发散,醋制收敛,盐制下行等。如大黄,属于沉降药,峻下热结、泻热通便,经酒炒后,大黄则可清上焦火热,治目赤头痛。故李时珍说:"升者引之以咸寒,则沉而直达下焦,沉者引之以酒,则浮而上至巅顶,此非窥天地之妙而达造化之权者,不能至此也。"

药物的升降浮沉通过配伍也可发生转化。一般来讲,少量升浮药在大队沉降药中能随之下降;反之,少量沉降药在大队升浮药中也能随之上升。如牛膝引血下行为沉降药,与红花、桔梗、柴胡等升达清阳开胸行气药同用,也随之上升,主治胸中瘀血证。

可见,药物的升降浮沉是受多种因素的影响,它在一定的条件下可相互转化,正如李时珍所说:"升降在物,亦在人也。"在临床应用时,既要掌握升降浮沉的一般规律,也要掌握升降浮沉的转化规律,只有如此才能指导临床正确用药。

点滴积累　∨

1. 升降浮沉是反映药物作用趋势的性能。
2. 药物的升降浮沉是和疾病的升降浮沉相对的。升和降对应于病势,而浮和沉则对应于病位。应用时,必须坚持同病位,逆病势的原则。
3. 药物的升降浮沉,与药物的气味、质地以及炮制、配伍有关。

第三节　归经

归经是指药物对于机体某些部位的选择性作用。即某药对某些脏腑经络的病变起着主要或特殊的治疗作用,而对其他经的作用较小,甚至没有作用。归是作用的归属,经是作用的部位,归经指明了药物治病的适用范围,实质是药物作用定位的概念。

归经是以脏腑经络理论为基础,以所治具体病证为依据而确定的。临床实践表明,一种药物往往主要对某一脏腑经络或几个脏腑经络发生明显作用,而对其他部位作用较小,甚至没有作用,这反映了药物在机体内产生效应的部位各有侧重。如心经病变多见心悸失眠;肺经病变常见胸闷喘咳;肝经病变每见胁痛抽搐等证。临床用朱砂、远志能治愈心悸失眠,说明它们归心经;用桔梗、紫苏子能治愈喘咳胸闷,说明它们归肺经;而选用白芍、钩藤能治愈胁痛抽搐则说明它们能归肝经。至于一药能归数经,则表示其治疗范围的扩大。如麻黄归肺与膀胱经,它既能发汗宣肺平喘,治疗外感风寒及咳喘之证,又能宣肺利尿,治疗风水水肿之证。

另外,还有通过五行理论,依据药物自身的形、色、味、质地等进行归经的方法。如"辛入肺,甘入脾,酸入肝,苦入心,咸入肾";"青入肝,赤入心,黄入脾,白入肺,黑入肾";"磁石、赭石重镇入肝";"桑叶、菊花轻浮入肺"等等。但这种归纳方法,缺乏普遍指导意义,应注意理解。

归经理论与辨证理论密切相关,临床上有脏腑辨证、六经辨证、三焦辨证及卫气营血辨证等方法,反映在药物归经方面,也有不同的表述。如黄芩主清上焦,黄连主清中焦,黄柏主清下焦;知母、石膏善清气分,生地黄、玄参善清血分等。即使归经表述相同,其含义也因辨证理论的不同而异。如羌活归膀胱经,是因膀胱经主人体一身之表,是以六经辨证为基础;而泽泻归膀胱经,是因其能利水渗湿,则是以脏腑辨证为基础。因此,在学习运用归经理论时,一定要与辨证理论相结合,才能融会贯通。

▶ 课堂活动

联系气味理论,试分析归肺经的药物,具有哪些方面的作用?

掌握归经,便于提高临床辨证用药的准确性。如热证,有肺热、心火、胃火、肝火等不同,用药时也就有清泻肺热、心火、胃火、肝热的不同。掌握归经,也有助于区别功效相似的药物。如羌活、葛根、柴胡、吴茱萸、细辛均能治头痛,但羌活善治太阳经头痛,葛根善治阳明经头痛,柴胡善治少阳经头痛,吴茱萸善治厥阴经头痛,细辛善治少阴经头痛。掌握归经,还有助于根据疾病的传变规律选择用药,如肝阳上亢,多因肝肾阴虚,常用平肝潜阳药配伍滋肾阴药物同用,以滋水涵木。因此,掌握药物的归经,有十分重要的意义。

归经理论与四气五味、升降浮沉一样,是药物性能的一个方面,它反映的是药物的作用范围。而四气反映的是药性的寒热属性,五味反映的是药物的基本功效,升降浮沉反映的则是药物的作用趋势。在临床具体应用时,必须把它与四气五味、升降浮沉这些性能紧密结合,综合考虑,才能正确地指导药物的应用。

点滴积累　∨

1. 归经是反映药物作用部位的属性。
2. 药物的归经,是以脏腑经络理论为基础,以所治具体病证为依据而确定的。 药物归经越多,说明其作用部位越广泛。
3. 掌握归经,有利于准确选用药物,也有利于区别作用相似的药物。

第四节　毒性

毒性是指药物对机体所产生的不良影响及损害性。毒性有广义与狭义之分。

中药应用历史悠久,在不同的历史时期,毒性的含义也不完全相同。古代毒性的含义较广,既认为毒是药物的总称,毒性是药物的偏性,又认为毒性是药物毒副作用大小的标志。

毒药是一切药物的总称。如《周礼·天官》:"医师掌医之政令,聚毒药以供医事",《内经》:"毒药攻邪,五谷为养"等,此处所讲的毒药,实质就是药物。

毒是药物的偏性。如《类经》:"药以治病,因毒为能,所谓毒者,因气味之偏也……""欲救其偏,则唯气味之偏者能之,正者不及也。"张子和:"凡药有毒也,非止大毒小毒谓之毒,甘草、苦参不可不谓之毒,久服必有偏性。"这些论述说明,中药治疗疾病的基本方法是以偏纠偏,就是用药物的偏性来纠正机体阴阳气血的偏盛偏衰和脏腑经络功能的失调。药物之所以具有治疗作用,正是因为其具有偏性。可见,偏性的实质就是药性。

毒是药物毒副作用大小的标志。古人常用无毒、小毒、常毒、大毒、剧毒来区分药物毒副作用的强弱。如《素问·五常政大论》:"大毒治病,十去其六;常毒治病,十去其七;小毒治病,十去其八;无毒治病,十去其九……无使过之,伤其正也。"《神农本草经》也是以药物毒性的大小、有毒无毒作为分类依据的。药物的毒性现按《中华人民共和国药典》,采用大毒、有毒、小毒三级分类方法。

本书所讨论的毒性即为狭义的毒性,它对人体的危害性较大,甚至危及生命,它是掌握药性必须注意的问题。包括有急性毒性、亚急性毒性、亚慢性毒性、慢性毒性和特殊毒性(致癌、致突变、致畸胎、成瘾)等。所谓毒药一般是指对机体发生化学或物理作用,能损害机体引起功能障碍疾病甚至死亡的物质。

此外,应注意副作用不同于毒性作用。它是指在常用剂量时出现的与治疗目的无关的作用。如常山既可截疟,又可催吐,若用治疟疾,则催吐就是副作用。副作用一般比较轻微,对机体危害不大,停药后可自行消失。如果应用得当,副作用也可以转变成治疗作用。如常山,如果用其催吐作用治疗急性中毒,则催吐就是它的治疗作用,而不是副作用。

案例分析

案例

李某,男,73 岁,以咳嗽、咯痰、气喘 5 年加重 1 个月为主诉,诊断为慢性支气管炎肺气肿,曾用抗感染、止咳平喘等方法治疗,疗效不佳,遂改用中药汤剂治疗。当晚服汤药 1 剂后,约 10 分钟即见口唇发紫、呼吸困难,送往医院途中即死亡。后经过所余二剂中药实物与处方查对(处方由白附子、半夏等味中药组成),发现所调剂药剂中白附子误为白附片。

分析

白附片是附子的加工炮制品,本身有毒。与处方中另一味中药半夏同用,又属中药"十八反"禁忌配伍用药;由于药剂人员误将白附片当作白附子发给患者,且白附片没有按照要求先煎,既违反了中药配伍禁忌,又采用错误的煎煮方法,从而引起急性中毒导致患者死亡。

掌握药物毒性强弱,对指导临床用药有着十分重要的意义。首先,要针对患者体质的强弱、疾病的轻重缓急,恰当选择药物并确定剂量,中病即止,以防过量和蓄积中毒。同时要注意配伍禁忌,严格遵守毒药的炮制工艺,并选择适当的制剂形式和给药方式。此外,还要注意个体差异,适当调整用量。

其次,根据中医"以毒攻毒"的原则,在保证用药安全的前提下,也可采用某些毒药治疗某些疾病。如用雄黄治疗疔疮恶肿,水银治疗疥癣梅毒,砒霜治疗白血病等等,让有毒中药更好地为临床服务。

再次,掌握药物的毒性及其中毒后的临床表现,便于诊断中毒原因,以便及时采取合理、有效的抢救治疗手段,对于搞好中药中毒抢救工作具有十分重要的意义。

点滴积累 ∨

1. 毒性的含义，古今不同，须注意理解。

2. 掌握药物毒性强弱，对指导临床合理、安全用药至关重要。

3. 使用有毒药物，必须严格掌握用量，按照要求进行炮制，选择适当的制剂形式，并做好中毒抢救的准备工作。

目标检测

一、单项选择题

1. 四气主要用以反映药物影响人体的（　　）

   A. 阴阳变化　　　　　　B. 邪正变化　　　　　C. 寒热变化

   D. 气机变化　　　　　　E. 虚实变化

2. 辛味的主要功效是（　　）

   A. 凉血　　　　　　　　B. 补血　　　　　　　C. 活血

   D. 止血　　　　　　　　E. 平肝

3. 药性沉降的药物是（　　）

   A. 息风止痉药　　　　　B. 补阳药　　　　　　C. 行气解郁药

   D. 祛风散寒药　　　　　E. 开窍药

4. 药物毒性的狭义概念是指（　　）

   A. 药物的副作用　　　　B. 药物对机体的损害性　　C. 药物作用的强度

   D. 药物的偏性　　　　　E. 药物的通称

5. 中药的性能，不包括（　　）

   A. 四气五味　　　　　　B. 升降浮沉　　　　　C. 归经

   D. 毒性　　　　　　　　E. 配伍

二、简答题

1. 五味的含义及作用是什么？

2. 药性的升降浮沉是怎样确定的？

三、实例分析

1. 举例说明为什么要性味合参认识药物的作用。

2. 案例：张某，女，56岁，左侧肢体活动不灵半年余，头颅CT提示，右侧基底节区腔隙性梗死，诊断为"腔梗"（恢复期），口服含马钱子的成药"舒筋××丸"治疗。治疗时，晨起空服顿服20粒（超出正常服用量1倍），半小时后即感觉烦躁不适、头晕、恶心、吞咽困难，继而痉挛性抽搐而昏迷，被送往某医院急诊。用0.05%的高锰酸钾溶液洗胃，静脉滴注0.3g异戊巴比妥钠抗惊厥治疗，同时吸氧，对症支持治疗，七日后才恢复正常。通过追问病史，详查服药情况，排除了其他可能中毒因素后。根据调查生产厂家的生产记录及现场生产情况，发现生产工艺规程中质量标准要求中，马钱子应"用砂烫至鼓起并呈深棕色或棕褐色",使其"士的宁"含量由生药材的 1.20% ~ 2.20% 降低为 0.78% ~ 0.82%,从而降低马钱子的毒性,但操作工人炮制出的马钱子有部分颜色还是黄色。

根据上述病例,试分析造成患者马钱子中毒的原因有哪些。

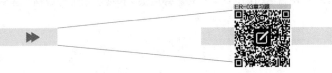

（马维平）

第四章

中药的应用

临床应用中药必须以中药的药性理论为基础,但要做到安全、有效、合理,还必须注意中药应用的原则和方法,以达到理、法、方、药的统一。中药的应用主要包括配伍、禁忌、用量和用法等内容。

第一节 配伍

配伍,是指根据病情需要和药性特点,有目的地选择两种或两种以上药物配合使用。合理的配伍,既能提高药物的疗效,又能确保用药安全,而不合理的配伍,不但会降低或丧失药物的疗效,还会产生毒副作用,影响用药安全。

一、配伍目的

配伍的目的主要有以下几个方面:

1. **适应复杂的病情** 单味药的作用局限,对于复杂多变的病情,往往不能兼顾全面,合理的配伍,可以起到事半功倍的疗效。如治疗外感风寒表实证,症见恶寒发热、无汗、头痛、脉浮紧等,选用麻黄、桂枝、苦杏仁、甘草四药配伍,组成麻黄汤。

2. **提高药物的疗效** 单味药的力量有限,对于急重病者,需配伍应用,增强疗效。如石膏与知母配合,能明显提高清热泻火的疗效。

3. **降低或消除药物的毒副作用** 个别药物具有毒性及副作用,单味应用不安全,配伍后使临床用药更安全。如生姜能减轻或消除生半夏的毒副作用。

4. **扩大药物的治疗范围** 如金银花配连翘、薄荷等治外感风热,配黄连、生地黄等治热入营血。

药物的配伍应用是中医用药的主要方式,而药物按一定法度和剂量比例加以组合,制成适当剂型,即为方剂。方剂是药物配伍应用的发展和较高形式。

二、配伍关系

前人把药物间的配伍关系概括为单行、相须、相使、相畏、相杀、相恶、相反等七种情况,简称"七情"配伍。"七情"的提法首见于《神农本草经》。

1. **单行** 即用单味药治疗病情单一的疾病。此法针对性强、简便易行,主要用于病情比较单纯者。如清金散单用黄芩,治轻度肺热咳血;独参汤单用大剂量人参,治疗大失血引起的元气虚脱的危重病证,补气救脱以应急。

2．相须　两种性能功效相类似的药物合用，可以增强原有疗效。如麻黄配伍桂枝，能明显增强发汗解表功效；大黄配伍芒硝，能使泻热攻下作用增强。

3．相使　两种性能功效有共性的药物合用，一药为主，一药为辅，辅药能提高主药的疗效。如补气利水的黄芪配伍利水渗湿的茯苓，茯苓能增强黄芪补气利水的疗效。

4．相畏　一种药物的毒性或副作用能被另一种药物减轻或消除。如生半夏、生南星畏生姜，即生半夏、生南星的毒性能被生姜减轻或消除。

5．相杀　一种药物能减轻或消除另一种药物的毒性或副作用。如生姜杀生南星、生半夏毒，即生姜能减轻或消除生南星和生半夏的毒性；又如生白蜜杀乌头毒；绿豆杀巴豆毒。其实相畏和相杀是同一种配伍关系的两种不同的提法。

6．相恶　两药合用，一种药物能使另一种药物原有功效降低或消除。如生姜恶黄芩，两药合用，生姜的温胃、温肺功效与黄芩的清胃、清肺功效相互牵制而疗效降低。如人参恶莱菔子，因莱菔子能削弱人参的补气功效。

7．相反　两药合用，能产生剧烈的毒副作用。如"十八反""十九畏"中的若干药物（详见用药禁忌）。

三、配伍原则

"七情"之中，除单行之外，其余六个配伍关系可以归纳为四类：

1．协同、增效作用　相须、相使属于此类，药物配伍后可相互协同，增强原有疗效，临床用药时应充分利用。

2．减毒反应　相畏、相杀属于此类，药物配伍后能减轻或消除原有的毒副作用，临床应用毒性药或烈性药时必须考虑选用。相畏、相杀常用于中药炮制时的解毒。

3．拮抗作用　相恶属于此类，药物配伍后可相互拮抗，降低或消除原有功效，临床用药时应加以注意。

4．增毒反应　相反属于此类，药物配伍后可产生或增强毒副作用，属于配伍禁忌，临床用药时应禁止使用。

对于配伍关系的应用，《神农本草经》中已有详尽的概括："凡此七情，合和视之，当用相须、相使者良，勿用相恶、相反者，若有毒宜制，可用相畏、相杀者，不尔，勿合用也"。

目前，还有一种中西药联合配伍，其所产生的影响可概括为以下几种情况：①协同增效。如阿托品与延胡索制成的复方注射液，止痛效果显著；②减轻或消除西药的不良反应。如苍术、甘草能降低链霉素对第八对脑神经的损害；③降低或破坏原有疗效。如含鞣质的中药与钙剂、铁剂同用，可使中西药药效同时降低；④产生或增强毒副作用。如含钙的中药可增加洋地黄类药物的作用与毒性。复方丹参制剂与抗肿瘤药如环磷酰胺、氟尿嘧啶等合用可促进肿瘤的转移。临床上中西药联合运用比较普遍，如复方甘草片、复方氨酚烷胺片、维 C 银翘片、消渴丸等，但要明确药物之间的作用结果，谨慎地选择应用。

点滴积累 ∨

1. 配伍是中医用药的主要方式，指根据病情需要和药性特点，有目的地选择两种或两种以上药物配合使用。合理的配伍能更好地发挥疗效，或产生新的作用，减少不良反应，以适应复杂多变病情的需要。

2. 前人把配伍的关系总结为"七情"配伍：即单行、相须、相使、相畏、相杀、相恶、相反。

3. 配伍关系可归纳为四类：协同增效——相须、相使；减轻毒性——相畏、相杀；拮抗作用——相恶；增强毒性——相反。

第二节　禁忌

为了保证用药的安全有效，避免毒副作用的产生，需注意用药禁忌。中药的用药禁忌包括配伍禁忌、妊娠用药禁忌、服药食忌等内容。

一、配伍禁忌

配伍禁忌，是指在一般情况下不宜相互配合使用的药物。因此类药物配伍后可降低或消除原有功效，甚至产生或增强毒副作用。上节所讲的"相恶""相反"就属此类。金元时期，将配伍禁忌概括为"十八反""十九畏"，并编成歌诀：

1. **十八反歌**　首见于张子和的《儒门事亲》：本草明言十八反，半蒌贝蔹及攻乌，藻戟遂芫俱战草，诸参辛芍叛藜芦。

即：甘草反甘遂、大戟、芫花、海藻；乌头反半夏、贝母、瓜蒌、白及、白蔹；藜芦反人参、丹参、玄参、沙参、细辛、芍药。

> **知识链接**
>
> **"十八反"释义**
>
> "十八反"中的药物数量不仅仅是18种，其歌诀中的"蒌"包括全瓜蒌、瓜蒌皮、瓜蒌仁、天花粉。"贝"包括川贝母、浙贝母。"乌"包括川乌、草乌、附子。"戟"指京大戟。"诸参"包括人参、南沙参、北沙参、丹参、玄参、党参、西洋参、苦参。"芍"包括赤芍、白芍。

2. **十九畏歌**　最早见于明代刘纯的《医经小学》：硫黄原是火中精，朴硝一见便相争。水银莫与砒霜见，狼毒最怕密陀僧。巴豆性烈最为上，偏与牵牛不顺情。丁香莫与郁金见，牙硝难合京三棱。川乌草乌不顺犀，人参最怕五灵脂。官桂善能调冷气，若逢石脂便相欺。大凡修合看顺逆，炮爁炙煿莫相依。

即：硫黄畏朴硝、水银畏砒霜、狼毒畏密陀僧、巴豆畏牵牛子、丁香畏郁金、牙硝畏三棱、川乌、草乌畏犀角、人参畏五灵脂、肉桂畏赤石脂。

知识链接

"十八反""十九畏"之认识

关于十八反、十九畏作为配伍禁忌，历代医药学家遵信者居多，认为反药同用会增强毒性、损害机体，如孙思邈云："草木相反，使人迷乱，力甚刀剑"。现代临床及实验研究有反药同用引起中毒的报道，如贝母与乌头同用，巴豆与牵牛子同用等引起中毒反应。但在古今方剂中亦有反药同用的例证：如甘遂半夏汤中甘草与甘遂同用，感应丸中巴豆与牵牛同用，散肿溃坚汤、海藻玉壶汤中甘草与海藻同用，十香返魂丹中丁香与郁金同用，大活络丹中乌头与犀角同用，认为反药同用可起到相反相成、反抗夺积的效能。目前，对待十八反、十九畏的态度是，在作用机制弄清楚之前，既不可盲目使用其所涉及的药对，又不可全盘否定，应积极探索，谨慎从事。但在调剂处方时，必须严格遵守十八反、十九畏的规定。近年，还发现一些除"十八反""十九畏"外相反的药对。如延胡索与马钱子配伍，延胡索可增强马钱子的毒性；罂粟壳配伍藜芦，可加剧藜芦导致心律不齐等不良反应；槲寄生配伍乌头，可增强乌头的毒性反应；麝香配伍马钱子，可使马钱子的致死率提高 2～7 倍。

二、妊娠用药禁忌

妊娠禁忌，指妇女妊娠期间，除中断妊娠、引产外，应避免使用的药物。妊娠禁忌的理由除了能引起妇女堕胎之外，归纳起来还包括：一是对母体不利，二是对胎儿不利，三是对产程不利，四是对小儿生长发育不利。主要包括禁用药和慎用药两类。

1. 禁用药 多为毒性较强、药性峻猛及堕胎作用较强之品。

毒性中药：水银、砒霜、雄黄、轻粉、斑蝥、蟾酥、马钱子、川乌、草乌。

催吐药：胆矾、藜芦、瓜蒂。

峻下逐水药：巴豆、甘遂、大戟、芫花、牵牛子、商陆。

破血逐瘀药：麝香、干漆、水蛭、虻虫、三棱、莪术。

2. 慎用药 主要为活血化瘀药、行气药、泻下药、温里药中的部分药物。

活血化瘀药：牛膝、川芎、红花、桃仁、姜黄、牡丹皮。

行气药：枳实。

泻下药：大黄、芒硝、番泻叶、芦荟。

温里药：附子、肉桂。

妊娠用药禁忌歌：元斑水蛭及虻虫，乌头附子配天雄。野葛水银并巴豆，牛膝薏苡与蜈蚣。三棱芫花代赭麝，大戟蝉蜕黄雌雄。牙硝芒硝牡丹桂，槐花牵牛皂角同。半夏南星与通草，瞿麦干姜桃仁通。硇砂干漆蟹爪甲，地胆茅根与䗪虫。

总之，对于妊娠禁忌药，在一般情况下，应尽量避免使用。如果孕妇患病非用不可，则应注意辨证准确，掌握好剂量和疗程，并通过恰当的炮制与配伍，尽量减轻药物对妊娠的危害，做到临床用药的安全、有效。

知识链接

妊娠用药禁忌之认识

现代研究认为，上述药物有的能增强子宫收缩，可引起流产，如莪术、桃仁、红花等；有的可刺激子宫内膜，产生炎症反应引起流产，如芫花等；有的可导致胎儿畸形，如半夏等；有的能终止妊娠引起流产、不孕，如水蛭、冰片等。随着对妊娠禁忌药的认识逐渐深入，无论是从用药安全的角度，还是从优生优育的角度，都是应当给予高度的重视。

三、服药饮食禁忌

服药饮食禁忌，是指服药期间禁食某些食物，简称服药食忌，俗称忌口。其目的是避免降低疗效，引发不良反应，导致病情恶化，影响患者康复。

▶ **课堂活动**

服用"人参"有哪些饮食禁忌？为什么？

一般而言，患病期间，患者的脾胃功能有所减弱，应忌食生冷、辛辣、油腻、腥膻、有刺激性的食物。此外，根据病情的不同，饮食禁忌也有所区别。

1. 热性病应忌食辛辣、油腻、煎炸类食物。

2. 寒性病应忌食生冷类食物。

3. 胸痹患者应忌食肥肉、脂肪、动物内脏及烟、酒等。

4. 肝阳上亢，头晕目眩、烦躁易怒者应忌食胡椒、辣椒、大蒜、烟、酒等。

5. 脾胃虚弱者应忌食油炸黏腻、寒冷固硬、不易消化类食物。

6. 疮疡、皮肤病患者应忌食鱼、虾、蟹等腥膻发物和辛辣刺激性的食物。

7. 水肿患者，忌食盐过多。

8. 气滞腹胀者应忌食红薯、芋头等胀气食物。

此外，古代文献记载，地黄、首乌忌葱、蒜、萝卜；土茯苓、使君子忌茶；鳖甲忌苋菜；薄荷忌蟹肉；丹参、茯苓忌醋；蜜反生葱等，亦应参考。

点滴积累 ∨

1. 中药的用药禁忌包括配伍禁忌、妊娠用药禁忌、服药食忌等内容。

2. 配伍禁忌包括"十八反""十九畏"。"十九畏"与"相畏"的"畏"含义不同。

3. 妊娠用药禁忌包括慎用药和禁用药，慎用药多为活血化瘀药、行气药、攻下药、温里药中的部分药物；禁用药多为毒性较强、药性峻猛及堕胎作用较强的药物。

4. 服药饮食禁忌，一般而言，应忌食生冷、辛辣、油腻、腥膻、有刺激性的食物。此外，根据病情的不同，饮食禁忌也有所区别，应具体问题具体分析。

第三节　用法

用法,是指中药的应用方法,是合理用药的重要内容。本书主要讨论给药途径、煎煮方法和服药方法。

一、中药的给药途径及剂型

给药途径是影响药物疗效的因素之一。给药途径不同,会影响药物的吸收速度、体内分布和作用强度。有的药物甚至必须以某种特定途径给药,才能发挥其某些治疗作用。如枳实口服并无升压作用,但作为注射剂静脉注射却有此作用。

中药的传统给药途径,除口服和皮肤给药外,还有吸入、舌下给药、黏膜表面给药、直肠给药、阴道给药等多种途径。现代又增加了皮下注射、肌内注射、穴位注射和静脉注射等。

临床用药时具体选择何种给药途径,除考虑不同的给药途径的特点外,还应注意对剂型的选择。传统中药剂型中,有供口服的汤剂、丸剂、散剂、酒剂、膏滋剂、露剂等;供皮肤用的软膏剂、硬膏剂、散剂、丹剂、涂搽剂、熏剂、灸剂、熨剂等;供体腔用的栓剂、药条、钉剂等。现代又发展了中药注射剂、胶囊剂、颗粒剂、气雾剂、膜剂等新剂型,扩大了中药的应用形式。由于剂型不同,药物在机体内被吸收的情况不同,因而呈现的生物利用度也有很大差异。常用的几类剂型按其吸收速率由慢到快的顺序为:丸剂、片剂、散剂、栓剂、汤剂、酒剂、皮下注射剂、肌内注射剂、气雾剂、静脉注射剂。故李东垣曰:"丸者缓也,汤者荡也。"

二、煎煮方法

中药的疗效除与剂型的类别有关外,还与制剂工艺有着密切的关系。由于汤剂是临床最常采用的剂型,且大多由病家自制,在一定程度上会因煎煮方法的差异而影响疗效。我国历代医家非常重视中药的煎煮方法,如徐灵胎在《医学源流论》中指出:"煎药之法,最宜深讲,药之效不效,全在乎此。"

1. 煎药器皿　以砂锅、瓦罐、搪瓷和不锈钢器皿为好,因其导热均匀、化学性质稳定。忌用铁、铜、铝等金属器皿,以防发生化学反应而降低疗效,甚至产生毒副作用。

2. 煎药用水　必须是新鲜无异味,洁净无杂质、无污染,含矿物质少的水源。

3. 加水量　按理论推算,应为饮片吸水量、浸煎过程中蒸发量和煎煮后所需药液量的总和。实际操作中,先加冷水浸泡,药材充分浸透后,经适当加压,用水量以液面高出饮片2~3cm为宜。质地坚硬、黏稠,或需久煎的药物加水量比一般药物略多;质地疏松,煎煮时间较短的药物,则液面淹没药物即可。

4. 浸泡时间　一般药物浸泡30分钟左右,种子、果实类可浸泡1小时。根据气温的高低,夏天、冬天浸泡时间宜适当缩短或延长。

5. 煎煮火候及时间　煎煮中药还应注意火候和时间要适宜。

（1）先武后文：即先用大火，沸后用小火保持微沸状态20分钟左右，以免药汁溢出或过快熬干。一般药物适宜此法。

（2）武火急煎：即先用急火迅速煮沸，后用慢火维持10~15分钟左右，以免有效成分遭到破坏。此法适用于解表药和芳香化湿药、理气药等芳香性药物。

（3）文火久煎：即用文火煮沸后维持30~60分钟，以保证有效成分的充分煎出。此法适用于矿物类、骨角类、贝壳类和补益类药物。

6. 趁热滤汁 药物煎好后，应趁热滤取药汁，防止一些有效成分因温度降低而溶解度降低，加之药渣的吸附作用，对疗效产生一定影响。

7. 煎煮次数 一般而言，一剂药至少应该煎煮2次，最好3次。因为煎煮时药物的有效成分首先会溶解在饮片组织内的水液中，然后扩散到药材外部的水液中。当饮片内外溶液浓度相同时，渗透压达到平衡，有效成分就不再溶出。此时将药液滤出，加水重煎，有效成分才会继续溶出。

8. 汤液处置 一般采用两种方法，一是煎后服用，即第一次煎煮第一次服用，第二次煎煮第二次服用，以此类推，此法简易卫生，但药液浓度每次不同；二是混匀分服，将多次煎煮好的药汁混合，根据服用次数分成等份后服用，此法能保证药液浓度相同，但不易保管而使有效成分部分损失。采用何种方式应视客观条件而定。

9. 特殊煎法 一般药物可以同时煎煮，但部分药物因其质地、性能和临床应用的不同，在煎煮方式上有其特殊要求，大致有以下几个方面：

（1）先煎：如磁石、赭石、牡蛎、石决明等矿物类、贝壳类药物，因其有效成分不易煎出，应打碎先煎，煮沸后约30分钟，再下其他药物；如川乌、附子等毒性、烈性药物也宜先煎0.5~1小时，以降低其毒烈之性。

（2）后下：如薄荷、豆蔻、番泻叶、钩藤等气味芳香和有效成分久煎易挥发或破坏的药物，宜后下，待其他药物煎煮将成时再投入，煮沸3~5分钟即可。

（3）包煎：如蒲黄、海金沙等质地过轻或较细的药物，因其漂浮在药液上面，不便煎煮和服用；如车前子、葶苈子等富含淀粉、黏液质的药物，煎煮时容易黏底、焦糊；如辛夷、旋覆花等药材有毛，对咽喉有刺激性，这几类药物煎煮时宜用纱布包裹。

（4）另煎：如人参、西洋参、鹿茸等贵重药物宜另煎，以免其有效成分被其他药渣吸附，造成浪费。

（5）烊化：如阿胶、鹿角胶等胶类药物，煎煮时容易黏附他药或黏底，应先行烊化，再与其他药汁兑服。

（6）冲服：如芒硝等入水即化的药物，竹沥、蜂蜜等原为汁液的药物，宜用煎好的其他药汁或开水冲服。

▶▶ **课堂活动**

请讨论特殊煎法的药物分别有哪些。

三、服药方法

口服,是中医临床主要的给药途径。口服给药的效果除受到剂型、煎煮方法等因素的影响外,还与服药次数、冷热和时间等服药方法有关。

1. 服药次数　一般疾病多采用每日 1 剂,每剂分 2 次或 3 次服用。病情急重者,可每隔 4 小时左右服药 1 次,昼夜不停,使药力持续,顿挫病势;病情缓轻者,亦可间日服或煎汤代茶,以图缓治。

应用发汗药、泻下药时,如药力较强,一般以得汗、得下为度,不必尽剂,以免损伤正气。呕吐患者宜小量频服,以免因量大致吐。

2. 服药冷热　一般汤药多宜温服。但寒证用热药宜热服;热证用寒药宜冷服;解表发汗药,不仅宜热服,服药后还需温覆取汗。真寒假热用热药宜凉服;真热假寒用寒药宜温服。

此外,对于丸、散等固体药剂,除特别规定外,一般宜用温开水送服。

3. 服药时间　具体服药时间应根据胃肠状况、病情需要、药物特性来决定。

(1)饭前服:因饭前胃肠中空虚,有利于药物的消化吸收。多数药物和补益药、治疗胃肠疾病的药等宜在饭前 1 小时左右服用。

(2)饭后服:因饭后胃肠中存有较多食物,可减少药物对胃肠的刺激。消食健胃药和对胃肠有刺激的药物宜在饭后 1 小时左右服用。

(3)空腹服:清晨胃肠中空虚,药物能迅速进入胃肠之中,充分发挥药效。驱虫药、泻下药等宜用。

(4)睡前服:顺应人体生理节律,并发挥药物疗效。安神药、缓下药、涩精止遗药等宜在睡前 0.5~1 小时服用。

(5)定时服:有些药物应在疾病定时发作前服用才能见效。如截疟药应在疟发前 2 小时服用。

(6)随时服:病情急险,则当不拘时服,以便及时救助。

点滴积累　∨

1. 中药的用法包括给药途径及剂型、煎煮法和服药法。
2. 煎煮法的一般过程　煎药的用具,用水,火候（先武后文、武火急煎、文火久煎）,次数及特殊煎法（先煎、后下、包煎、另煎、烊化、冲服）。
3. 服药的方法需根据病情、药物的特性决定服药次数,冷热及时间（饭前服、饭后服、空腹服、睡前服、定时服、随时服）。

第四节　用量

用量,又称剂量,即临床应用时的分量,一般指单味药的成人内服一日量;也有指在方剂中药物之间的比例分量,即相对剂量;以及药物的实际利用量三个方面。

单味中药的成人每日内服常用剂量,除剧毒药、峻烈药、精制药及某些贵重药外,一般干品 5~

10g,部分为 15~30g,新鲜药物为 30~60g。

一、古今计量单位及换算

中药的计量单位,古今有别。古秤(汉制)以铢、分、两、斤计量,即六铢为一分,四分为一两,十六两为一斤。及至宋代,遂立两、钱、分、厘之目,即十厘为一分,十分为一钱,十钱为一两,十六两为一斤。明清以来,普遍采用 16 进位制,即 1 斤 = 16 两 = 160 钱 = 1600 分 = 16000 厘。现在我国对中药的计量采用公制,即 1 公斤 = 1000g。为了方便处方和配药,特别是古方剂量的换算,通常按规定以近似值进行换算:

一两(16 进位制) = 30g

一钱(16 进位制) = 3g

一分(16 进位制) = 0.3g

一厘(16 进位制) = 0.03g

二、用量确定依据

用量是确保用药安全、有效、合理的重要因素之一。《普通毒理学导论》认为:"毒药本身并不是毒药,剂量可使其成为毒药"。尽管中药大多安全剂量幅度大,但用量得当与否,直接影响药效的发挥、临床的疗效及主治病证的改变,故对中药剂量的使用应采取科学谨慎的态度。临床上剂量的确定依据主要有药物因素、用药方法、患者情况和环境气候等诸因素。

1. 药物因素

(1)药材质量:质优力强药用量宜小;质次力弱药用量可大。

(2)药材质地:花叶类质轻药用量宜小;金石、贝壳类质重药用量可大;干品用量宜小,鲜品用量可大。

(3)药物性味:药性较强、作用强烈、药味较浓药用量宜小;药性较弱、作用温和、药味较淡药用量可大。

(4)有毒无毒:有毒药,应将剂量严格控制在安全范围内;无毒药变化幅度可稍大。

知识链接

中药剂量依赖性双向调节作用

许多中药随剂量的变化而呈现双向治疗作用。 如《本草逢原》谓红花"少用则养血,多用则行血";麦芽小剂量催乳,大剂量则回乳;《本草纲目》云苏木"少用则和血,多用则破血"。 白术常用量能健脾止泻,大剂量(30~60g)则能通便;大黄"小剂量以补为主,大剂量以攻为主"。 实验表明,人参小剂量可使血管收缩,血压轻度上升,大剂量则抑制心脏,血压下降;金银花小量可兴奋网状内皮系统,大量时反现抑制作用。 因此某些中药由于用量不同,可出现效能的双向性,即所谓的双向调节作用,可用治性质相反的病证。

2. 用药方法

(1)方药配伍:单味药应用时用量可大,复方应用时用量宜小;在复方中作主药时用量可大,作辅药时用量宜小。

(2)剂型变化:入汤剂时用量可大,入丸、散剂时用量宜小。

(3)使用目的:由于用药目的不同,同一药物的用量亦可不同。如槟榔行气消积时用量6~15g,驱除绦虫时须用60~120g。

3. 患者情况

(1)年龄:小儿发育未全,老人气血渐衰,对药物耐受力较弱,用量较之青壮年宜小。小儿五岁以下通常为成人用量的四分之一;六岁以上可按成人用量减半。

(2)性别:一般情况男女用量差别不大,但妇女在月经期、妊娠期,用活血祛瘀通经药时宜减少用量。

(3)体质:体质强壮者用量可大,体质虚弱者用量宜小。

(4)病程:新病患者用量可大,久病多体虚,用量宜小。

(5)病势:病急危重者用量可大,病缓轻微者用量宜小。

(6)职业及生活习惯:以辛热药疗疾时,素日不喜食辛辣热物或常处高温下作业的人用量宜轻,反之用量则重;使用发汗解表药时,体力劳动者用量可大,脑力劳动者用量宜小。

4. 环境气候因素
在确定药物剂量时,还应考虑居住环境气候的冷暖、地域的干燥或潮湿等方面的因素,做到因地、因时制宜,以增减用量。如夏季发汗解表药及辛温大热药不宜重用,而冬季则可加大剂量;夏季苦寒泻火药用量宜重,冬季宜轻。

点滴积累 ∨

1. 中药的剂量包括:①指单味药的成人内服一日量;②指在方剂中药物之间的比例分量,即相对剂量;③药物的实际利用量。

2. 临床上剂量的确定依据主要有:药物因素(质量、质地、性味、毒性),用药方法(配伍、剂型、目的),患者情况(年龄、性别、体质、病程、病势、职业习惯)和环境气候等诸因素。

目标检测

一、单项选择题

1. 相杀是指(　　)

   A. 一种药物能减轻或消除另一种药物毒副作用的配伍

   B. 两种性能功效有共性的药物合用,一药为主,一药为辅,辅药能提高主药的疗效

   C. 两种性能功效相类似的药物合用,可以增强原有疗效

   D. 一种药物能使另一种药物的功效降低或消失的配伍

   E. 两药合用,能产生剧烈的毒副作用

2. 相须、相使配伍的作用为(　　)

　　A. 协同作用,增进疗效　　　B. 拮抗作用,降低疗效　　　C. 减轻或消除毒副作用

　　D. 产生毒副作用　　　　　　E. 产生新的疗效

3. 黄芪与茯苓配伍用于治疗气虚水肿,其配伍关系属于(　　)

　　A. 相使　　　　　　　　　　B. 相须　　　　　　　　　　C. 相杀

　　D. 相畏　　　　　　　　　　E. 相反

4. 需先煎的药是(　　)

　　A. 薄荷、大黄　　　　　　　B. 蒲黄、海金沙　　　　　　C. 人参、鹿茸

　　D. 磁石、牡蛎　　　　　　　E. 阿胶、鹿角胶

5. 宜饭后服用的药是(　　)

　　A. 峻下逐水药　　　　　　　　　　B. 对胃有刺激性者,消食药

　　C. 驱虫药　　　　　　　　　　　　D. 安神药

　　E. 补益药

二、简答题

1.“十八反”“十九畏”的内容是什么?

2. 临床用药时应怎样对待各种配伍关系?

三、实例分析

某患者,咳嗽少痰,偶见血丝,胸闷,气促作喘,背部发凉,周身骨节疼痛,头痛,舌苔薄白,脉浮弦。

医生所开处方如下:麻黄 10g、细辛 3g、附子 15g、杏仁 6g、川贝母 10g、白及 10g、甘草 5g。3 剂水煎服。

请你根据本章所学知识,判断此处方是否合理,并说明理由。

（吕建军）

各　论

第五章

解表药

情景描述：

　　在日常生活中，有许多有效的食疗方，如受寒后，头晕、怕冷、寒战，喝一大碗热乎乎的姜茶，然后盖上厚被子睡一觉，出一身汗，醒来觉得舒服多了。

学前导语：

　　生姜，是日常生活中厨房必备调料之一，除了能调味、温中，还有着极好的杀菌、消炎、解暑、解毒效果。生姜除了是重要的调味品，还是一味重要的药材，具有解表散寒的功效，常用于风寒感冒。那么在临床上，还有哪些中药可用于治疗感冒呢？

　　以发散表邪为主要功效，常用以治疗表证的药物，称为解表药。

　　解表药多具辛味，其性轻扬，主入肺、膀胱经，偏行肌表，能使表邪从汗而解，具有发汗解表的作用，主要用于外感表证，症见能发散表邪。肺合皮毛，开窍于鼻，外邪从皮毛口鼻而入，表证多见肺经症状，如恶寒发热、头身疼痛、无汗或有汗不畅、脉浮等。部分解表药尚可用于水肿、咳喘、麻疹、风疹、风湿痹痛、疮疡初起等兼有表证者。故解表药主归肺经。

　　根据其性能特点和功效主治的不同，解表药可分为发散风寒药、发散风热药两类。

　　1. 发散风寒药　性味多辛温，故又称辛温解表药，其发汗作用较强，适用于风寒表证，症见恶寒重、发热轻、无汗、头身疼痛、鼻塞、苔薄白、脉浮紧等；咳嗽气喘、风湿痹痛、水肿等兼有风寒表证者。

　　2. 发散风热药　性味多辛凉，故又称辛凉解表药，其发汗作用较和缓，适用于风热表证，症见发热重、恶寒轻、咽部肿痛、口渴、苔薄黄、脉浮数等；温病初起属风热表证者；咳嗽、麻疹透发不畅兼风热表证者。

　　使用解表药时，应注意：①本章药物多为芳香辛散之品，易于挥发散失药性，故入汤剂不宜久煎。②对于发汗力强的解表药，用量不宜过大，以微汗出为宜。③汗为津液，血汗同源，故体虚汗出、疮疡日久、淋证及失血患者应慎用。④要因时因地而宜，春夏季节，南方炎热地区，易出汗，用量宜轻；秋冬季节，北方严寒地区，不易出汗，用量宜重。

第一节　发散风寒药

麻黄 Mahuang

《神农本草经》

【来源】 为麻黄科植物草麻黄 *Ephedra sinica* Stapf. 、中麻黄 *Ephedra intermedia* Schrenk et C. A. Mey. 或木贼麻黄 *Ephedra equisetina* Bge. 的干燥草质茎。秋季采割绿色的草质茎,晒干。

【处方用名】麻黄、炙麻黄、麻黄绒。

【性味归经】辛、微苦,温。归肺、膀胱经。

【功效】发汗散寒,宣肺平喘,利水消肿。

【应用】

1. **风寒表实证**　本品辛温散寒,善于宣肺气、开腠理、透毛窍而发汗解表,发汗力强,为发汗解表之要药。治疗外感风寒所致的恶寒重、发热轻、无汗、头痛身疼、鼻塞流涕等风寒表实证,常与桂枝相须为用,如麻黄汤。

2. **咳嗽气喘**　本品入肺经,可宣降肺气,善平喘,常与苦杏仁等降气止咳平喘药配伍使用。①治疗恶寒发热、头身疼痛、无汗、喘咳、痰涎清稀而量多等外感风寒,引动内饮之咳喘证,常配伍细辛、干姜等,如小青龙汤;②若肺热壅盛,高热喘急者,多与石膏、苦杏仁、甘草配用,以清肺平喘,如麻杏石甘汤。

3. **风水水肿**　本品宣肺解表,可使肌肤之水湿从毛窍外散,并通调水道、下输膀胱以助利尿,故宜于风邪袭表,肺失宣降的水肿、小便不利兼有表证者,每与甘草同用,如甘草麻黄汤。

知识链接

麻黄的现代研究

麻黄的主要成分为麻黄碱,并含少量伪麻黄碱、挥发油、黄酮类化合物、麻黄多糖等。经研究发现麻黄碱具有镇咳、扩张气管和缓和鼻黏膜充血的作用,使其成为多种感冒药、止咳平喘药的主要成分。但服用麻黄碱后可刺激脑神经、加快心率和扩张支气管,能明显增加运动员的兴奋程度,使运动员在不感疲倦的情况下超水平发挥,所以麻黄碱类药具有明显的兴奋剂作用,是国际奥委会和国际体联绝对禁止使用的兴奋剂类药物。

【用法用量】煎服,2~10g。麻黄发散风寒宜生用,平喘宜蜜炙用,小儿、老人及体弱者宜用麻黄绒。

【使用注意】①本品发汗宣肺力强,体虚汗出、肺肾虚喘以及原发性高血压、心脏病患者慎用;②服用不当,可致心悸、烦躁等不良反应。

案例分析

案例

患者，女，26岁，因发热（体温40℃）、头痛和咳嗽3天到某诊所就诊。医生诊断为上呼吸道感染。给予复方氨基比林注射液肌内注射和半夏露口服。注射、服用药物约30分钟后，患者出现大汗淋漓、头晕眼花等症状。

分析

复方氨基比林注射液本身即为强效解热镇痛药，半夏露中含发汗力强的麻黄。两药合用发汗作用过强，以致患者出现大汗淋漓、头晕眼花的症状。

桂枝 Guizhi
《名医别录》

【来源】为樟科植物肉桂 *Cinnamomum cassia* Presl. 的干燥嫩枝。春、夏两季采收，除去叶，晒干，或切片晒干。

【处方用名】桂枝、桂枝尖、嫩桂枝。

【性味归经】辛、甘，温。归心、肺、膀胱经。

【功效】发汗解肌，温通经脉，助阳化气，平冲降气。

【应用】

1. **风寒表证**　本品发汗力和缓，可治疗多种风寒表证。①外感风寒表实无汗证，常与麻黄同用加强发汗解表之功，如麻黄汤；②外感风寒表虚汗出者，与白芍等同用以调和营卫，如桂枝汤。

2. **寒凝血滞诸痛证**　本品辛散温通，能温助阳气，通行血脉而止痛。用于：①风湿痹证之肩臂疼痛，配附子、生姜等温经散寒，如桂枝附子汤；②脾胃虚寒腹痛，配饴糖、白芍等温中散寒，如小建中汤；③寒凝经脉之痛经、闭经，配当归、吴茱萸等温经活血，如温经汤；④胸痹心痛，配枳实、薤白等通阳散结，如枳实薤白桂枝汤。

3. **心悸、痰饮及蓄水证**　本品能助阳化气，用于：①心阴阳两虚之心动悸、脉结代，如炙甘草汤；②阳虚气化不利所致之痰饮、蓄水证，常与白术、茯苓配伍，如苓桂术甘汤；③若膀胱气化失司之水肿、小便不利者，常与茯苓、猪苓配伍，如五苓散。

此外，本品能平冲降气，与茯苓、吴茱萸等同用，可用于治疗寒水上逆型奔豚气，如桂枝加桂汤。

【用法用量】煎服，3~10g。

【使用注意】①本品辛温助热，外感热病、阴虚火旺、血热妄行者忌用。②孕妇及月经过多者慎用。

▶ **课堂活动**

麻黄与桂枝的功效应用有何异同？

香薷 Xiangru
《名医别录》

【来源】 为唇形科植物石香薷 *Mosla chinensis* Maxim. 或江香薷 *Mosla chinensis* 'Jiangxiangru' 的干燥地上部分。夏季采收,阴干,切段,生用。

【处方用名】 香薷、陈香薷。

【性味归经】 辛,微温。归肺、胃经。

【功效】 发汗解表,化湿和中。

【应用】

1. 夏季风寒感冒而兼暑湿(阴暑证) 本品外能发汗解表,内能和中化湿,有"夏月麻黄之称"。用于夏季乘凉饮冷,外感风寒,内伤暑湿所致恶寒发热、头痛无汗、腹痛吐泻,可与扁豆、厚朴同用,如香薷散。

2. 水肿、小便不利 本品有发越阳气,宣肺而利水消肿之功,可单用或与健脾利水的白术同用,如薷术丸。

【用法用量】 煎服,3~10g。解表不宜久煎,利水消肿宜浓煎。

【使用注意】 本品发汗力较强,表虚有汗及暑热证忌用。

知识链接

麻黄与香薷功用鉴别

　　麻黄与香薷均能发汗解表、利水消肿,治疗表证无汗、水肿及小便不利。但麻黄性温,发汗力强,善治风寒表实无汗者;又善宣肺平喘,治疗肺气壅遏之喘咳等。而香薷性微温,兼化湿和中而祛暑,有"夏月麻黄"之称,善于治疗夏月感凉之恶寒发热、头痛、无汗及腹痛吐泻的阴暑证。兼能治疗水肿脚气。

紫苏叶 Zisuye
《名医别录》

【来源】 为唇形科植物紫苏 *Perilla frutescens*(L.)Britt. 的干燥叶(或带嫩枝)。夏季采收,阴干,切段,生用。

【处方用名】 紫苏、苏叶。

【性味归经】 辛,温。归肺、脾经。

【功效】 解表散寒,行气和胃。

【应用】

1. 外感风寒,咳嗽痰多 本品发汗力缓和,常与前胡、苦杏仁等化痰止咳药同用,治疗外感风寒咳嗽,如杏苏散。

2. 脾胃气滞,胸闷呕吐 本品有行气宽中、和胃止呕、理气安胎之功。用治外感风寒、内伤湿滞之胸闷呕吐者,常与藿香等配伍,如藿香正气散。若妊娠气滞胎动不安,常与砂仁、陈皮等配伍应用。

3. 鱼蟹中毒,腹痛吐泻　单味紫苏叶煎服,或配生姜同用,可治疗鱼蟹中毒之腹痛、吐泻。

【用法用量】煎服,5~10g。因气味芳香不宜久煎。治鱼蟹中毒可用至30~60g。

【附药】

紫苏梗　为紫苏的干燥茎。性味辛,温归肺、脾经。功能理气宽中,止痛,安胎。适用于胸膈痞闷,胃脘疼痛,嗳气呕吐,胎动不安。

生姜 Shengjiang
《名医别录》

【来源】为姜科植物姜 *Zingiber officinale* Rosc. 的新鲜根茎。秋、冬二季采收,切片。

【处方用名】生姜、鲜生姜。

【性味归经】辛,微温。归肺、脾、胃经。

【功效】解表散寒,温中止呕,化痰止咳,解鱼蟹毒。

【应用】

1. 风寒感冒轻证　本品发汗力弱,对于外感风寒轻者,单味煎汤加红糖或配伍葱白煎服;症状较重者多作辅助药,与麻黄、桂枝等辛温解表药配合使用。

2. 胃寒呕吐　本品止呕力佳,故有"呕家圣药"之称,常与半夏同用治疗胃寒呕吐,如小半夏汤。经配伍可治疗多种呕吐,如胃热呕吐,多配黄连、竹茹等清胃止呕;妊娠恶阻呕吐,可与紫苏梗、黄芩等同用以和胃降逆止呕。

3. 寒痰咳嗽　本品能温肺散寒,化痰止咳,常与紫苏、苦杏仁、半夏等散寒止咳药同用。

此外,生姜还具有健胃消食和解毒的作用,用于脾胃虚弱,食欲不振之轻证;生半夏、生天南星及鱼蟹中毒者,可用生姜取汁冲服或煎汤内服。

【用法用量】煎服,3~10g;或捣汁服。

【使用注意】本品伤阴助火,故阴虚内热者忌服。

【附药】

生姜皮　为姜的根茎栓皮。性味辛平,具有利水消肿功效,用于水肿,小便不利。常配茯苓皮、大腹皮、陈皮、桑白皮等同用,如五皮饮。

生姜汁　为生姜捣汁入药。性味、功用同生姜,但偏于化痰止呕。与半夏、竹茹等止呕药同制,能增强其止呕作用。

煨姜　生姜煨用,辛温发散之性减弱,温中止呕力增强。常用于感寒脘腹冷痛、呕吐泄泻。

知识链接

古代对生姜的认识

生姜是较好的保健食品,民间流传着不少关于生姜的谚语,诸如"一杯茶,一片姜,驱寒健胃是良方""早上三片姜,胜过饮参汤"等等,都说明吃生姜具有温中暖胃,祛病养生的作用。汉代张仲景用生姜止呕达 25 方之多,正因如此,古人称"姜为呕家圣药"。 明代李时珍,有两点妙用生姜的经验:其一,用鲜生姜捣汁和黄明胶熬制膏贴治疗风湿疼痛,对缓解疼痛颇效;其二,凡早行、山行时,口中宜含生姜一块,不犯雾露清湿之气及山岚不正之邪。

我国北宋著名文学家苏东坡的《东坡杂记》中记述了一则常食生姜而延年益寿的趣闻:钱塘(现今浙江省杭州市)净慈寺里有一位僧人,虽年逾八旬,却鹤发童颜,精神矍铄。 苏东坡问他有何益寿妙方,僧人告之,每天连皮嫩姜温水送服,坚持 40 余载。

荆芥 Jingjie
《神农本草经》

【来源】 为唇形科植物荆芥 *Schizonepeta tenuifolia* Briq. 的干燥地上部分。夏秋季采割,晒干,切段,生用或炒炭用。

【处方用名】 荆芥、荆芥穗、荆芥炭、芥穗炭。

【性味归经】 辛,微温。归肺、肝经。

【功效】 解表散风,透疹,消疮。

【应用】

1. **外感表证** 本品性较平和,表寒、表热均可应用。①风寒表证,与防风、羌活等同用发散表寒,如荆防败毒散;②风热表证,可与金银花、连翘等同用,以疏散风热,如银翘散。

2. **麻疹不透、风疹瘙痒** 本品祛风止痒,宣散疹毒。①表邪外束,小儿麻疹不透,常与蝉蜕、薄荷等同用,如透疹汤;②风疹瘙痒,多与防风、苦参等同用,如消风散。

3. **疮疡初起兼有表证** 偏风寒者,多与羌活、川芎等同用,如败毒散;偏风热者,常与金银花、连翘等配伍应用,如银翘败毒散。

此外,本品炒炭能止血,可用于吐血、衄血、便血、痔血、崩漏等多种出血病证。

【用法用量】 煎服,5~10g。不宜久煎。发汗解表宜用荆芥穗;透疹消疮宜生用;止血需炒炭用。

【使用注意】 ①表虚有汗者慎服;②注意生品与炭制品不同的作用。

知识链接

荆芥的功效及现代研究

本品入药用地上部分,茎穗同用,称荆芥,可散全身之风邪;只用其穗,称荆芥穗,其升散之性较强,主用于散头部风邪;炒炭用,称荆芥炭、芥穗炭,适用于出血证。

荆芥主要含挥发油,各部位含油量以荆芥穗中含量最高。 炒炭后,挥发油含量显著降低,油中成分也发生了变化。 药理研究表明,荆芥炭混悬液和荆芥炭挥发油乳剂有明显的止血作用,生品则无此作用。 荆芥炭止血的活性部位为脂溶性提取物,可明显缩短出血时间和凝血时间。 以荆芥挥发油为主药制成的荆白合剂,临床用于治疗变应性接触性皮炎。

防风 Fangfeng
《神农本草经》

【来源】 为伞形科植物防风 *Saposhnikovia divaricata*（Turcz.）Schischk. 的干燥根。春、秋季采挖，晒干，切片。生用或炒炭用。

【处方用名】 防风、炒防风、关防风。

【性味归经】 辛、甘，微温。归膀胱、肝、脾经。

【功效】 祛风解表，胜湿止痛，止痉。

【应用】

1. **外感表证** 本品微温而不燥，甘缓而不峻，功善疗风，为风药中之润剂，风寒、风热表证均可使用。①风寒表证之恶寒身痛者，常配荆芥等同用，如荆防败毒散；②外感风湿之头重如裹者常配羌活等同用，如羌活胜湿汤；③风热表证之发热咽痛者常配薄荷等同用；④治风疹瘙痒，可与苦参、荆芥等配伍，如消风散。

2. **风湿痹痛** 本品既散肌表风邪，又除经络留湿，止痛力佳。①风寒湿痹，配伍羌活、独活、防己等以祛风除湿，通络止痛，如蠲痹汤；②热痹，多与秦艽、忍冬藤、地龙等同用以祛风清热，通痹止痛。

3. **破伤风** 本品为治风之通药，既可祛外风，又可息内风。用治风毒内侵，引动内风，角弓反张的破伤风证，常与天南星、白附子、天麻等同用，如玉真散。

【用法用量】 煎服，5~10g。

【使用注意】 阴虚火旺、血虚发痉者慎用。

▶ **课堂活动**

荆芥与防风均微温而不燥，常相须治疗外感表证。 两者在功效特点上有何区别？

羌活 Qianghuo
《神农本草经》

【来源】 为伞形科植物羌活 *Notopterygium incisum* Ting ex H. T. Chang 或宽叶羌活 *Notopterygium franchetii* H. de. Boiss. 的干燥根茎和根。春、秋季采挖，晒干，切片，生用。

【处方用名】 羌活、川羌活、西羌活。

【性味归经】 辛、苦，温。归膀胱、肾经。

【功效】 解表散寒，祛风除湿，止痛。

【应用】

1. **外感风寒或风寒夹湿，头身疼痛** 本品有较强的发散风寒和止痛作用，适用于风寒感冒或风寒夹湿之头痛项强、肢体酸痛、恶寒发热者，常配伍防风、细辛等，如九味羌活汤。

2. **风寒湿痹，肩臂疼痛** 本品能祛风寒湿邪，通利关节而止痛，且作用部位偏上，故善治腰以上风寒湿痹，尤宜于肩背肢节疼痛者。常与防风、姜黄等配伍，如蠲痹汤。

【用法用量】 煎服，3~10g。

【使用注意】本品气味浓烈,用量过多,易致呕吐,故脾胃虚弱者慎用。血虚痹痛、阴虚头痛者慎用。

白芷 Baizhi
《神农本草经》

【来源】 为伞形科植物白芷 *Angelica dahurica*(Fisch. ex Hoffm.) Benth. et Hook. f. 或杭白芷 *Angelica dahurica*(Fisch. ex Hoffm.) Benth. et Hook. f. var. *formosana*(Boiss.) Shan et Yuan 的干燥根。夏、秋间采挖,晒干,切片,生用。

【处方用名】 白芷、香白芷、杭白芷、川白芷。

【性味归经】 辛,温。归胃、大肠、肺经。

【功效】 解表散寒,祛风止痛,宣通鼻窍,燥湿止带,消肿排脓。

【应用】

1. **风寒感冒** 本品发表散风、芳香通窍,常与防风、羌活等药同用,治疗外感风寒头痛、鼻塞,如九味羌活汤。

2. **阳明头痛、牙痛、鼻渊** 本品辛散而燥,以祛阳明经风寒湿邪而止头额疼痛见长,且芳香上达,善通鼻窍,故为治阳明头痛、牙痛、鼻渊之要药。①偏头痛,前额、眉棱骨痛,常与川芎、防风等同用,如川芎茶调散;②牙痛,属风寒者,多配细辛;风热者,常与石膏、黄连等同用;③鼻渊头痛,多与苍耳子、辛夷等同用,如苍耳子散。

3. **带下证** 本品善燥湿以止带,用于寒湿、湿热带下过多。①寒湿带下,可与白术、茯苓等健脾利湿药同用;②湿热带下,需配黄柏、车前子等以清热利湿止带。

4. **疮痈肿毒** 本品为外科常用药。多与金银花、当归、穿山甲等同用治疗痈疽初起,红肿热痛,如仙方活命饮;还可与瓜蒌、贝母等配伍治疗乳痈肿痛。

此外,本品外用可治皮肤风湿瘙痒,如荨麻疹、湿疹等。

【用法用量】 煎服,3~10g。外用适量,研散掺敷,或水煎洗渍。

【使用注意】 本品性燥,阴虚火旺及痈肿溃后者慎服。

细辛 Xixin
《神农本草经》

【来源】 为马兜铃科植物北细辛 *Asarum heterotropoides* Fr. Schmidt var. *mandshuricum*(Maxim.) Kitag.、汉城细辛 *Asarum sieboldii* Miq. var. *seoulense* Nakai 或华细辛 *Asarum sieboldii* Miq. 的干燥根和根茎。前两种习称"辽细辛"。夏秋采收,阴干,切段,生用。

【处方用名】 细辛、辽细辛。

【性味归经】 辛,温;有小毒。归心、肺、肾经。

【功效】 解表散寒,祛风止痛,通窍,温肺化饮。

【应用】

1. **风寒感冒及阳虚外感** 本品外散风寒,内扶阳气,与羌活、防风等辛温解表药同用,可治疗一般的风寒感冒,如九味羌活汤;与附子、麻黄等同用,又可治疗阳虚外感,如麻黄附子细辛汤。

2. **头痛、鼻渊、牙痛、痹痛**　本品辛香走窜,善祛风寒、通鼻窍、止疼痛。①外感风寒,偏正头痛,多与白芷、川芎等同用,如川芎茶调散。②外感风寒,鼻塞鼻渊、头痛流涕者,常与辛夷、苍耳子、白芷等同用。③风寒牙痛,可单用细辛或与白芷煎汤含漱;胃火牙痛,宜配石膏、黄连等清泻胃火的药物同用;龋齿牙痛,可配杀虫止痛之蜂房煎汤含漱。④风湿痹痛,多与独活、桑寄生等祛风湿药同用,如独活寄生汤。

3. **寒饮咳喘**　本品可外散表寒,又能温肺化饮,故可用于治疗外感风寒,水饮内停,见咳嗽气喘、痰多清稀,常与麻黄、桂枝、干姜同用,如小青龙汤。

本品外用研末吹鼻,有通关开窍醒神之功,可治中风卒倒,不省人事。

【用法用量】煎服,1~3g。入丸散剂,0.5~1g。外用适量。

【使用注意】①注意用量,古有"细辛不过钱"之说;②气虚多汗、阴虚阳亢头痛、肺燥干咳忌用;③不宜与藜芦同用。

知识链接

细辛不过钱

传统有"细辛不过钱"之诫,药理实验也证实,细辛过量可使动物呼吸麻痹致死。通过对细辛主要有毒成分挥发油中黄樟醚的含量测定,发现在相同剂量下,细辛粉末中黄樟醚的含量是全草煎煮10分钟、20分钟、30分钟后的4倍、12倍、50倍。可见,应用散剂时更须慎重。

藁本 Gaoben
《神农本草经》

【来源】为伞形科植物藁本 *Ligusticum sinense* Oliv. 或辽藁本 *Ligusticum jeholense* Nakai et Kitag. 的干燥根茎和根。秋季茎叶枯萎或次春出苗时采挖,晒干,切片,生用。

【处方用名】藁本。

【性味归经】辛,温。归膀胱经。

【功效】祛风,散寒,除湿,止痛。

【应用】

1. **风寒头痛**　本品辛温香燥,善达巅顶,故尤宜于外感风寒,巅顶头痛;亦可用于偏头痛,以及鼻炎、鼻窦炎引起的头痛。常与细辛、白芷、苍耳子等同用。

2. **风寒湿痹证**　多与羌活、防风等祛风散寒除湿之品同用,如除风湿羌活汤。

【用法用量】煎服,3~10g。

【使用注意】本品辛香温燥,阴虚、血虚头痛者慎服。

苍耳子 Cang'erzi
《神农本草经》

【来源】为菊科植物苍耳 *Xanthium sibiricum* Patr. 的干燥成熟带总苞的果实。秋季采收,晒干,炒去硬刺用。

【处方用名】苍耳子、炒苍耳子。

【性味归经】辛、苦,温;有毒。归肺经。

【功效】散风寒,通鼻窍,祛风湿。

【应用】

1. **鼻渊头痛** 本品解表之力较弱,长于通窍止痛,故多用于鼻渊头痛,也用于风寒及头风疼痛。治疗鼻渊证,不闻香臭、时流浊涕者,常与辛夷、白芷等同用,如苍耳子散。

2. **风湿痹证** 可单用或与秦艽、萆薢等同用泡酒服,如史国公药酒。

此外,本品尚有祛风杀虫止痒作用,用于风疹瘙痒、疥癣,多配地肤子、白鲜皮等煎汤外洗。

【用法用量】煎服,3~10g。外用适量。

【使用注意】①本品有毒,不宜大量使用;②血虚头痛不宜服用。

案例分析

案例

患者,男,16岁。因反复感冒,鼻塞、流涕、打喷嚏,经人介绍,自行服用苍耳子粉,每天一勺。一周后,出现面色苍白、脸庞浮肿、双目无神、浑身无力等症状。经医院确诊为急性肾小管间质性肾炎。

分析

苍耳子过量服用易中毒,多数学者认为这与其含毒性蛋白有关,其毒性可影响到机体的各个系统,常损害肝、心、肾等内脏实质细胞,使之发生肿胀、坏死,并使毛细血管扩张,血管渗透性增加,引起广泛性出血,中毒者常因呼吸及循环衰竭而死亡。而通过加热,可破坏毒蛋白的毒性。毒性实验亦证明苍耳子炒后去刺毒性最小,不去刺次之,生品毒性最大。

辛夷 Xinyi
《神农本草经》

【来源】为木兰科植物望春花 *Magnolia biondii* Pamp.、玉兰 *Magnolia denudata* Desr. 或武当玉兰 *Magnolia sprengeri* Pamp. 的干燥花蕾。冬末春初采收,阴干用。

【处方用名】辛夷、辛夷花、木笔花、毛辛夷。

【性味归经】辛,温。归肺、胃经。

【功效】散风寒,通鼻窍。

【应用】

1. **风寒感冒** 本品解表力弱,长于宣通鼻窍,多与防风、白芷等发散风寒药同用,治疗风寒感冒之鼻塞、流涕、头痛。

2. **鼻渊** 本品为治鼻腔疾病的常用药,尤为治鼻渊之要药。偏风寒者,多与白芷、细辛、苍耳子等同用;偏风热者,多与薄荷、菊花、连翘等同用。

【用法用量】煎服,3~10g;宜布包煎。外用适量,制成油剂、乳剂和散剂局部滴用或吹敷。

【使用注意】阴虚火旺者忌用。

点滴积累　∨

1. 发散风寒药性味多辛温,发汗作用较强,适用于风寒表证。

2. 在异同比较中掌握功用相似的药物。 ①麻黄与桂枝常相须用于风寒表实证。 其中麻黄发汗力强,主治风寒表实证;桂枝发汗力和缓,风寒表实表虚均可用。 ②荆芥与防风均微温而不燥,荆芥发汗力强,并可疏散血中风热,具透疹与疗疮之功;防风祛风止痛力强,可外散风邪,除湿止痹痛。

3. 药物因归经不同止头痛各有特点。 如羌活善治太阳头痛,白芷善治阳明头痛,细辛善治少阴头痛,藁本善治巅顶头痛。

4. 本节中麻黄发汗力强,细辛、苍耳子有毒,用量均需注意;辛夷需包煎。

第二节　发散风热药

薄荷 Bohe
《新修本草》

【来源】为唇形科植物薄荷 *Mentha haplocalyx* Briq. 的干燥地上部分。每年可采收 2~3 次,晒干或阴干,生用。

【处方用名】薄荷、苏薄荷、薄荷叶、薄荷梗。

【性味归经】辛,凉。归肺、肝经。

【功效】疏散风热,清利头目,利咽,透疹,疏肝行气。

【应用】

1. **风热感冒、温病初起**　本品辛凉清散,为疏散风热常用之品。多与金银花、连翘等配伍,治疗风热感冒或温病初起阶段,如银翘散。

2. **头痛目赤、咽喉肿痛**　本品善疏散上焦风热,清头目、利咽喉。①风热上攻,头痛目赤,常与桑叶、菊花、蔓荆子等散风热、清头目之品同用;②风热壅盛,咽喉肿痛,多配伍牛蒡子、桔梗等以散风热、利咽喉。

3. **麻疹不透、风疹瘙痒**　本品芳香透达,有宣毒透疹之效。①麻疹初起,风热外束,疹出不透,常与蝉蜕、牛蒡子等同用,如透疹汤;②风疹瘙痒,可与苦参、白鲜皮同用,以祛风透疹止痒。

4. **肝郁气滞,胸闷胁痛**　本品兼入肝经,能舒畅肝气,与柴胡、白芍、当归等配伍治疗肝郁气滞证,如逍遥散。

【用法用量】煎服,3~6g,宜后下。其叶长于发汗,梗偏于疏肝。

【使用注意】本品芳香辛散,有发汗耗气之弊,故体虚多汗者,不宜使用。

知识链接

薄荷的现代研究

薄荷主含挥发油,采用水蒸气蒸馏法可得到挥发油和芳香水,近年也有用超临界流体萃取法提取薄荷油。 薄荷油内服通过兴奋中枢神经系统,抑制胃肠平滑肌收缩,促进呼吸道腺体分泌,从而起到发汗解热、解痉、消除呼吸道炎症的作用;薄荷油外用能刺激神经末梢的冷感受器而产生冷感,并反射性地造成深部组织血管的变化而起到消炎、止痛、止痒作用。

薄荷是中药制剂中用途非常广泛的原料,既可作为处方中的组成药,也可作为矫味剂、透皮吸收促进剂、抗刺激剂。 其产品在医药上的入药方式主要有三种:薄荷干叶或薄荷全草用于中草药煎剂或中成药方剂;薄荷脑晶体用于中成药或西药配方;薄荷素油或精油用于中西药配方。 此外,薄荷还广泛用于牙膏、食品、烟草、酒、清凉饮料、化妆品、香皂的加香。

牛蒡子 Niubangzi
《名医别录》

【来源】为菊科植物牛蒡 *Arctium lappa* L. 的干燥成熟果实。秋季采收,晒干。捣碎,生用或炒用。

【处方用名】牛蒡子、炒牛蒡子。

【性味归经】辛、苦,寒。归肺、胃经。

【功效】疏散风热,宣肺透疹,解毒利咽。

【应用】

1. **风热感冒、咽喉肿痛** 常与薄荷、金银花、连翘等同用,如银翘散,以加强散风热、利咽喉之功。

2. **麻疹不透** 本品清泄透散,能透泄热毒促使疹子透发。常配薄荷、蝉蜕、荆芥等解表透疹药同用,如加减葛根汤。

3. **痈肿疮毒、痄腮丹毒** 常与板蓝根、连翘、野菊花等清热解毒药配伍应用。

【用法用量】煎服,6~12g。用时捣碎。

【使用注意】生品性寒,兼能滑肠通便,脾虚便溏者慎用;炒制品寒性略减。

蝉蜕 Chantui
《名医别录》

【来源】为蝉科昆虫黑蚱 *Cryptotympana pustulata* Fabricius 的若虫羽化时脱落的皮壳。夏、秋季采集,除去泥沙,晒干,生用。

【处方用名】蝉蜕、蝉衣。

【性味归经】甘,寒。归肺、肝经。

【功效】疏散风热,利咽,透疹,明目退翳,解痉。

【应用】

1. **风热感冒、咽痛音哑** 本品善于疏散风热,宣肺开音。主要用治风热郁肺、咽喉肿痛或声音嘶哑者,多与牛蒡子、胖大海等清热利咽药同用。

2. 麻疹初起,疹出不透及风疹瘙痒　①风热外束,疹出不透者,常与薄荷、牛蒡子等同用,如透疹汤;②风疹、湿疹、皮肤瘙痒,常配伍荆芥、防风等,如消风散。

3. 目赤翳障　本品入肝经,善疏散肝经风热而有明目退翳之功,常配菊花、决明子等同用,治疗风热上攻,目赤肿痛,翳膜遮睛,如蝉花散。

4. 小儿惊痫、破伤风　本品外散风热,又可凉肝息风止痉。用于:①小儿感冒夹惊、惊痫夜啼,可用本品研末,薄荷、钩藤煎汤送下。②破伤风轻证,可单用本品研末,以黄酒冲服;重证可配伍天麻、僵蚕、全蝎等平肝息风药同用,如五虎追风散。

【用法用量】煎服,3~6g;或单味研末冲服。一般病证用量宜小,止痉用量宜大。

【使用注意】《名医别录》有"主妇人生子不下"的记载,故孕妇当慎用。

<h2 style="text-align:center">桑叶 Sangye</h2>
《神农本草经》

【来源】为桑科植物桑 *Morus alba* L. 的干燥叶。初霜后采收,晒干,生用或蜜炙用。

【处方用名】桑叶、霜桑叶、炙桑叶。

【性味归经】甘、苦,寒。归肺、肝经。

【功效】疏散风热,清肺润燥,平肝明目。

【应用】

1. 风热感冒、头痛咳嗽　本品既能疏散肺经风热以解表,又能清泄肺热而止咳,治疗风热感冒或温病初起,发热、头痛、咳嗽等症,常与菊花相须为用,如桑菊饮。

2. 肺热燥咳　本品有清肺润燥止咳之功,蜜炙者尤佳。用于燥热伤肺之咳嗽痰少、咽干,常与杏仁等配伍使用,如桑杏汤;重者可与生石膏、麦冬等同用,如清燥救肺汤。

3. 目赤眩晕　本品可清泄肝火,平抑肝阳。用于:①肝火或肝经风热所致目赤涩痛、多泪等,常配菊花、夏枯草等清肝明目之品;②肝阴不足之视物昏花,可与补肝肾的黑芝麻配伍;③肝阳上亢,头痛眩晕,常与菊花、石决明等同用。

【用法用量】煎服,5~10g;可外用煎水洗眼。疏散风热,清肝明目多用生品;润肺止咳多用蜜制品。

<h2 style="text-align:center">菊花 Juhua</h2>
《神农本草经》

【来源】为菊科植物菊 *Chrysanthemum morifolium* Ramat. 的干燥头状花序。9~11月花盛开时分批采收,阴干或焙干,或熏蒸后晒干。

【处方用名】菊花、白菊花、黄菊花、亳菊花、滁菊花、贡菊花、杭菊花、怀菊花、甘菊花。

【性味归经】甘、苦,微寒。归肺、肝经。

【功效】疏风清热,平肝明目,清热解毒。

【应用】

1. 风热感冒、发热头痛　本品长于疏散上焦风热而清利头目。既可用于风热感冒或温病初起,如桑菊饮;又可配伍川芎、白芷等治疗风热上攻头晕、目眩及偏正头痛,如菊花茶调散。

2. 肝阳眩晕、目赤昏花 本品有平抑肝阳,清肝明目之功,虚实目疾均可使用。①肝经风热或肝火上攻之目赤肿痛,多与桑叶、夏枯草等清肝明目药同用;②肝肾阴虚之目暗昏花,常配枸杞子、熟地黄等药,共起滋补肝肾,益阴明目之功,如杞菊地黄丸;③肝阳上亢之头痛眩晕,常与石决明、钩藤配伍,以增强平肝阳之效。

3. 疗疮肿毒 常与金银花、蒲公英、紫花地丁等清热解毒药同用。

▶▶ **课堂活动**

桑叶与菊花的功效应用有何异同?

【**用法用量**】煎服,5~10g。疏散风热宜用黄菊花,平肝明目多用白菊花。

知识链接

菊花的分类

菊花全国大部分地区均有栽培,商品因产地不同,分为"亳菊""滁菊""贡菊""杭菊""怀菊""川菊"。由于花的颜色不同,又有黄菊花和白菊花之分。亳菊主产安徽亳州,药菊中品质最佳,其次有河南的怀菊、四川的川菊,以上三种合称白菊花。滁菊主产安徽滁县,品质亦属上乘。贡菊主产安徽歙县,又称徽菊。杭菊主产浙江嘉兴、桐乡、吴兴者,多系杭白菊;产海宁者,多系杭黄菊。

柴胡 Chaihu
《神农本草经》

【**来源**】为伞形科植物柴胡 *Bupleurum chinense* DC. 或狭叶柴胡 *Bupleurum scorzonerifolium* Willd. 的干燥根。按性状不同,分别习称"北(硬)柴胡"及"南(软)柴胡"。春、秋季采挖,除去茎叶泥沙,干燥,切段,生用或醋炙用。

【**处方用名**】柴胡、北柴胡、南柴胡、醋柴胡、酒柴胡。

【**性味归经**】苦、辛,微寒。归肝、胆、肺经。

【**功效**】疏散退热,疏肝解郁,升举阳气。

【**应用**】

1. 少阳证、外感发热 本品为治疗邪郁少阳之寒热往来、胸胁苦满、口苦咽干等少阳证的要药。多与黄芩等配伍同用,如小柴胡汤。

2. 肝气郁结证 本品能疏肝解郁,调经止痛,用于肝郁气滞之胸胁胀痛、月经不调,常与当归、白芍等同用,如逍遥散。

3. 气虚下陷,久泻脱肛 本品长于升举脾胃清阳之气,用治气虚下陷所致的神疲发热、久泻脱肛、胃下垂、子宫脱垂等症,常与升麻、黄芪等同用,如补中益气汤。

【**用法用量**】煎服,3~10g。习惯上用南柴胡疏肝解郁,北柴胡和解退热。柴胡醋炙后,疏肝解郁力增强;和解退热宜生用;酒炙柴胡长于升阳止泻。

【使用注意】本品性升散,对于肝阳上亢、阴虚火旺及气机上逆者慎用。

知识链接

柴胡现代研究

柴胡用于治疗感冒,最早见于《神农本草经》,自秦汉至明清各个时期的医学著作都有关于柴胡的衍变及发展的记录。 20世纪以来,许多学者对其做了大量研究工作,实验证明柴胡对多种原因引起的发热均有明显解热作用。 其基础是柴胡皂苷和挥发油,并且具有毒性低、退热快的特点。 此外,还具有抗菌、抗病毒、抗炎、镇咳作用以及免疫双向调节作用。 因此柴胡不仅能够应用于治疗流感,缓解感冒症状,同时又能预防和治疗由感冒引发的自身免疫性疾病。

葛根 Gegen
《神农本草经》

【来源】 为豆科植物野葛 *Pueraria lobata* (Willd.) Ohwi. 干燥根。习称"野葛"。全国各地均产。秋、冬季采挖,切片,晒干,生用或煨用。

【处方用名】 葛根、干葛、煨葛根。

【性味归经】 甘、辛,凉。归脾、胃、肺经。

【功效】 解肌退热,生津止渴,透疹,升阳止泻,通经活络,解酒毒。

【应用】

1. 感冒发热、项背强痛　本品既发散表邪,又能解肌退热,用治外感表证,发热恶寒、无汗、项背强痛者,如葛根汤。

2. 热病口渴、阴虚消渴　本品甘凉,于清热之中又能生津止渴。①热病伤津口渴,常与芦根、天花粉等同用;②阴虚消渴,多配天花粉、麦冬等同用。

3. 麻疹不透　本品有透发麻疹之功,用治麻疹初起,表邪外束,疹出不畅者,常与升麻、芍药、甘草等同用,如升麻葛根汤。

4. 泄泻痢疾　本品清透邪热,又能升发清阳而奏止泻止痢之效。用于:①表邪未解,邪热入里之痢疾,常与黄芩、黄连等清热燥湿的药物同用,如葛根芩连汤;②脾虚泄泻,多配党参、白术等补气健脾药,如白术七味散。

此外,本品还具有通经活络和解酒毒的作用。治疗多种与瘀血相关的心脑血管疾病,如眩晕头痛、中风偏瘫、胸痹心痛等,可单用一味葛根,如愈风宁心片,亦可配伍三七、丹参、山楂等同用。治疗酒醉不醒或饮酒过度,损伤脾胃而致的呕吐、烦渴、纳差,单用鲜葛根捣汁服或配伍葛花、豆蔻、砂仁等,如葛花解酲汤。

【用法用量】 煎服,10~15g。退热、生津、透疹宜生用;升阳止泻宜煨用。

【附药】

粉葛　为甘葛藤的干燥根。性味甘、辛,凉。归脾、胃经。功能同葛根。之前同称"葛根"入药,现分开"葛根"和"粉葛"两药。

升麻 Shengma
《神农本草经》

【来源】 为毛茛科植物大三叶升麻 *Cimicifuga heracleifolia* Kom.、兴安升麻 *Cimicifuga dahurica*(Turcz.) Maxim. 或升麻 *Cimicifuga foetida* L. 的干燥根茎。秋季采挖,晒干,切片,生用或蜜炙用。

【处方用名】 升麻、炙升麻。

【性味归经】 辛、微甘,微寒。归肺、脾、胃、大肠经。

【功效】 发表透疹,清热解毒,升举阳气。

【应用】

1. **风热头痛、麻疹不透** 本品轻清升散,发表力弱,主要用于风热上攻所致的头痛;用治麻疹透发不畅,多与葛根等同用,如升麻葛根汤。

2. **热毒证** 本品可治疗多种热毒证,尤善解阳明热毒。①常用治阳明胃热之牙龈肿痛、口舌生疮等症,多与石膏、黄连等同用,如清胃汤;②风热上壅,咽喉肿痛、痄腮丹毒,可与黄连、玄参等配伍,如普济消毒饮;③热毒疮肿,可与金银花、连翘等清热解毒药同用。

3. **气虚下陷,久泻脱肛** 本品性升浮,善引清阳之气上行而为升阳举陷之要药。常用治气虚下陷,久泻脱肛,胃、子宫下垂等,多与黄芪、柴胡等同用,如补中益气汤。

【用法用量】 煎服,3~10g。发表透疹、清热解毒用生升麻,升举阳气用炙升麻。

【使用注意】 ①本品性升浮,麻疹已透、阴虚火旺、肝阳上亢者慎服;②注意不良反应。大剂量应用,可出现头痛、震颤。

知识链接

升麻的临床应用

升麻一药,主要有升举透发及清热解毒等功效。它的升举透发功用与柴胡、葛根相近而力较强,升麻配柴胡多用于升提,配葛根多用于透疹。自金元时期李东垣将升麻与柴胡相须组成益气升阳举陷之补中益气汤,后人多用其透麻疹、升阳气,疗气虚下陷之证。然其解毒力亦佳,配黄连、石膏可用治胃火齿痛,配黄芩、连翘、牛蒡子、板蓝根等可用治头面丹毒。

▶ **课堂练习**

柴胡、葛根、升麻均能发表、升阳,其功用有何区别?

蔓荆子 Manjingzi
《神农本草经》

【来源】 为马鞭草科植物单叶蔓荆 *Vitex trifolia* L. var. *simplicifolia* Cham. 或蔓荆 *Vitex trifolia* L.

的干燥成熟果实。秋季果实成熟时采收,除去杂质,晒干,生用或炒用。

【处方用名】蔓荆子、炒蔓荆子。

【性味归经】辛、苦,微寒。归膀胱、肝、胃经。

【功效】疏散风热,清利头目。

【应用】

1. **外感头痛**　本品轻浮上行,主散头面之邪而止头痛。用治外感风热,头痛头晕,常与菊花、薄荷等同用。

2. **目赤肿痛、目昏多泪**　常与菊花、蝉蜕等同用。

此外,本品具祛风止痛之功,配羌活、独活等,可治风湿痹痛、肢体拘挛。

【用法用量】煎服,5~10g。炒制品用时捣碎。

点滴积累 ∨

1. 发散风热药性味多辛寒或凉,主入肺经,次入肝或脾胃经,记忆功效时应结合性味归经。

2. 在异同比较中掌握功用相似的药物。①桑叶与菊花均能疏散风热,清肝明目,多相须为用。其中桑叶疏散风热力强,并长于清肺润肺,多用于风热犯肺或燥热伤肺;菊花平肝明目力强,多用于肝经风热之目赤肿痛,兼以清热解毒,善疗疔疮肿毒;黄菊花疏散风热力强,白菊花平肝明目力强。②薄荷、牛蒡子、蝉蜕三药均有透疹作用。③升麻、柴胡、葛根均可升举脾胃阳气,但主治不同。升麻、柴胡升阳举陷,可治疗脏器下垂;葛根升阳止泻,多用于脾气下陷的腹泻。

3. 薄荷主要以挥发油取效,故煎煮时宜后下。牛蒡子入药前需捣碎。

本章其他解表药,见表5-1。

表5-1　其他解表药

分类	药名	性味归经	功效应用	用法用量
发散风寒药	西河柳	甘、辛、平;心、肺、胃经	发表透疹,祛风除湿。用于麻疹不透、风湿痹痛	3~6g;外用适量,煎汤擦洗
	葱白	辛,温;肺、胃经	发汗解表,散寒通阳。用于外感风寒轻证、阴盛格阳证	3~10g或3~5根,不宜久煎
发散风热药	淡豆豉	苦、辛,凉;肺、胃经	解表除烦,宣发郁热。用于外感风热或风寒、胸中烦闷、虚烦不眠	6~12g
	浮萍	辛,寒;肺经	疏散风热,透疹,利尿。用于外感风热、风疹瘙痒、水肿尿少	3~9g;外用适量,煎汤浸洗
	木贼	甘、苦,平;肺、肝经	疏散风热,明目退翳。用于风热目赤、迎风流泪、目生云翳	3~9g

复习导图

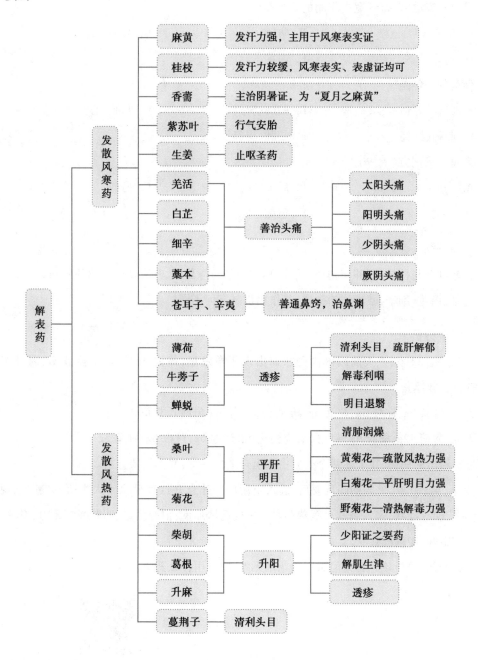

目标检测

一、单项选择题

1. 解表药的共性是( )

    A. 辛散行气   B. 辛散活血   C. 辛散通阳

    D. 辛散解表   E. 解表散寒

2. 治疗外感风寒,表实无汗,咳嗽气喘者,宜首选( )

    A. 麻黄   B. 桂枝   C. 紫苏

  D. 生姜　　　　　　　　　　E. 羌活

 3. 具有解表散寒,行气宽中作用的药物是(　　)

  A. 生姜　　　　　　　B. 防风　　　　　　　C. 紫苏

  D. 荆芥　　　　　　　E. 白芷

 4. 薄荷的归经是(　　)

  A. 归肺、脾经　　　　B. 归肺、肾经　　　　C. 归肺、心经

  D. 归肺、肝经　　　　E. 归肺、胃经

 5. 辛夷入汤剂宜(　　)

  A. 先煎　　　　　　　B. 后下　　　　　　　C. 另煎

  D. 烊化　　　　　　　E. 包煎

二、简答题

 1. 比较麻黄与桂枝,荆芥与防风,桑叶与菊花,柴胡与葛根、升麻功效主治的异同。

 2. 羌活、白芷、细辛、藁本均治头痛,其作用机制有何不同?

三、实例分析

 1. 王某,男,22 岁,三天前因淋雨受寒而出现恶寒发热,体温 38℃,鼻塞流清涕、周身疼痛、无汗、舌苔薄白、脉浮紧。

  处方 1:麻黄 9g,桂枝 6g,羌活 6g,防风 6g,辛夷 6g(包煎),甘草 3g

  处方 2:薄荷 12g,桑叶 9g,菊花 6g,金银花 6g,连翘 6g,芦根 6g,甘草 3g

  请针对给出的病例,在上述两个处方中选出合适的一个,并作简要分析。

 2. 李某,男,10 岁,暑假期间玩耍后,进入空调房中休息并饮冰矿泉水大半瓶。晨起出现恶心、头痛、鼻塞流涕等症状,家人嘱其多喝菊花水。午后病情加重,怕冷明显、四肢酸痛无力、发热、无汗,之后又出现呕吐、腹泻的症状。

  请根据病例,分析该患者为何服用菊花水无效,应选用什么药物治疗?

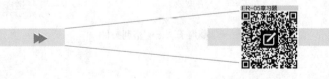

(胡　盼、徐智斌)

第六章

清热药

ER-06章PPT与重点
▲

导学情景 ∨

情景描述:

在生活中,常吃辛辣煎炸食物后,饮水少,会觉咽干口燥,喉咙痒,咽喉痛,舌燥苔黄,此时服用板蓝根颗粒1~2次后,感到咽喉疼痛不再厉害,咽喉干症状减轻了,人也舒服了很多。

学前导语:

板蓝根具有清热解毒、凉血利咽的作用,其味苦寒,清热解毒利咽力强。 在抗击"非典"中,板蓝根的作用备受重视。 板蓝根颗粒的主要成分即是板蓝根,是家喻户晓的常备药物。 那么在临床上,还有哪些中药能清解热毒、利咽,用于治疗咽喉肿痛呢?

以清泄里热为主要功效,常用以治疗里热证的药物,称为清热药。

清热药味多苦,部分药物兼有甘或咸味,皆主沉降,药性皆寒凉,适用于里热证。因里热证发生的各个脏腑、部位不同,故清热药归经不一。如清气分热药多入肺、胃;清热凉血药多入肝、心;清虚热药多入肝、肾。根据药物的主要性能及其主治证的差异,清热药可分为五类:

1. **清热泻火药** 多为甘寒或苦寒药物,功能清气分热,适用于邪在气分之高热、汗出、烦渴、口渴、烦躁,甚则神昏谵语,脉洪大等气分实热证。有些药物尚能清肺热、心热、胃热或肝火,用于肺热咳嗽、胃热口渴、心火烦躁、肝火目赤等脏腑实热证。

2. **清热燥湿药** 性味苦寒,清热之中,燥湿力强,功能清热燥湿,兼具泻火解毒之功,适用于湿热及热毒证。如脾胃湿热证,症见胃脘胀闷、纳呆、呕恶、口腻等;肝胆湿热证,症见黄疸、耳肿流脓、胁肋疼痛、舌苔黄腻等;大肠湿热证,症见泄泻、痢疾、痔疮肿痛;膀胱湿热证,症见尿急、尿频、尿痛、尿少等;肌肤湿热证,症见湿疮、湿疹;湿温病症见身热不扬、胸膈痞闷、小便短赤等;痈肿、心火亢盛者等亦可应用。

3. **清热解毒药** 多属苦寒之品,功能清热解毒,适用于痈肿疔毒、丹毒、痄腮、咽喉肿痛、热毒下痢、虫蛇咬伤、癌肿、水火烫伤以及其他热性病等。本类药物功效特性各异,使用时应有针对性地选择药物,并结合兼证作相应的配伍。

4. **清热凉血药** 多为甘寒、咸寒或苦寒之品,功能清解血分、营分热邪,适用于温病热入营血证,症见身热夜甚、心烦不寐,甚则神昏谵语、斑疹隐隐或见多种出血现象、舌质红绛等;热入血分,热盛迫血,症见舌色深绛、吐血衄血、尿血便血、身发斑疹、甚则昏狂。

热入营血,伤阴耗液,本类药物多清热而不伤阴,部分药物既凉血又滋阴,不仅可用于血分实热,亦可用于热病伤阴、阴虚内热证。

5. **清虚热药**　多甘寒或咸寒,功能清虚热、退骨蒸,适用于阴虚内热证,症见骨蒸潮热、手足心热、口燥咽干、心烦不寐、盗汗、舌红少苔、脉细数等,以及温热后期,邪热未尽,伤阴劫液,夜热早凉、手足抽搐等。也可用于实热证。

使用清热药时,应注意:①清热药性寒凉,味多苦,易伤脾胃,故脾胃虚寒、食少便溏者当忌用,或配以和中之品;②苦燥容易伤阴,阴虚者慎用,辅以养阴生津药;③阴盛格阳、真寒假热者忌用;④注意中病即止,避免克伐太过,损伤阳气。

第一节　清热泻火药

石膏 Shigao
《神农本草经》

【来源】　为硫酸盐类矿物硬石膏族石膏,主含含水硫酸钙($CaSO_4 \cdot 2H_2O$)。冬季采挖。打碎生用或煅用。

【处方用名】　石膏、生石膏、煅石膏、白虎、冰石。

【性味归经】　甘、辛,大寒。归肺、胃经。

【功效】　清热泻火,除烦止渴;外用:收湿生肌,敛疮止血。

【应用】

1. **气分实热证**　本品味辛大寒,清热泻火之力甚强,辛寒则清泄里热兼有透散之功,可解肌退热,甘寒则清胃热、除烦渴,为清泻肺胃二经气分实热的要药。治邪在气分之壮热、烦渴、大汗、脉洪大,常与清热润燥之知母相须为用,如白虎汤。若气血两燔,高热发斑,常与水牛角、玄参等配伍,如化斑汤。

2. **肺热喘咳**　本品辛寒入肺经,善清泄肺热,治邪热袭肺之气急鼻翕、咳嗽、身发高热,常与麻黄、苦杏仁、甘草配伍,如麻杏石甘汤。

3. **胃火诸证**　本品功善清胃热,降胃火。用于:①胃火上攻之牙龈肿痛、头痛、口疮等,常与黄连、升麻等同用,如清胃散。②胃热阴虚,牙痛烦渴,可与熟地黄、牛膝等配伍,如玉女煎。

4. **溃疡不敛、湿疹、水火烫伤、外伤出血**　本品煅后性涩,外用能清热收湿、敛疮生肌、消肿止血。若溃疡不敛、湿疹、水火烫伤等,常与黄连、青黛等研粉外用。溃疡腐肉不去,常与升药配伍外用,如九一丹。

【用法用量】　煎服,15~60g,重证可酌加。内服生用,入汤剂宜打碎先煎。外用火煅,适量研末。

【使用注意】　①脾胃虚寒、阴虚内热者忌服;②本品大寒,易损伤阳气。

知识链接

熟石膏的特性

石膏经加热后,失去部分结晶水,成为熟石膏。遇水后复变为具有黏性的固体,常用于跌打扭伤之固定及建筑材料,而别的矿石无此特性,可资鉴别。

案例分析

案例

某男性患者,65 岁。 心衰 5 年,加重 8 日,一直服用地高辛治疗。 昨日因着凉患者出现咳嗽痰盛、胸膈满闷、气促作喘,家属到药店买了止嗽青果丸,饭后(2 次/日,1 丸/次)将其与地高辛同服,1 小时后患者出现了心慌、胸闷等不适。

分析

止嗽青果丸中石膏含有钙成分。 中药或中成药含钙较多的,如石膏、龙骨、牡蛎及瓦楞子等,不可与洋地黄类药物合用,因钙离子具有应激性,能抑制 Na^+, K^+-ATP 酶活性,能抑制 Na^+, K^+-ATP 酶活性,从而增强心肌收缩力,与强心苷有协同作用,从而增强洋地黄类药物的作用和毒性。

知母 Zhimu
《神农本草经》

【来源】 为百合科植物知母 *Anemarrhena asphodeloides* Bge. 的干燥根茎。春、秋二季采挖,除去须根和泥土,晒干,习称"毛知母";趁新鲜剥去外皮,晒干,习称"知母肉"。切厚片,生用或盐水炙用。

【处方用名】 知母、光知母、净知母、毛知母、肥知母、盐知母。

【性味归经】 苦、甘,寒。归肺、胃、肾经。

【功效】 清热泻火,滋阴润燥。

【应用】

1. **气分实热证** 本品苦甘,性寒质润,功善清热滋润,泻火除烦,善治气分实热之烦渴证,常与石膏相须为用,如白虎汤。

2. **肺热燥咳** 本品苦泄甘润,善清肺热、润肺燥。治肺热燥咳,痰黄黏稠,常与黄芩、瓜蒌等配伍,如二母宁嗽丸。治肺热伤阴,燥咳无痰,常与贝母同用,如二母散。

3. **骨蒸潮热** 本品苦寒坚阴,甘以补阴,能滋肾阴、泄肾火、退骨蒸,用治肝肾阴亏、阴虚火旺所致的骨蒸潮热、心烦盗汗等,每与黄柏合六味地黄丸同用,如知柏地黄丸。

4. **内热消渴、肠燥便秘** 本品味苦兼甘,质润不燥,具有清热泻火、滋阴润燥、生津止渴之功。治肺胃燥热、津伤口渴以及消渴证、口渴多饮者,常与天花粉、葛根、五味子等配伍,如玉液汤。治肠燥便秘,常配当归、火麻仁等。

▶ **课堂活动**

石膏与知母的功效应用有何异同点?

【用法用量】 煎服,6~12g。清泻实火生用,清下焦虚热盐炒用,盐知母味咸入肾,长于清热滋阴。

【使用注意】 本品寒润,有滑肠作用,脾虚便溏者慎服。

芦根 Lugen
《名医别录》

【来源】 为禾本科植物芦苇 *Phragmites communis* Trin. 的新鲜或干燥根茎。全年均可采挖。鲜用或干燥生用。

【处方用名】 芦根、苇根、苇茎。

【性味归经】 甘,寒。归肺、胃经。

【功效】 清热生津,除烦止呕。

【应用】

1. **热病伤津口渴** 本品甘寒质轻,作用较缓,既清热除烦,又生津止渴。用于:①热病伤津,烦热口渴,常与天花粉、麦冬同用,或以其鲜汁与麦冬汁、藕汁、梨汁等同服,如五汁饮;②外感风热、温病初起之表里俱热,烦热口渴,本品清里热兼透表热,常与菊花、金银花等配伍,如桑菊饮、银翘散。

2. **胃热呕逆** 本品能清胃热而止呕逆,可单用煎浓汁频服;亦可用鲜品与竹茹、姜汁等配伍,如芦根饮子。

3. **肺热咳嗽、肺痈** 本品能清肺热以止咳,具有似苇茎的排脓之功,用于:①肺热咳嗽,痰稠色黄,常配黄芩、贝母等;②肺痈吐脓,常配薏苡仁、鱼腥草、冬瓜仁等。

此外,本品有清热利尿、宣毒透疹之功。治热淋涩痛,配伍白茅根、车前子等;治麻疹初起,疹出不畅属风热者,配伍薄荷、蝉蜕等。

【用法用量】 煎服,15~30g,鲜品可加倍。或捣汁服用。

【使用注意】 ①鲜品清热生津、利尿之力强;②脾胃虚寒者慎用。

天花粉 Tianhuafen
《神农本草经》

【来源】 为葫芦科植物栝楼 *Trichosanthes kirilowii* Maxim. 或双边栝楼 *Trichosanthes rosthornii* Harms 的干燥根。秋、冬二季采挖。切厚片,生用。

【处方用名】 天花粉、花粉、栝楼根。

【性味归经】 甘、微苦,微寒。归肺、胃经。

【功效】 清热生津,消肿排脓。

【应用】

1. **热病烦渴、内热消渴** 本品苦寒清热,甘可生津,能清胃热、养胃阴而生津止渴。用于:①热邪伤津,舌燥烦渴,常与芦根、麦冬等同用;②内热消渴,常与葛根、知母、山药等配伍,如玉液汤。

2. **肺热咳嗽、肺燥咳嗽** 本品能清肺热、润肺燥。用于:①肺热咳痰黄稠,常配贝母、桑白皮等;②燥热伤肺,干咳少痰,痰中带血,配麦冬、沙参、地黄等。

3. **痈肿疮疡** 本品能清热消肿排脓,用于痈肿疮疡、赤肿焮痛或脓成未溃者,常与金银花、皂角刺等同用,如仙方活命饮。

【用法用量】 煎服,10~15g。外用适量。

【使用注意】 ①不宜与乌头类药物同用;②脾胃虚寒、便溏者及孕妇忌服。

知识链接

天花粉的现代研究

　　本品含有蛋白质,其主要成分为具有引产活性的天花粉蛋白等。 本品有抗早孕、致流产作用。 能抑制人类免疫缺陷病毒(HIV)在被感染免疫细胞中的复制繁衍,能抑制 HIV 的 DNA 复制和蛋白质合成;减少小鼠艾氏腹水癌的腹水。 煎液体外实验对溶血性链球菌、肺炎链球菌、白喉棒状杆菌均有抑制作用。 临床报道以天花粉蛋白肌内注射,用于抗早孕、妊娠中期引产、过期流产及死胎、葡萄胎等,均有良效。

栀子 Zhizi
《神农本草经》

　　【来源】 为茜草科植物栀子 *Gardenia jasminoides* Ellis 的干燥成熟果实。9~11 月采收。蒸制至上气或置沸水中略烫,取出,干燥。生用、炒用或炒炭用。

　　【处方用名】 栀子、山栀子、炒栀子、焦栀子、栀子炭、栀子仁、栀子皮、越桃、枝子。

　　【性味归经】 苦、寒。归心、肺、三焦经。

　　【功效】 泻火除烦,清热利湿,凉血解毒。

　　【应用】

　　1. 热病心烦、不眠　本品能清三焦之火热,尤善清心肝二经之火热而除烦,为热病心烦之要药。用于:①外感热病发热、心烦,常配伍淡豆豉,如栀子豉汤;②火毒炽盛,三焦俱热之烦躁、谵语,常配黄芩、黄连、黄柏等,如黄连解毒汤;③肝郁烦热,配柴胡、牡丹皮等,如丹栀逍遥散。

　　2. 黄疸尿赤、湿热淋证　栀子善清肝胆湿热,使邪火下行,为治湿热黄疸及湿热淋证的常用药。用于:①黄疸,配伍茵陈、大黄等,如茵陈蒿汤;②湿热淋证,常与木通、滑石等清热利尿药配伍,如八正散。

　　3. 血热吐血证、火毒疮疡　本品清热凉血,用于:①血热妄行之吐血、衄血、尿血等,可配伍小蓟、大蓟、白茅根等,如十灰散;②火毒疮疡,可配伍连翘、蒲公英等。此外,生栀子粉用水、酒、醋、蛋清或韭菜捣烂调敷外用,有散瘀消肿止痛之功,用于扭挫伤及外伤肿痛。

　　【用法用量】 煎服,6~10g,用时捣碎。外用适量,研末调敷,或鲜品捣敷。生栀子入气分而长于泻火除烦,清热利尿;炒栀子寒凉之性减缓;焦栀子入血分而凉血止血;栀子炭功专止血。

　　【使用注意】 ①脾胃虚寒,便溏食少者忌用;②本品苦寒伤阳,不宜大量使用。

夏枯草 Xiakucao
《神农本草经》

　　【来源】 为唇形科植物夏枯草 *Prunella vulgaris* L. 带花的干燥果穗。夏季果穗呈棕红色时采收。晒干。生用。

　　【处方用名】 夏枯草、夏枯花。

　　【性味归经】 辛、苦,寒。归肝、胆经。

【功效】清肝明目,散结消肿。

【应用】

1. **目赤肿痛、目珠疼痛、头痛眩晕**　本品苦寒,入肝经,善泻肝火以明目。用于:①肝火上炎之目赤肿痛,头痛眩晕,常与决明子、菊花等配伍;②肝阴不足,阴血受损,目珠疼痛者,常与当归、白芍、枸杞子等配伍。

2. **瘰疬、瘿瘤、乳痈肿痛**　本品辛散苦泄,能清痰火、散郁结、畅气机,用于:①痰火蕴结的瘰疬或瘿瘤,分别配伍玄参、贝母或海藻、昆布等;②痈肿初起,配蒲公英、连翘等。

【用法用量】煎服,9~15g。单味用可酌加剂量。

知识链接

夏枯草的现代研究

本品含有三萜类、黄酮类、甾体糖苷等成分。研究表明,本品水煎液对志贺菌属、伤寒沙门菌、人型结核分枝杆菌、皮肤真菌等有抑制作用;水煎剂、水浸出液、乙醇浸剂、乙醇-水浸剂均有明显的降压作用。现代以本品水煎服,治渗出性胸膜炎;或以本品配白花蛇舌草、白茅根等,煎服治慢性乙型肝炎,有一定疗效。

夏枯草作为药膳原料,使用非常广泛,如单用夏枯草煲凉茶,或夏枯草煲猪瘦肉、猪脊骨、煲猪横利等。

决明子 Juemingzi
《神农本草经》

【来源】为豆科植物决明 *Cassia obtusifolia* L. 或小决明 *Cassia tora* L. 的干燥成熟种子。秋季采收。晒干。生用或炒用。用时捣碎。

【处方用名】决明子、草决明、马蹄决明。

【性味归经】甘、苦、咸,微寒。归肝、大肠经。

【功效】清肝明目,润肠通便。

【应用】

1. **目赤肿痛、视物昏花**　本品苦寒清肝火,甘咸益肾阴,为明目之佳品。用于:①肝热目赤肿痛,常配夏枯草、栀子等;②风热目赤之肿痛,配桑叶、菊花等;③肝肾阴虚视物昏花,配山茱萸、枸杞子等。

2. **热结肠燥便秘**　本品能清热润肠通便,常与火麻仁、瓜蒌仁等配伍。

【用法用量】煎服,9~15g,用时捣碎;研末每服 3~6g;降血脂可用至 30g。

【使用注意】脾虚便溏者慎用。

淡竹叶 Danzhuye
《名医别录》

【来源】为禾本科常绿灌木或乔木淡竹叶 *Lophatherum gracile* Brongn. 的干燥叶。其卷而未放的幼叶,称竹叶卷心。夏季未抽花穗前采收,晒干。切段,生用。

【处方用名】竹叶、竹叶心、甘竹叶、竹叶卷心。

【性味归经】甘、淡,寒。归心、胃、小肠经。

【功效】清热泻火,除烦止渴,利尿通淋。

【应用】

1. **热病烦渴** 本品甘寒入心经,能清心除烦、生津止渴。治热病伤津烦渴,常与石膏、芦根、麦冬等同用。

2. **口舌生疮,尿赤涩痛** 本品上能清心火,甘淡能渗湿利尿。治疗心火上炎之口舌生疮及心火下移小肠之尿赤涩痛等症,常与车前草、栀子等同用,如导赤散。

【用法用量】煎服,6~10g。

【使用注意】阴虚火旺、骨蒸潮热者忌用。

点滴积累 〤

1. 清热泻火药多苦寒或甘寒,适用于气分实热证和肺热、胃火、心火等脏腑实热证。

2. 注意知母与石膏功效的比较,掌握其功效与应用。 两药均能清热泻火,生津止渴。 石膏清热泻火优,内服长于泻肺胃实火,又可煅制外用;知母质润而长于清润,生津止渴力优,具有虚实两清之功。

3. 栀子泻火力强,善清三焦之火热而除烦,为治疗热病心烦不眠之要药。 天花粉清润兼备,又善消肿排脓,为外科疮疡要药。 夏枯草善清泄肝火,散结消肿,是治疗目珠疼痛和瘰瘤、瘰疬之常用药。

4. 石膏煅用和生用功能有别。 天花粉不宜与乌头类药物同用。

第二节 清热燥湿药

黄芩 Huangqin
《神农本草经》

【来源】为唇形科植物黄芩 *Scutellaria baicalensis* Georgi 的干燥根。春、秋二季采挖。晒干。生用或炒用、酒炙用。

【处方用名】黄芩、枯黄芩、片黄芩、子黄芩、炒黄芩、酒黄芩、黄芩炭。

【性味归经】苦,寒。归肺、胆、脾、大肠、小肠经。

【功效】清热燥湿,泻火解毒,止血,安胎。

【应用】

1. **湿热诸证** 本品苦寒,善清肺胃胆及大肠湿热,长于清中上焦湿热,用于:①湿温、暑湿,湿热郁阻,身热不扬,恶心呕吐,常与滑石、通草、豆蔻等配伍,如黄芩滑石汤;②湿热黄疸,常与茵陈、栀子、大黄等同用,以增强清肝利胆之功;③湿热泻痢,常配黄连、葛根等,如葛根芩连汤;④湿热下注膀胱的热淋涩痛,可配伍木通、白茅根等。

2. 多种火热证　本品善清肺热,兼入少阳胆经,和解少阳。用于:①肺热咳嗽。可单味应用,即清金丸;可配瓜蒌、胆南星等,如清气化痰丸。②邪在少阳寒热往来,常与柴胡配伍,如小柴胡汤。③温病高热烦躁或火毒疮疡。常配伍黄连、黄柏等同用,如黄连解毒汤。

3. 血热出血证　本品能清热泻火以凉血止血,用于热盛迫血妄行的吐血、衄血、便血、尿血、崩漏等,单用有效,亦可与白茅根、槐花等同用。

4. 胎动不安　本品能清热安胎,善治热扰胎元之胎动不安。每与白术、当归等同用,如当归散。亦可与黄柏、地黄等同用,如保阴煎。

【用法用量】煎服,3~10g;或入丸散。外用适量。清热及解毒多用生黄芩,安胎多炒制用,清肺热宜用酒芩,清肠热常用生品或子芩,止血多炒炭用。

【使用注意】①黄芩苦寒易伤阳,脾胃虚寒者忌用;②本品苦燥伤阴,阴虚者慎服。

知识链接

黄芩鉴别用药

黄芩临床应用历史悠久,至今已逾两千年,为清热燥湿、泻火解毒之要药。 在商品规格上有子芩、条芩、枯芩之分。 其中细小者称为子芩,稍大而中心不枯者称为条芩,大而中空者称为枯芩,一般认为"细实而坚者善泻大肠火;中空而飘者善泻肺火利气消痰,消肌表之热",所以临床常选择枯芩治肺热咳嗽,解肌退热,而选择子芩、条芩治疗湿热痢疾,泻大肠火,退虚热。

案例分析

案例

在明嘉靖年间,年方二十的李时珍突患感冒后咳嗽不止,治疗许久仍不见效,病情不断加重,出现了肌肤发热,骨蒸劳热,烦渴引饮,不思饮食等症状。 其父李月池亦为名医,以柴胡、荆芥、麦冬、竹沥等解表退热、润肺清心之剂,未见效。 其父在查阅历代医书时,发现在李东垣的《东垣十书》中记载有"清金散":"肺热如火燎,烦躁引饮而昼盛者,气分热也,宜一味黄芩汤,以泻肺经气分之热。"因此,其父纳黄芩30g,加水两盅,浓煎一盅,给予李时珍服用,用后不久身热全退,逐渐痊愈。

分析

黄芩苦寒,功能清热燥湿,泻火解毒。 本品在清热燥湿之中,尤善清泄中上焦湿热及肺火,为治湿温暑湿、胸脘痞闷及肺热咳嗽之要药。 本案例中,李时珍感冒后,出现了肺热症状,与"肺热如火燎,烦躁引饮而昼盛者"相似,故其父单用黄芩泻以肺经气分之热,取得良效。 后来,李时珍对黄芩推崇备至,曰:"药中肯綮,如鼓应桴,医中之妙,有如此哉。"

黄连 Huanglian
《神农本草经》

【来源】 为毛茛科植物黄连 *Coptis chinensis* Franch.、三角叶黄连 *Coptis deltoidea* C. Y. Cheng et Hsiao 或云连 *Coptis teeta* Wall. 的干燥根茎。以上三种分别习称"味连""雅连""云连"。秋季采挖。干燥。生用或炒用、炙用。

【处方用名】 黄连、川连、味连、雅连、云连、鸡爪连、酒黄连、姜黄连、萸黄连。

【性味归经】 苦,寒。归心、脾、胃、肝、胆、大肠经。

【功效】 清热燥湿,泻火解毒。

【应用】

1. **湿热病证** 本品大苦大寒而质燥,清热燥湿之力胜于黄芩,尤善清中焦湿热。①脾胃湿热之脘腹痞满、恶心呕吐,常与半夏、干姜等配伍,如半夏泻心汤。②大肠湿热泻痢,轻者单用有效;若泻痢伴有腹痛,每与木香同用,如香连丸;治泻痢脓血,常与黄柏、白头翁等配伍,如白头翁汤。

2. **火热毒证** 本品为泻火解毒之要药,善清心胃之火,又清肝热。用于:①胃火牙痛,常配生地黄、升麻等,如清胃散;胃火炽盛,消谷善饥,配麦冬,如消渴丸。②心火炽盛,心烦不眠,常配朱砂,如朱砂安神丸。③胃热呕吐,配伍半夏、竹茹、陈皮等。④温病高热烦躁,常与栀子、黄芩等配伍,如黄连解毒汤。⑤热盛迫血妄行之吐衄、便血,常与黄芩、大黄配伍,如泻心汤。

3. **痈肿疮毒、湿疮湿疹** 本品能泻火解毒、清热疗疮。与黄芩、大黄等同用,治热盛痈肿疮毒。湿疮湿疹,黄连煎汤湿敷或研末撒敷患处。耳道流脓,可用黄连浸汁涂患处。目赤肿痛,以本品煎汁滴眼。

【用法用量】 煎服,2~5g;或入丸散。外用适量。生黄连长于泻火解毒燥湿,清心火和大肠火;酒炒后引药上行,并可减缓苦寒之性;姜汁及吴茱萸炒,可缓和其苦寒伤胃之性,并增强降逆止呕之功。

【使用注意】 本品大苦大寒,易伤脾胃,凡寒证、阳虚、阴虚及脾胃虚寒证均当慎用。亦不可久服。

知识链接

黄连的现代研究

黄连含生物碱,其主要包括小檗碱(又称黄连素)、黄连碱、甲基黄连碱、掌叶防己碱等。黄连对志贺菌属、福氏志贺菌、肺炎链球菌、炭疽芽孢杆菌等具有较强抑制作用。黄连对各型流感病毒有直接抑制作用。黄连有解热、抗炎,增强白细胞和单核-吞噬细胞系统的吞噬能力作用。黄连所含小檗碱能抗心律失常、增强心肌收缩力、抑制血小板聚集。近年还发现,黄连具有降血压、降血糖、抗肿瘤、利胆、抗胃溃疡等作用。

黄柏 Huangbo
《神农本草经》

【来源】 为芸香科植物黄皮树 *Phellodendron chinense* Schneid. 除去栓皮的干燥树皮。习称"川黄柏"。3~6 月间采收。剥取树皮,晒干压平。生用或炙用、炒炭。

【处方用名】 黄柏、川黄柏、盐黄柏、柏皮、川柏。

【性味归经】 苦,寒。归肾、膀胱经。

【功效】 清热燥湿,泻火解毒,退热除蒸。

【应用】

1. **下焦湿热诸证** 本品苦寒沉降,善清下焦湿热。用于:①湿热泻痢腹痛,配伍黄连、白头翁等,如白头翁汤;②湿热带下腥臭,配伍白果、车前子等,如易黄汤;③湿热黄疸,可与栀子、茵陈配伍,如栀子柏皮汤;④膀胱湿热淋证,常配车前子、滑石等;⑤湿热下注,足膝肿痛,配苍术、牛膝,如三妙丸。

2. **疮疡肿毒** 本品能泻火解毒、清热燥湿。内服可与黄连、栀子等配伍煎服,或配大黄研末醋调外敷。

3. **阴虚发热、骨蒸盗汗、遗精** 本品入肾经,能泻相火、退虚热。常与知母、地黄等配伍,如大补阴丸、知柏地黄丸。

▶ 课堂活动

简述黄柏、黄连与黄芩功效主治的异同。

【用法用量】 煎服,3~12g。外用适量。生用泻实火清热毒,盐水炒泻肾火清虚热,止血宜炒炭用。

【使用注意】 脾胃虚寒者慎服。

知识链接

黄芩、黄连、黄柏鉴别用药

黄芩、黄连、黄柏均苦寒,黄连苦寒之性居首,均具清热燥湿、泻火解毒之功,用治湿热、火毒之证。 其中黄芩善清上焦湿热及肺火,为治湿温及肺热咳嗽之要药;还能泻火止血,治血热出血;并清热安胎,用治胎热胎动不安。 黄连善清中焦湿热,清胃火、心火,为治湿热泻痢、胃热呕吐、心火亢旺之要药;且善泻火解毒疗疮,常治痈疽疔毒诸证。 黄柏善清下焦湿热,善治湿热下注之带下、黄疸及足膝肿痛等证;且善泻相火、清虚热,阴虚火旺,骨蒸潮热者多用。

龙胆 Longdan
《神农本草经》

【来源】 为龙胆科植物条叶龙胆 *Gentiana manshurica* Kitag.、龙胆 *Gentiana scabra* Bge.、三花龙胆 *Gentiana triflora* pall. 或坚龙胆 *Gentiana rigescens* Franch. 的干燥根及根茎。春、秋二季采挖。晒干。切段,生用。

【处方用名】龙胆、龙胆草、坚龙胆、关龙胆。

【性味归经】苦,寒。归肝、胆经。

【功效】清热燥湿,泻肝胆火。

【应用】

1. 肝胆及下焦湿热证 本品苦寒,善清肝胆及下焦湿热,用于:①湿热黄疸,身黄尿赤,常与茵陈、栀子等配伍;②湿热下注,阴肿阴痒,带下黄臭、湿疹瘙痒,可与苦参、黄柏、蛇床子等配伍。

2. 肝胆实热诸证 本品主入肝胆,为泻肝胆实火之要药。用于:①肝火头痛、胁痛口苦、目赤耳聋,常配柴胡、黄芩、栀子等,如龙胆泻肝汤;②肝经热盛,动风惊厥,常配钩藤、牛黄、黄连等,如凉惊丸。

【用法用量】煎服,3~6g;或入丸散。外用适量。

【使用注意】脾胃虚寒者慎用。

苦参 Kushen
《神农本草经》

【来源】为豆科植物苦参 *Sophora flavescens* Ait. 的干燥根。春、秋二季采挖。晒干。切厚片,生用。

【处方用名】苦参、苦参片。

【性味归经】苦,寒。归心、肝、胃、大肠、膀胱经。

【功效】清热燥湿,祛风杀虫,利尿。

【应用】

1. 多种下焦湿热证 本品善清下焦湿热,有良好的治痢和退黄作用。用于:①湿热黄疸,配栀子、龙胆、茵陈等;②湿热痢疾,配木香、甘草等,如香参丸;③湿热淋证,配车前子、石韦、栀子等;④湿热带下、阴肿阴痒,配黄柏、蛇床子等,内服外洗均可。

2. 皮肤瘙痒、疥癣湿疹 本品祛风杀虫,燥湿止痒。可用于多种皮肤病,既可内服,又可外用。治风疹瘙痒,配蝉蜕、荆芥等,如消风散。治疥癣可与花椒同煎外洗。治湿疹,配黄柏、蛇床子等,内服外洗均可。

【用法用量】煎服,4.5~9g;或入丸散。外用适量。

【使用注意】①反藜芦。②虚寒患者慎服。③不宜久服,以免伤阴化燥,也损伤肾气。④苦参味苦难服,易引起恶心呕吐,以入丸散、制片或针剂应用为佳。

点滴积累 ∨

1. 清热燥湿药多苦寒,故能燥湿、清热,主治湿热证如肝胆湿热之胁肋胀痛、黄疸、带下、阴囊湿疹等;脾胃湿热之脘腹胀闷、纳呆等;大肠湿热之泻痢;膀胱湿热之小便涩痛;肌肤湿热之湿疹等。

2. 掌握黄芩、黄连、黄柏功效之异同。注意三药的鉴别用药。

3. 注意黄芩、黄柏炒炭后可加强止血功效;龙胆既善清泄肝胆、下焦湿热,又善清泻肝胆实火;苦参不可与藜芦同用。

第三节　清热解毒药

金银花 Jinyinhua
《名医别录》

【来源】为忍冬科植物忍冬 *Lonicera japonica* Thunb. 的干燥花蕾或带初开的花。夏初花开放前采摘。阴干。生用或炒炭用。

【处方用名】金银花、银花、二花、双花、二宝花、忍冬花、银花炭。

知识链接

金银花别名由来

金银花初开之时，花瓣洁白似银，两三天之后，部分花色变黄，前开后继，新开的白色花与已变黄的旧花相互掺杂，黄白衬映似金银，故称金银花，又因为此花是两色花，又称作双花。而且，此花总是成双成对生于叶腋，故还有"鸳鸯花"之称。又因其秋末旧叶枯落时，叶腋间已萌新绿，凌冬不凋，这是"忍冬"的由来。

【性味归经】甘，寒。归肺、心、胃经。

【功效】清热解毒，凉散风热。

【应用】

1. 外感风热或温病初起　本品甘寒清热，芳香疏散，善清肺经热邪。治外感风热或温病初起，常配连翘、牛蒡子、薄荷等，如银翘散。若温病热入营血，配伍黄连、地黄、麦冬等等，有透热转气之功，如清营汤。

2. 痈肿疔疮　本品能清热解毒、消散痈肿，为治痈肿疔疮阳证之要药，无论外痈或内痈，均可应用。治疮痈初起，红肿热痛，常与天花粉、白芷、防风等配伍，如仙方活命饮；若疔疮疮形如粟，坚硬根深，常与蒲公英、野菊花、紫花地丁等配伍，如五味消毒饮。

3. 热毒血痢　本品清热解毒，凉血止痢。单用浓煎服或配黄连、白头翁、黄芩等。

此外，本品经蒸馏制成金银花露，能清解暑热，可用治暑热烦渴，以及小儿热疖、痱子等证。

【用法用量】煎服，6~15g；或入丸散。解表轻用，解毒宜重用。清热解毒，凉散风热宜生用；凉血止痢宜炭用；露剂长于清热解暑，清利头目。

【使用注意】脾胃虚寒者及气虚疮疡脓清者忌用。

【附药】

忍冬藤　为忍冬的茎枝，又名银花藤。性味及功效与金银花相似，疏散风热作用较弱，解毒作用不及金银花，可代替金银花治疗痈肿疮毒。善祛风湿、通经络，常用于风湿热痹及皮肤瘙痒等。常用量9~30g。

知识链接

金银花的现代研究

金银花含有挥发油及黄酮类、有机酸类、三萜类等多种活性成分,分离出的绿原酸、异绿原酸为本品抗菌的主要成分。具有抑菌、抗病毒、抗炎、解热等作用,对志贺菌、金黄色葡萄球菌、肺炎链球菌、百日咳鲍特菌、甲型及乙型溶血性链球菌等有较强的杀灭或抑制作用,故金银花有"植物抗生素"之美称。近年来,基于传统医学,开发出了数十种药品和保健产品,如银黄口服液、双黄连口服液、清热解毒口服液、银柴颗粒、银黄注射液、含有金银花的牙膏、金银花浴液、金银花洗面奶、金银花露、金银花啤酒、金银花茶等,在国内外一直俏销不衰。用金银花提取的医用原料"绿原酸"每千克售价较高,是国内外市场供不应求的抢手货。

连翘 Lianqiao
《神农本草经》

【**来源**】为木犀科植物连翘 *Forsythia suspensa*(Thunb.)Vahl 的干燥果实。秋季果实初熟尚带绿色时采收,蒸熟,晒干,习称"青翘";果实熟透时采收,晒干,习称"老翘"。筛去种子作连翘心用。晒干,生用。

【**处方用名**】连翘、青翘、老翘、连翘心、带心连翘、去心连翘。

【**性味归经**】苦,微寒。归肺、心、小肠经。

【**功效**】清热解毒,消肿散结,凉散风热,利尿通淋。

【**应用**】

1. **风热感冒或温病初起** 本品虽为果实却质轻扬,长于清心火,散上焦风热,常与金银花配伍用于外感风热或温病的各个阶段。治外感风热、温病初起,常与金银花、薄荷、牛蒡子等配伍,如银翘散。治热入营血,神昏舌绛,常配地黄、黄连、麦冬等,如清营汤。连翘心长于清心热,治热入心包之高热烦躁神昏,常与麦冬、莲子心等配伍,如清宫汤。

2. **热毒疮疡痈肿** 本品清热解毒,消痈散结,善治阳性疮疡,有"疮家圣药"之称,治内痈、外疡,配伍金银花、野菊花、蒲公英、天花粉等;治瘰疬、痰核,常配夏枯草、玄参、牡蛎等;治喉痹,配伍桔梗、山豆根、甘草等。

3. **热淋涩痛** 本品苦寒通降,能清热利尿,常与木通、竹叶、车前子等同用。

▶▶ **课程活动**

金银花与连翘功效主治有何异同?

【**用法用量**】煎服,6~15g,煎汤或入丸散。

案例分析

案例

江某，女，48 岁。两年前背部起一 2cm×2cm 包块，漫肿无头，不痛不痒，经朋友介绍服用处方：金银花、连翘、蒲公英、紫花地丁、黄芩、黄连等，嘱其水煎服，2 次/日。连续服用 3 周后，包块溃破，逐渐有少量渗出，继续服用上述药物 2 周后破溃之处未愈合，停药后，破溃之处却仍迟迟不收口，前来就诊。

分析

此为阴性疮疡，表现为漫肿无头，不痛不痒，不易溃破或溃后不易收口，不可应用清热解毒药，清热解毒药多性寒凉，易伤阳气。治宜选用另一享有"疮痈圣药"之美誉的"黄芪"，配以当归、人参、肉桂、熟地等同用以温补气血、托毒生肌。

板蓝根 Banlangen
《日华子本草》

【来源】为十字花科植物菘蓝 *Isatis indigotica* Fort. 的干燥根。秋季采挖。晒干。切厚片，生用。

【处方用名】板蓝根、蓝靛根、靛根。

【性味归经】苦，寒。归心、胃经。

【功效】清热解毒，凉血利咽。

【应用】

1. **外感风热或温病初起、发热咽痛**　本品功善解毒散结、凉血利咽，用于外感风热或温病初起，可单用，如板蓝根颗粒，或配金银花、连翘、荆芥等应用。治疗咽喉肿痛，配伍玄参、牛蒡子等。

2. **温病气血两燔之发斑，或痈肿、大头瘟、丹毒痄腮等**　本品清热解毒，凉血消肿，治温病发斑，配伍地黄、紫草等。治大头瘟、痈肿、丹毒痄腮，配伍黄连、玄参、连翘等，如普济消毒饮。

【用法用量】煎服，9~15g。

【使用注意】脾胃虚寒者忌用。

【附药】

南板蓝根　为爵床科植物马蓝的根与根茎。性味功效及应用与板蓝根相同。

知识链接

板蓝根的现代研究

本品含靛蓝，靛玉红，板蓝根乙素、丙素、丁素等。本品对金黄色葡萄球菌、大肠埃希菌、伤寒沙门菌、志贺菌属、流感病毒 PR2 株有抑制作用。有明显的解热效果，亦可增强免疫功能，可对抗 ADP 诱导的血小板聚集。临床报道现代以本品煎剂内服，治传染性肝炎、白喉；用 50% 板蓝根注射液肌内注射，治扁平疣、小儿水痘等疾患，有一定疗效。

大青叶 Daqingye
《名医别录》

【来源】 为十字花科植物菘蓝 *Isatis indigotica* Fort. 的干燥叶。夏、秋二季分2~3次采收。鲜用或晒干。生用。

【处方用名】 大青叶、大青、菘蓝叶、板蓝叶。

【性味归经】 苦,寒。归心、胃经。

【功效】 清热解毒,凉血消斑。

【应用】

1. **外感风热、温病初起热邪较重** 本品大寒清热,具表里两清之功,常配金银花、牛蒡子、连翘等。

2. **温热病气血两燔高热神昏、发斑** 本品清热凉血消斑,配栀子、玄参、紫草等。

3. **喉痹口疮、痄腮丹毒** 本品既清心胃二经实火,又善解瘟疫时毒,用于:①口舌生疮、喉咽肿痛、痄腮喉痹,可单用鲜品捣汁服,或配黄连、大黄、栀子等;②丹毒,可配蒲公英、紫花地丁、野菊花等同用。

▶ 课程活动

大青叶与板蓝根功效应用有何异同?

【用法用量】 煎服,9~15g,煎汤或入丸散。外用适量。

【使用注意】 脾胃虚寒证忌用。

牛黄 Niuhuang
《神农本草经》

【来源】 为牛科动物牛 *Bos Taurus domesticus* Gmelin 的干燥胆结石。宰牛时,如发现有牛黄,应立即滤去胆汁,将牛黄取出,除去外部薄膜,阴干。

【处方用名】 西黄、犀黄、丑宝、胆黄、管黄。

【性味归经】 甘,凉。归肝、心经。

【功效】 清热解毒,息风止痉,豁痰开窍。

【应用】

1. **热毒郁结诸证** 本品为清热解毒之要药,用于:①咽喉肿痛、溃疡、口舌生疮、牙龈肿痛。配大黄、黄芩、冰片等,如牛黄解毒丸。②痈疽疔毒、乳岩、瘰疬等,配伍麝香、乳香、没药等,如犀黄丸。③咽喉肿痛、溃烂,可与珍珠为末吹喉,如珠黄散。

2. **温病热极生风、小儿惊风** 本品清心、凉肝,能息风止痉、定惊安神。常配伍天竺黄、钩藤、全蝎等,如牛黄散。

3. **邪热内陷心包或中风、癫痫之痰热神昏** 本品既能清心热,又能化痰、开窍醒神。单用研末,淡竹沥化服即效,或配麝香、冰片、栀子等同用,如安宫牛黄丸。

【用法用量】 入丸散,0.15~0.35g。外用适量,研末敷患处。

【使用注意】　孕妇及非实热证慎用。

知识链接

牛黄药源探讨及现代研究

除黄牛、水牛外，牛科动物牦牛及野牛的胆结石亦可入药。天然牛黄即牛科动物黄牛的胆囊结石或胆、肝管结石。通过手术在牛胆囊内埋植黄核，注入非致病性大肠埃希菌，促进胆汁中成分在黄核上沉淀形成的结石，称为人工培植牛黄。人工合成牛黄与天然牛黄相比，无论成分、结构还是药效都存在着一定差距，价格也相差悬殊。优质的人工培植牛黄与天然牛黄质量基本一致，但总体来看，培植牛黄质量参差不齐。

本品有镇静、抗惊厥、镇痉及解热作用。所含脱氧胆酸有利胆作用。对四氯化碳导致的急慢性大鼠肝损害有显著的保护作用。能抗炎、抗感染，对结核杆菌、金黄色葡萄球菌、奈氏双球菌以及链球菌等均有抑制作用。

蒲公英 Pugongying
《新修本草》

【来源】　为菊科植物蒲公英 *Taraxacum mongolicum* Hand. -Mazz.、碱地蒲公英 *Taraxacum borealisinense* Kitam. 或同属数种植物的干燥全草。全国各地均有分布。春至秋季花初开时采收。晒干生用。

【处方用名】　蒲公英、黄花地丁、公英。

【性味归经】　苦、甘，寒。归肝、胃经。

【功效】　清热解毒，消肿散结，利尿通淋。

【应用】

1. **痈肿疔毒、乳痈内痈**　本品清热解毒，兼散滞气，为消痈散结之佳品，治乳痈之良药，主治内外热毒疮痈诸证。用于：①热毒疮疡、痈肿疔毒，配伍野菊花、金银花、紫花地丁等，如五味消毒饮；②乳痈，单用鲜品内服或捣敷，或配忍冬藤、连翘等；③肠痈，配伍大黄、牡丹皮等，如大黄牡丹皮汤；④肺痈，配伍鱼腥草、芦根等同用。

2. **湿热黄疸、湿热淋痛**　本品能苦泄清利、通淋。配伍茵陈、栀子、大黄等治湿热黄疸，配车前子、金钱草等治湿热小便淋沥涩痛。

【用法用量】　煎服，10～15g。鲜品加倍。外用适量，鲜品捣敷。

【使用注意】　用量过大，可致缓泻。

紫花地丁 Zihuadiding
《本草纲目》

【来源】　为堇菜科植物紫花地丁 *Violae yedoensis* Makino 的干燥全草。春、秋二季采收。鲜用，或晒干生用。

【处方用名】　紫花地丁、地丁、地丁草。

【性味归经】　苦、辛，寒。归心、肝经。

【功效】 清热解毒,凉血消肿。

【应用】

1. **疮痈疔肿,乳痈肠痈** 本品功似蒲公英而力强之,以治疗毒见长。凡红肿热痛之证,无论内痈外疮均可应用,且常配伍蒲公英、野菊花、金银花等煎服,如五味消毒饮;也可鲜品捣敷患处。治乳痈,常配伍蒲公英等,内服或外敷均可;治肠痈,配伍红藤、白花蛇舌草等。

2. **毒蛇咬伤** 以鲜品取汁服,并配雄黄少许捣敷伤处。或与鲜半边莲、鲜野菊花等,捣烂外敷。

【用法用量】 煎服,15~30g。外用适量,鲜品捣敷。

【使用注意】 ①阴证疮疡慎用;②脾胃虚寒者慎服。

鱼腥草 Yuxingcao
《名医别录》

【来源】 为三白草科植物蕺菜 *Houttuynia cordata* Thunb. 的干燥全草。夏季茎叶茂盛花穗多时采收。晒干。生用。

【处方用名】 鱼腥草、蕺菜。

知识链接

鱼腥草药名的由来

鱼腥草因新鲜茎叶有浓烈的鱼腥气而得名,但本品阴干后加水煎汁时,可挥发出一种类似肉桂的香气,色似红茶,无腥臭或刺激性。嫩叶和根茎均可作生菜食用。

【性味归经】 辛,微寒。归肺经。

【功效】 清热解毒,消痈排脓,利尿通淋。

【应用】

1. **肺痈、肺热咳嗽** 本品清热解毒,善清泻肺热,芳香辛散排脓,为治肺痈之要药。可配桔梗、芦根、薏苡仁等同用。治肺热咳嗽,可配伍知母、瓜蒌、贝母等同用。

2. **热毒疮痈** 本品能清热解毒,消肿散痈。治热毒疮痈,红肿热痛,常与蒲公英、野菊花、连翘等配伍,亦可用鲜品捣烂外敷。

3. **热淋涩痛** 本品能清热除湿,利尿通淋。常与海金沙、金钱草、车前子等同用。

【用法用量】 煎服,15~25g,不宜久煎;鲜品用量加倍。外用适量,鲜品捣敷煎汤熏洗患处。

【使用注意】 不宜久煎。

穿心莲 Chuanxinlian
《岭南采药录》

【来源】 为爵床科植物穿心莲 *Andrographis paniculata*(Burm. f.) Nees 的干燥地上部分。秋初茎叶茂盛时采收。晒干。切段,生用。

【处方用名】 穿心莲、一见喜、苦胆草。

各 论

【性味归经】 苦,寒。归肺、心、大肠、膀胱经。

【功效】 清热解毒,燥湿止痢。

【应用】

1. **外感风热、温病初起**　本品苦寒,善清热解毒。可单用,或配金银花、菊花、牛蒡子等同用。

2. **肺热咳喘、咽喉肿痛**　本品善清肺火,凉血解毒。可分别配伍鱼腥草、桔梗、贝母和玄参、牛蒡子等。

3. **湿热泻痢,湿疹瘙痒,热淋**　本品能解毒、燥湿、止痢。凡湿热诸证均可应用。治湿热泻痢,常与马齿苋、黄连等配伍。湿疹瘙痒,可用研末,甘油调外敷;热淋涩痛,常与车前子、白茅根等利尿通淋药同用。

【用法用量】 煎服,6~9g。外用适量。

【使用注意】 本品苦寒易伤胃气,不宜久服。

射干 Shegan
《神农本草经》

【来源】 为鸢尾科植物射干 *Belamcanda chinensis*(L.)DC. 的干燥根茎。春初刚发芽或秋末茎叶枯萎时采挖。晒干。切片,生用。

【处方用名】 射干、嫩射干。

【性味归经】 苦,寒。归肺经。

【功效】 清热解毒,祛痰利咽。

【应用】

1. **咽喉肿痛**　本品清热解毒,利咽,是治疗咽喉肿痛的常用药,兼有祛痰之功,故对痰热壅盛之咽喉肿痛尤为适宜,可配黄芩、桔梗、甘草等同用。

2. **痰热壅盛、咳喘**　本品入肺经,苦寒降泄,降气消痰以平喘。痰热咳喘配桑白皮、桔梗等,如射干兜铃汤;寒痰咳喘配麻黄、细辛、半夏等,如射干麻黄汤。

【用法用量】 煎服,3~10g;或入丸散。

【使用注意】 孕妇慎服。

山豆根 Shandougen
《开宝本草》

【来源】 为豆科植物越南槐 *Sophora tonkinensis* Gagnep. 的干燥根及根茎。秋季采挖。晒干。切片,生用。

【处方用名】 山豆根、广豆根、南豆根、苦豆根。

【性味归经】 苦,寒;有毒。归肺、胃经。

【功效】 清热解毒,消肿利咽。

【应用】

1. **咽喉肿痛**　本品善清解热毒,利咽消肿,是治热毒咽喉肿痛之要药。轻者单用本品煎服并含漱;重者可配伍桔梗、连翘、牛蒡子等,如清凉散。

2. **牙龈肿痛**　本品入胃经,清胃火,可治胃火炽盛之牙龈肿痛、口舌生疮,可单用煎汤漱口,或配伍黄连、石膏、牡丹皮等同用。

此外,还用于肺热咳嗽、痈肿疮毒和湿热黄疸等证。

【用法用量】　煎服,3~6g。外用适量,煎汤含漱或研末涂敷患处。

【使用注意】　①本品有毒,不宜大量、长期服用。毒性反应主症是头痛、恶心、呕吐、四肢无力,少数人抽搐、腹痛、腹泻、四肢颤抖、心悸等。②脾胃虚寒者慎服。

【附药】

北豆根　为防己科植物蝙蝠葛的根茎。苦、寒;有小毒。归肺、胃、大肠经。清热解毒,祛风止痛。主治热毒壅盛之咽喉肿痛、泻痢、风湿痹痛。煎服,3~9g。过量可致头晕、恶心、呕吐、胸闷心悸、血压下降等症状。

白头翁 Baitouweng
《神农本草经》

【来源】　为毛茛科植物白头翁 *Pulsatilla chinensis*（Bge.）Regel 的干燥根。春、秋二季采挖。晒干。切薄片,生用。

【处方用名】　白头翁。

【性味归经】　苦,寒。归胃、大肠经。

【功效】　清热解毒,凉血止痢。

【应用】

1. **湿热泻痢、热毒血痢**　本品清热解毒兼能燥湿和凉血,长于清大肠热毒,是治热毒血痢和阿米巴痢疾之要药,用于湿热泻痢、下痢脓血,常配伍黄连、黄柏、秦皮等应用,如白头翁汤。若产后下痢,配阿胶、黄柏、甘草等同用。

2. **阴痒带下**　本品清热燥湿而止带,配伍秦皮、苦参、蛇床子等煎汤外洗。

【用法用量】　煎服,9~15g;入丸散剂,适量。

【使用注意】　①虚寒性痢疾患者慎服;②鲜品外用对皮肤、黏膜有一定刺激性,加热、久贮后可消除其刺激性。

马齿苋 Machixian
《新修本草》

【来源】　为马齿苋科植物马齿苋 *Portulaca oleracea* L. 的干燥地上部分。夏、秋二季采收,略蒸或烫后,晒干。生用。

【处方用名】　马齿苋、马齿菜。

【性味归经】　酸,寒。归大肠、肝经。

【功效】　清热解毒,凉血止血,止痢。

【应用】

1. **湿热泻痢、热毒血痢**　本品寒清味酸收敛,能清热解毒,凉血止痢,为治痢常用药。可单味煎服或鲜品绞汁服,或配黄连、秦皮、白头翁等同用。

2. **热毒疮疖、湿疹**　本品能清热解毒,凉血消肿。可单用煎汤内服或外洗,或鲜品捣敷患处,或配伍清热解毒药。

3. **血热出血证**　本品能清热通淋,凉血止血。用于:①崩漏,单品煎服或鲜品捣汁服;②便血、痔疮下血,配槐花、地榆等;③热淋、血淋,配车前草、白茅根、石韦等。

【用法用量】煎服,9~15g,鲜品30~60g;或鲜品捣汁服。外用适量,捣敷患处。

土茯苓 Tufuling
《本草拾遗》

【来源】为百合科植物光叶菝葜 *Smilax glabra* RoxB. 的干燥根茎。夏、二秋季采挖晒干。切薄片,生用。

【处方用名】土茯苓、仙遗粮、冷饭团。

【性味归经】甘、淡,平。归肝、胃经。

【功效】解毒,除湿,通利关节。

【应用】

1. **梅毒、肢体拘挛**　本品善解毒利湿,且可利关节、解汞毒,为治梅毒之要药。用于梅毒及因治疗梅毒服用汞剂中毒而致肢体拘挛者,同时收到治疗梅毒和缓解汞中毒的双重效果。可单味大剂量水煎服,或配金银花、白鲜皮、甘草等同用。

2. **湿热诸证**　本品能利湿解毒。用于:①湿热淋浊,配伍白茅根、蒲公英等;②湿热带下、湿疮,配伍黄柏、苦参等;③湿疹瘙痒,配伍地肤子、白鲜皮等祛风止痒药。

3. **热毒痈疖**　可配金银花、野菊花等同用。

【用法用量】煎服,15~60g。

【使用注意】服药期间忌饮茶水。

绵马贯众 Mianmaguanzhong
《神农本草经》

【来源】为鳞毛蕨科植物粗茎鳞毛蕨 *Dryopteris crassirhizoma* Nakai 的干燥根茎及叶柄残基。秋季采挖。晒干。生用或炒炭用。

【处方用名】贯众、绵马贯众。

【性味归经】苦,微寒;小毒。归肝、脾经。

【功效】清热解毒,杀虫,凉血止血。

【应用】

1. **风热感冒、温热病发斑、痄腮等**　本品苦寒,既清气分邪热,又清血分热毒。治风热感冒、痄腮,可单用,或配板蓝根、金银花、大青叶等同用。治斑疹、麻疹,配大青叶、紫草等。单用或配桑叶等,对流行性感冒有防治作用。

2. **肠道寄生虫病**　本品有杀虫作用。用于驱杀:①绦虫,配槟榔、雷丸等;②钩虫,配榧子、槟榔等;③蛔虫,配使君子、苦楝皮等;④蛲虫,可单品煎汁,睡前洗肛门周围。

3. **血热出血证**　本品能凉血止血。长于治崩漏下血,血热者尤宜。用于:①崩漏下血,常配五灵脂;属气血不足者配伍黄芪、当归、阿胶等同用。②吐衄、便血,配侧柏叶、白茅根、血余炭等凉血止血药。

【用法用量】煎服,4.5~9g。生用杀虫、清热解毒,炒炭止血。

【使用注意】①本品有毒,用量不宜过大;②脾胃虚寒者慎用。

案例分析

案例

某男,18 岁。 无诱因晨起鼻腔出血,颜色鲜红,自行用纸堵住鼻孔,逐渐出血停止。 当日上午十点左右鼻腔又出血,遂去一中医诊所就诊,医生诊断为血热出血证,开出的处方中有贯众炭 15g,但取药时贯众炭没有药了,大夫说余药煎煮也能发挥止血作用,可是患者治病心切,又到药房自行加量买了50g 贯众。 服下水煎剂后约一个多小时出现头痛、头晕,腹泻、腹痛、呼吸困难。

分析

贯众为有毒之品,该患者用了50g,严重超出了允许的安全剂量,出现了中毒反应。 中毒甚者可出现视觉障碍,重者可有昏迷、谵妄、肾功能损伤,严重者可死于呼吸衰竭。 中毒后患者恢复缓慢,甚至可导致永久性失明。

点滴积累 ∨

1. 清热解毒药大多苦寒,能清热解毒,长于治疗热毒炽盛病证,如内脏热毒的咽喉肿痛、肺痈、肠痈、痢疾等;外科热毒的疮疡、痄腮、丹毒等;亦可治毒蛇咬伤等。

2. 在异同比较中掌握功用相似的药物。 ①金银花和连翘均能清热解毒,疏散风热。 其中,金银花露剂可清热解暑;连翘还能清热利尿。 ②板蓝根与大青叶均能清热解毒,清营凉血。 但板蓝根长于利咽,咽喉肿痛多用;大青叶长于凉血消斑,治斑疹吐衄最宜。

3. 治痈要药 蒲公英善治乳痈;败酱草、红藤为治肠痈佳品;鱼腥草长于治肺痈。 此外,白头翁为治热毒血痢之要药;紫花地丁以治疗疮见长。

4. 注意鸦胆子及牛黄的用法用量,鱼腥草不宜久煎。 注意山豆根、绵马贯众、蚤休、鸦胆子、山慈菇的毒性。

第四节　清热凉血药

地黄 Dihuang
《神农本草经》

【来源】 为玄参科植物地黄 *Rehmannia glutinosa* Libosch. 的新鲜或干燥块根。秋季采收,鲜用;

或烘焙至约八成干。前者习称"鲜地黄",后者习称"生地黄"。切片,生用。

【处方用名】地黄、生地黄、生地、干地黄、大生地、细生地、鲜生地、鲜地黄。

【性味归经】甘,寒。归心、肝、肾经。

【功效】清热凉血,养阴生津。

【应用】

1. **温病热入营血证**　本品性寒质润,入营分、血分,为清热凉血养阴生津之要药。用于:①温病热入营分,身热口干,配伍玄参、金银花、黄连等,如清营汤;②温病热入血分,斑疹紫黑,配伍赤芍、牡丹皮等,如犀角地黄汤;③气血两燔,配石膏、知母等。

2. **血热出血证**　本品凉血止血,用于血热吐衄、崩漏便血等,与鲜荷叶、生艾叶、生侧柏叶等同用,如四生丸。

3. **阴虚内热证**　本品甘寒,入肾经而滋阴降火,养阴津而泄伏热。若温病后期,余热未尽,阴液已伤之夜热早凉,与知母、青蒿、鳖甲等配伍,如青蒿鳖甲汤。

4. **津亏消渴、肠燥便秘**　治消渴配知母、葛根、山药等。治肠燥便秘配玄参、麦冬,如增液汤。

【用法用量】煎服,10~15g,鲜品12~30g;或入丸剂。细生地(较细小者)滋阴力较弱,大生地滋阴之力较强,但易滋腻。生地酒炒可减弱寒凉滋腻之性,炒炭止血,炮制后清热凉血之力较弱。

【使用注意】本品甘寒助湿,脾虚有湿及腹满便溏者忌用。

知识链接

鲜地黄与生地黄鉴别用药

鲜地黄与生地黄均味甘苦而性寒,皆能清热凉血,养阴生津。然生地黄甘重于苦,养阴及清虚热作用均胜于鲜地黄,适于热病后期阴液已伤及阴虚内热证;鲜地黄苦重于甘而大寒,清热凉血作用优于生地黄,更适于温热病热入营血之证。

玄参 Xuanshen
《神农本草经》

【来源】为玄参科植物玄参 *Scrophularia ningpoensis* Hemsl. 的干燥根。冬季茎叶枯萎时采挖。晒或烘至半干,堆放3~6天,反复数次至干燥。切片,生用。

【处方用名】玄参、元参、乌参、黑玄参。

【性味归经】甘、苦、咸,微寒。归肺、胃、肾经。

【功效】清热凉血,滋阴降火,解毒散结。

【应用】

1. **热入营血**　本品咸寒入血凉血,苦寒泄热解毒,善清热凉血、泻火解毒。①温病热入营血,配地黄、连翘、麦冬等,如清营汤;②温病热陷心包,神昏谵语,常配伍连翘心、竹叶卷心等,如清宫汤;③气血两燔,身发斑疹,配石膏、知母、升麻等,如化斑汤。

2. **咽喉肿痛、痈肿疮毒、瘰疬**　本品解毒散结,用于:①咽喉肿痛,配麦冬、桔梗等,如玄麦甘桔汤;②痈肿疮毒,与野菊花、紫花地丁、蒲公英等同用;③瘰疬、痰核,可配浙贝母、牡蛎,如消瘰丸;④脱疽,配金银花、当归、甘草等,如四妙勇安汤。

3. **阴虚发热、劳嗽咳血、消渴便秘**　本品能滋阴降火,生津润燥。治阴虚发热,劳嗽咳血,可配百合、川贝母等。治消渴便秘,可配伍麦冬、五味子、麦冬等。治津伤便秘,常与地黄、麦冬配伍,如增液汤。

▶ 课堂活动

地黄与玄参功效、应用有何异同?

【用法用量】煎服,9~15g;或入丸散。

【使用注意】①反藜芦;②脾虚便溏、素体虚寒者慎用。

牡丹皮 Mudanpi
《神农本草经》

【来源】为毛茛科植物牡丹 *Paeonia suffruticosa* Andr. 的干燥根皮。秋季采挖。晒干。生用或炒用。

【处方用名】牡丹皮、丹皮、粉丹皮、凤丹皮、刮丹皮、炒丹皮。

【性味归经】苦、辛,微寒。归心、肝、肾经。

【功效】清热凉血,活血散瘀。

【应用】

1. **温毒发斑、血热吐衄**　本品微寒入血分,清血中伏热,有凉血止血不留瘀,活血而不动血的特点。常与赤芍、地黄等同用,治血热斑疹吐衄。

2. **虚热证**　本品长于清透阴分伏热,是治无汗骨蒸之要药。治温病后期邪伏阴分、夜热早凉、无汗骨蒸,常配伍青蒿、鳖甲、知母等,如青蒿鳖甲汤。治阴虚骨蒸潮热,配伍知母、熟地黄等,如知柏地黄丸。

3. **经闭痛经、癥瘕积聚、跌打损伤**　本品辛寒,凉血并散瘀,瘀而有热者尤为适宜。治经闭、痛经,配当归、丹参等。治癥积,常与桂枝、桃仁、赤芍等配伍,如桂枝茯苓丸。治跌打损伤,配伍三七、乳香、没药等。

4. **疮痈肠痈**　本品能凉血散瘀,清热消痈。治热毒疮痈,配伍金银花、蒲公英等;治肠痈初起,常与大黄、桃仁等同用,如大黄牡丹汤。

【用法用量】煎服,6~12g;或入丸散。清热凉血宜生用,活血散瘀宜酒炒,炒炭多用于止血。

【使用注意】①血虚有寒,孕妇及月经过多者不宜用;②大量服用损伤阳气。

赤芍 Chishao
《神农本草经》

【来源】为毛茛科植物芍药 *Paeonia lactiflora* Pall. 或川赤芍 *Paeonia veitchii* Lynch 的干燥根。春、秋二季采挖。切片,生用或炒用。

【处方用名】赤芍、赤芍药、川芍药、芍药。

【性味归经】苦,微寒。归肝经。

【功效】清热凉血,祛瘀止痛。

【应用】

1. **血热发斑及吐衄**　本品善清血分郁热,既凉血又活血。功似牡丹皮,两者常相须应用,治温病发斑配紫草、蝉蜕等,如紫草快斑汤;治血热吐衄,常配牡丹皮、地黄,如犀角地黄汤。

2. **经闭痛经、癥瘕积聚**　本品能活血通经,祛瘀止痛,治血瘀经闭、痛经可配当归、川芎、红花等。治癥瘕积聚,配桂枝、桃仁等。治热毒疮痈,则多与金银花、黄连等配伍,如夺命丹。

3. **痈肿疮疡、肝热目赤**　内痈或外痈初起,可配金银花、连翘、皂角刺等,如仙方活命饮;治肝热目赤,或目生翳障,常与菊花、夏枯草等同用。

▶ 课堂活动

　　赤芍与丹皮功效、应用的异同?

【用法用量】煎服,6~12g;或入丸散。

【使用注意】①反藜芦;②无瘀血者、孕妇慎用;③大量服用可导致出血。

知识链接

牡丹、芍药介绍

　　在百花中,牡丹被称为"百花之王",芍药被称为"百花之相",因每年谷雨之前,芍药继牡丹开放之后开放。 牡丹的根皮入药称为牡丹皮;芍药的根入药名称却有白芍和赤芍之分,赤芍为芍药和川赤芍的根,晒干后生用;白芍为芍药的根,去皮煮后入药。 赤芍属于清热凉血药,白芍属于补血药。

水牛角 Shuiniujiao
《名医别录》

【来源】本品为牛科动物水牛 *Bubalus bubalis* Linnaeus 的角。取角后,水煮,去角塞,干燥。镑片或锉粉用。

【处方用名】水牛角、水牛角片、水牛角粉、牛角、牛角片、牛角灰、牛角粉。

【性味归经】苦,寒。归心、肝经。

【功效】清热凉血,解毒,定惊。

【应用】

1. **温病高热、惊风抽搐**　本品能清泄营血之热。常作为犀角的替代品,用于温病高热、神昏谵语、惊风抽搐,常与羚羊角、钩藤等同用。

2. **热毒斑疹、血热吐衄**　本品能凉血止血。常与地黄、赤芍、牡丹皮等同用。治外伤出血,可锉末外敷。

3. **疮痈、喉痹**　本品既清热解毒,又凉血消肿。治疮痈红肿,多与连翘、金银花等配伍。治热毒喉痹咽痛,常与玄参、桔梗等同用。

【用法与用量】煎服,15~30g,宜先煎;或锉末冲服。

点滴积累　∨

1. 清热凉血药多为甘苦咸寒之品,均能入血分而清营凉血,用于热入营血证。
2. 在异同比较中掌握功用近似的药物。①地黄和玄参均能清热凉血滋阴,常相须用于热入营血证和阴伤津亏证。但地黄苦中有甘,滋阴优于玄参,多用于阴血不足证;玄参味苦兼咸,降火之力强于地黄,多用于咽喉肿痛。②牡丹皮与赤芍均能清热凉血,活血散瘀。但牡丹皮清热凉血优于赤芍,且能透阴分伏热,故可虚实两清;赤芍仅能用于血分实热,但其活血化瘀之功优于牡丹皮。
3. 注意水牛角的作用及其用法。

第五节　清虚热药

青蒿 Qinghao
《神农本草经》

【来源】为菊科植物黄花蒿 *Artemisia annua* L. 的干燥地上部分。秋季花盛开时采割。阴干。切段,生用。

【处方用名】青蒿、香蒿、香青蒿、青蒿梗、黄花蒿、草蒿、白染艮。

【性味归经】苦、辛,寒。归肝、胆经。

【功效】清热截疟,退虚热,凉血,解暑。

【应用】

1. **热邪伤阴、夜热早凉**　本品苦寒,辛香透散,善透阴分伏热,用于温病后期邪热伤阴、夜热早凉、热退无汗,常与鳖甲等同用,如青蒿鳖甲汤。

2. **阴虚发热**　本品能退蒸除热。治骨蒸劳热、五心烦热,常与鳖甲、知母、秦艽等同用,如清骨散。

3. **暑热外感**　本品清解暑热,用于暑天发热无汗或有汗,常与荷叶、藿香、滑石等同用。

4. **疟疾**　本品是治疟疾之良药,可单用鲜品捣汁服;或配黄芩、半夏等,如蒿芩清胆汤。

【用法用量】煎服,6~12g,后下;或鲜用绞汁,不宜久服。外用适量,涂敷或煎水洗。

【使用注意】脾胃虚寒泄泻者慎用。

知识链接

青蒿素的研究

　　青蒿素是从青蒿中提取的含倍半萜内酯类的药物,是我国科学家研制的特效抗疟药。青蒿素是抗疟活性单体,20世纪70年代分离提取成功,随后其分子结构和绝对构型得到确认,其具有高效、低毒、速效、用法简便等优点。但青蒿素在体内半衰期短，疾病易复发，故制成抗疟效价更高、性能更优的衍生物成为科学家的研究动力。1986 年、1987 年蒿甲醚油针剂、青蒿琥酯钠盐的水针剂和青蒿素栓剂作为一类新药在我国获得批准生产，蒿甲醚抗疟效价是青蒿素的 6 倍。1995 年蒿甲醚率先载入国际药典，这是我国研制的新药首次获得国际认可，至今已生产出 5 个抗疟新药 9 种剂型，并销往世界各国。

我国科学家屠呦呦从中医古籍里得到启发，在提取方法改进的基础上，首先发现了中药青蒿的提取物有高效抑制疟原虫的成分，在抗疟疾新药青蒿素的研发中，起到关键性作用。因这一发现在全球范围内挽救了数以百万人的生命，于 2015 年获得诺贝尔生理学或医学奖。

地骨皮 Digupi
《神农本草经》

【来源】为茄科植物枸杞 *Lycium chinense* Mill. 或宁夏枸杞 *Lycium barbarum* L. 的干燥根皮。春初或秋后采挖。剥取根皮，晒干。切段，生用。

【处方用名】地骨皮、骨皮。

【性味归经】甘，寒。归肺、肝、肾经。

【功效】凉血退蒸，清泄肺热。

▶ 课堂活动

地骨皮与牡丹皮功效、应用有何异同？

【应用】

1. **阴虚骨蒸、潮热盗汗**　本品能退热除蒸，凉血清热，长于除有汗之骨蒸。治盗汗骨蒸，肌瘦潮热，常与鳖甲、秦艽等配伍，如秦艽鳖甲散。治阴虚内热，虚劳骨蒸，心烦盗汗，常与银柴胡、知母等同用，如清骨散。

2. **肺热咳喘**　本品善清肺热。治肺火郁结，咳嗽气喘，常与桑白皮、甘草等同用，如泻白散。

3. **血热吐衄、尿血**　本品能清热凉血。治血热妄行的吐血、衄血、尿血诸证，可单味煎服，或配伍白茅根、大蓟、茜草等凉血止血药。

此外，本品还能泄热而生津止渴，治内热消渴，常与地黄、天花粉、麦冬等同用。

【用法用量】煎服，9~15g。外用适量。

【使用注意】①虚寒患者慎服；②本品引邪入里，咳喘有表邪者慎服。

银柴胡 Yinchaihu
《本草纲目》

【来源】为石竹科植物银柴胡 *Stellaria dichotoma* L. var. *lanceolata* Bge. 的干燥根。春、夏间植株萌发或秋后枝叶枯萎时采挖。晒干。生用。

【处方用名】银柴胡、银胡。

【性味归经】甘,微寒。归肝、胃经。

【功效】退虚热,清疳热。

【应用】

1. **阴虚发热、骨蒸盗汗** 本品平和,无寒苦伤阴之弊,为退虚热除骨蒸之佳品。常配地骨皮、青蒿等同用,如清骨散。

2. **小儿疳积发热** 本品能清虚热,除疳热。常与党参、鸡内金等健脾消食药同用。

【用法用量】煎服,3~10g。

【使用注意】外感风寒、血虚无热者忌服。

<h3 style="text-align:center">胡黄连 Huhuanglian</h3>
《新修本草》

【来源】为玄参科植物胡黄连 *Picrorhiza scrophulariiflora* Pennell 的干燥根茎。秋季地上部分枯萎时采挖。晒干。切薄片或用时捣碎。生用。

【处方用名】胡黄连、胡连。

【性味归经】苦,寒。归肝、胃、大肠经。

【功效】清湿热,退虚热,除疳热。

【应用】

1. **阴虚发热、骨蒸潮热** 本品退热之功似银柴胡而力较强,治阴虚发热、骨蒸潮热,常与银柴胡、地骨皮、知母等同用,如清骨散。

2. **小儿疳积发热** 本品除疳热,又清胃肠湿热,用于小儿食积、脾胃损伤、腹胀体瘦、泻痢发热,常与白术、山楂、党参等同用,如肥儿丸。

3. **湿热泻痢、痔疮肿痛** 本品有似黄连的燥湿清热解毒之功而弱之,可用治湿热泻痢、痔疮肿痛,单用有效,与乌梅、灶心土配伍治血痢;同鹅胆汁调和,外涂可治痔疮肿痛,与刺猬皮、麝香为丸内服治痔疮。

【用法用量】煎服,3~10g。

【使用注意】脾胃虚寒者慎用。

点滴积累

1. 清虚热药大多甘寒,入肝、肾经,善清虚热、退骨蒸,主要适用于阴虚发热,或热病后期,夜热早凉。

2. 青蒿味辛善散,长于清透阴分伏热,多用于热病阴伤之夜热早凉;又能截疟、解暑,治疟疾寒热、暑热烦渴。 青蒿为治疟之要药。

3. 地骨皮清虚热,用于肝肾阴虚骨蒸潮热、小儿疳积发热。 尚可清实热,能凉血热,清肺降火,用于血热出血和肺热咳嗽。

4. 银柴胡、胡黄连均能清虚热、除疳热,治阴虚发热、小儿疳热。 其中银柴胡为清虚热、除疳热专药。 胡黄连兼清湿热,常治湿热泻痢、痔疮肿痛。

本章其他清热药,见表 6-1。

表 6-1　其他清热药

分类	药名	性味归经	功效应用	用法用量
清热泻火药	淡竹叶	甘、淡,寒;心、胃、小肠经	清热泻火,除烦止渴,利尿通淋。用于烦热口渴、口舌生疮;小便不利、淋涩疼痛	煎服,6～10g
	谷精草	辛、甘,平;肝、肺经	疏风清热,明目退翳。用于目赤肿痛、羞明多泪、目生翳膜	煎服,5～10g
	密蒙花	甘,微寒;肝经	清肝,养肝明目,退翳。用于肝热目赤、羞明多泪、目昏生翳、肝虚目暗、视物昏花	煎服,3～9g
	青葙子	苦,微寒;肝经	清肝泻火,明目退翳。用于肝火上炎、目赤肿痛、目生翳膜	煎服,9～15g
清热燥湿药	秦皮	苦、涩,寒;肝、胆、大肠经	清热解毒燥湿,清肝明目。用于湿热泻痢、湿热带下、目赤肿痛、生翳	煎服,6～12g
	白鲜皮	苦,寒;脾、胃、膀胱经	清热解毒,除湿止痒。用于湿热疮疹、黄水淋漓、皮肤瘙痒、黄疸尿赤、风湿热痹	煎服,5～10g;外用适量
清热解毒药	青黛	咸,寒;肝经	清热解毒,凉血消肿,泻火定惊。用于肝热惊风、肺热咳嗽,或肝火犯肺之咳嗽、血热发斑、吐衄、痄腮、喉痹、疮痈等。外用治疗湿疹、湿疮	1～3g,入丸散冲服;外用适量调敷患部
	野菊花	苦、辛,微寒;肝、心经	清热解毒,泻火平肝。用于疔疮痈肿、目赤肿痛、头痛眩晕	9～15g;外用适量,煎汤外洗或制膏外涂
	败酱草	辛、苦,微寒;胃、大肠、肝经	清热解毒,消痈排脓,祛瘀止痛。用于肠痈腹痛、肺痈吐脓、痈肿疮毒、产后瘀阻腹痛	6～15g;外用适量,鲜品捣敷
	白花蛇舌草	微苦、甘,寒;胃、大肠、膀胱经	解毒消痈,清热利湿,抗癌。用于痈肿疮毒、热毒咽喉肿痛、毒蛇咬伤、热淋涩痛、癌症	15～60g;外用适量
	鸦胆子	苦,寒;小毒;大肠、肝经	清热解毒止痢,截疟,腐蚀赘疣。用于热毒痢疾、血痢、疟疾;外治赘疣、鸡眼	治疗疟疾每次10～15粒,治疗痢疾每次10～30粒或0.5～2g,龙眼肉或胶囊包裹吞服;外用适量
	重楼	苦,微寒;小毒;肝经	清热解毒,消肿止痛,凉肝定惊。用于痈肿疮疡、虫蛇咬伤、外伤出血、跌仆伤痛、肝热生风、惊风、癫痫	3～9g;外用适量
	红藤	苦,平;肝、大肠经	清热解毒,活血,祛风止痛。用于肠痈、痈肿、跌打损伤、痛经、经闭、风湿痹痛	10～15g

续表

分类	药名	性味归经	功效应用	用法用量
	马勃	辛,平;肺经	清肺,利咽,解毒,止血。用于咽喉肿痛、咳嗽失音、吐血、衄血、外伤出血	2~6g;外用适量
	拳参	苦、涩,微寒;肺、肝、大肠经	清热解毒,止血,息风。用于泻痢、肺热咳嗽、痈肿、瘰疬、烫伤、蛇虫咬伤、血热吐衄、便血、外伤出血、高热惊搐	5~10g
	白蔹	苦,微寒;心、胃经	清热解毒,消痈散结,敛疮生肌。用于疮痈肿毒、瘰疬、烧烫伤	5~10g;外用适量,研末外敷
	漏芦	苦,寒;胃经	清热解毒,消痈下乳,舒筋通脉。用于疮痈肿痛、瘰疬疮毒、乳痈初起、乳汁不通、湿痹拘挛	5~9g
	山慈菇	甘、微辛,凉;肝、脾经	清热解毒,消痈散结。用于痈疽发背、疔肿恶疮、瘰疬结核	3~9g;外用适量
	四季青	苦、涩,凉;肺、大肠、膀胱经	清热解毒,凉血止血,敛疮。用于烧伤、疮疡、下肢溃疡、湿疹、外伤出血	15~60g;外用适量,鲜品捣敷或干粉撒敷
	金荞麦	微辛、涩,凉;肺经	清热解毒,排脓祛瘀。用于肺痈,瘰疬,疮疖,毒蛇咬伤;肺热咳嗽、咽喉肿痛;疳积消瘦	15~45g,用水或黄酒隔水密闭炖服;外用适量
	地锦草	辛,平;肝、大肠经	清热解毒,凉血止血,利湿退黄。用于泻痢、痈肿、毒蛇咬伤;便血、尿血、崩漏、外伤出血;湿热黄疸、热淋	9~20g;外用适量
	半边莲	辛,平;心、小肠、肺经	清热解毒,利尿消肿。用于毒蛇咬伤、蜂蝎刺蜇、痈肿疔毒;水肿、臌胀;湿热黄疸、湿疹湿疮	9~15g;外用适量,鲜品捣敷
清热凉血药	紫草	甘、咸,寒;心、肝经	凉血活血透疹,解毒疗疮。用于麻疹疹出不透、温病发斑;疮疡、湿疹、阴痒及烫伤	5~10g;外用适量,多熬膏或植物油浸泡涂搽
清虚热药	白薇	苦、咸,寒;胃、肝、肾经	清退虚热,清热凉血,利尿通淋,解毒疗疮。用于阴虚发热、产后虚热;温病热入营血;热淋、血淋;疮痈肿毒、咽喉肿痛、毒蛇咬伤	5~10g

复习导图

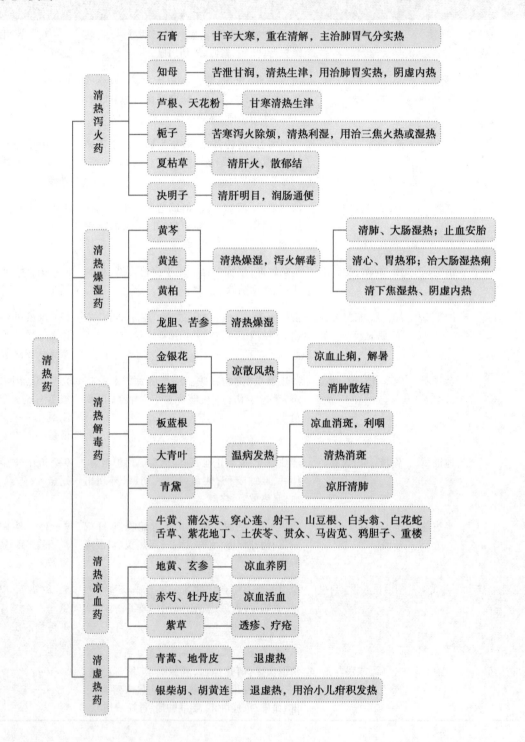

石膏 —— 甘辛大寒，重在清解，主治肺胃气分实热

知母 —— 苦泄甘润，清热生津，用治肺胃实热，阴虚内热

芦根、天花粉 —— 甘寒清热生津

栀子 —— 苦寒泻火除烦，清热利湿，用治三焦火热或湿热

夏枯草 —— 清肝火，散郁结

决明子 —— 清肝明目，润肠通便

清热泻火药

黄芩
黄连   清热燥湿，泻火解毒
黄柏

清肺、大肠湿热；止血安胎

清心、胃热邪；治大肠湿热痢

清下焦湿热、阴虚内热

龙胆、苦参 —— 清热燥湿

清热燥湿药

金银花
连翘   凉散风热

凉血止痢，解暑

消肿散结

板蓝根
大青叶   温病发热
青黛

凉血消斑，利咽

清热消斑

凉肝清肺

牛黄、蒲公英、穿心莲、射干、山豆根、白头翁、白花蛇舌草、紫花地丁、土茯苓、贯众、马齿苋、鸦胆子、重楼

清热解毒药

地黄、玄参 —— 凉血养阴

赤芍、牡丹皮 —— 凉血活血

紫草 —— 透疹、疔疮

清热凉血药

青蒿、地骨皮 —— 退虚热

银柴胡、胡黄连 —— 退虚热，用治小儿疳积发热

清虚热药

清热药

目标检测

一、单项选择题

1. 清热药的主要功效是(　　　)

A. 清热泻火   B. 清热燥湿   C. 清解里热

D. 清热凉血   E. 清退虚热

2. 既能清热泻火,又能除骨蒸的是(　　　)

A. 知母   B. 地黄   C. 栀子

D. 青蒿   E. 牡丹皮

3. 具有"疮家圣药"之称,善治阳性疮疡的是(　　　)

A. 连翘   B. 鱼腥草   C. 菊花

D. 金银花   E. 牛蒡子

4. 能凉血利咽,善治咽喉肿痛的是(　　　)

A. 青蒿   B. 地黄   C. 青黛

D. 大青叶   E. 板蓝根

5. 既能清虚热,又能截疟的是(　　　)

A. 知母   B. 青蒿   C. 柴胡

D. 鸦胆子   E. 牡丹皮

6. 既能凉血退蒸,又善清肺降火的是(　　　)

A. 黄柏   B. 知母   C. 黄芩

D. 芦根   E. 地骨皮

7. 可治疗邪在少阳之寒热往来的是(　　　)

A. 黄芩   B. 黄连   C. 黄柏

D. 板蓝根   E. 穿心莲

8. 用于胃火牙痛、心火亢盛之口舌生疮的是(　　　)

A. 黄芩   B. 龙胆   C. 黄柏

D. 黄连   E. 淡竹叶

9. 用于治疗热扰胎元之胎动不安的是(　　　)

A. 黄柏   B. 黄连   C. 黄芩

D. 栀子   E. 夏枯草

10. 不入汤剂,只入丸散的是(　　　)

A. 石膏   B. 牛黄   C. 水牛角

D. 苦参   E. 天花粉

二、简答题

1. 简述清热药的分类及各类药的性能主治,每类列举 2 味药物。

2. 比较石膏与知母,黄芩、黄连与黄柏,金银花与连翘功效主治的异同。

三、实例分析

1. 林某,女,35 岁。腹泻年余,近 10 几天来症状加重,常凌晨腹泻,手足不温,脘腹冷痛,喜温喜按,不思饮食。处方:白头翁 12g　马齿苋 6g　黄连 9g　秦皮 6g　升麻 6g　黄芩 9g 等。水煎服,日两次,100ml/次。

试简要分析此处方合适与否,为什么?

2. 秦某,女,64 岁。夜间睡眠时出汗热醒 3 年余,形体消瘦、手足心热、心中烦热、脖子后面发热,常伴口舌生疮、便干、舌红少津、脉细数。

请结合中医药理论分析患者可选用清热药中的哪些药物组方。

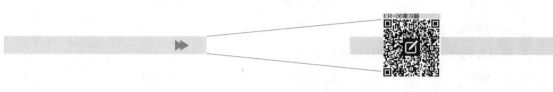

（赵珍东）

第七章

泻下药

导学情景 ∨

情景描述：

在日常生活中，有一些耳熟能详的电视广告，如"排除毒素，一身轻松""快给你的肠子洗洗澡吧"。这些广告宣传的产品都使用了"通便排毒、降脂养颜"的卖点，产品中多含有大黄、番泻叶、决明子等具泻下作用的药物。

学前导语：

大黄、番泻叶、决明子是日常生活中比较常用的泻下通便药物，那么这些药物除了泻下作用，还有没有其他作用？其临床应用如何？临床常使用的泻下药还有哪些呢？

凡是以通便泻热，攻积逐水为主要作用，治疗里实证的药物，称为泻下药。

泻下药多为沉降之品，主入大肠经。主要具有泻下通便及峻下逐水等作用。适用于大便秘结，胃肠积滞，实热内结及水肿停饮等里实证。

根据泻下药作用和适应证的不同，可分为攻下药、润下药及峻下逐水药。其中，峻下逐水药作用最强，攻下药次之，润下药较为缓和。

1. **攻下药**　多具苦寒之性，主入胃、大肠经。既有较强的攻下通便作用，又有清热泻火之效。主要适用于大便秘结、燥屎坚结及实热积滞之证。常配行气、清热药以加强泻下清热作用。部分药通过配伍温里药，也可用于寒积便秘。

2. **润下药**　多为富含油脂的植物种仁类药材，味甘质润，多入脾、大肠经，能润滑大肠，促使排便而不致峻泻。适用于年老体弱、久病、产后等津亏、阴虚、血虚便秘者。使用时根据不同病情，配伍清热养阴、行气、补血药同用。

3. **峻下逐水药**　大多苦寒有毒，药力峻猛，服药后能引起剧烈腹泻，有的兼能利尿，能使体内潴留的水饮通过二便排出体外，消除肿胀。适用于水肿、胸腹积水及痰饮喘满等邪实而正气未衰之证。

使用泻下药时，应注意：①首先分清表里虚实。里实兼表者，当先解表后攻里或表里双解，以免表邪内陷；里实而正虚者，应与补益药同用，攻补兼施，使攻邪而不伤正。②攻下、峻下类药物泻降力猛，或具有毒性，易败胃伤正，因此，使用本类药物时应严格炮制法度，控制用量，奏效即止，慎勿过剂。③年老体虚、脾胃虚弱者当慎用。④妇女胎前产后及月经期应当慎用或忌用。

第一节　攻下药

大黄 Dahuang
《神农本草经》

【来源】为蓼科植物掌叶大黄 *Rheum palmatum* L.、唐古特大黄 *Rheum tanguticum* Maxim. ex Balf. 或药用大黄 *Rheum officinale* Baill. 的干燥根及根茎。秋末茎叶枯萎或次春发芽前采挖,除去细根,刮去外皮,切瓣或段干燥。

【处方用名】生大黄、酒大黄、熟大黄、大黄炭。

【性味归经】苦,寒。归脾、胃、大肠、肝、心包经。

【功效】泻下攻积,清热泻火,凉血解毒,逐瘀通经,利湿退黄。

【应用】

1. **积滞便秘**　本品有较强的泻下作用,能荡涤肠胃,推陈致新,为治疗积滞便秘之要药。又因其苦寒沉降,善能泄热,故实热便秘尤为适宜。①常与芒硝、厚朴、枳实配伍,以增强泻下攻积之力,为急下之剂,用治阳明腑实证,如大承气汤;②若大黄用量较轻,与麻仁、杏仁、蜂蜜等润肠药同用,则泻下力缓和,如麻子仁丸。

2. **血热吐衄、目赤咽痛**　本品苦降,能使上炎之火下泄,又具清热泻火,凉血止血之功。①常与黄连、黄芩同用,治血热妄行之吐血、衄血、咯血,如泻心汤。现代临床单用大黄粉治疗上消化道出血,有较好疗效。②若与黄芩、栀子等药同用,还可治火热上炎所致的目赤、咽喉肿痛、口舌生疮等,如凉膈散。

3. **热毒疮疡、烧烫伤**　本品内服外用均可。内服能清热解毒,并借其泻下通便作用,使热毒下泄。①治热毒痈肿疔疮,常与金银花、蒲公英、连翘等同用;②治疗肠痈腹痛,可与牡丹皮、桃仁、芒硝等同用,如大黄牡丹汤;③治烧烫伤,可单用粉,或配地榆粉,用麻油调敷患处。

4. **瘀血证**　本品有较好的活血逐瘀通经作用,其既可下瘀血,又清瘀热,为治疗瘀血证的常用药物。①治跌打损伤、瘀血肿痛,常与当归、红花、穿山甲等同用,如复元活血汤;②治妇女瘀血经闭,可与桃核、桂枝等配伍,如桃核承气汤。

5. **湿热痢疾、黄疸、淋证**　本品具有泻下通便,导湿热外出之功,故可用治湿热蕴结之证。①如治肠道湿热积滞的痢疾,单用一味大黄即可见效,或与黄连、黄芩、白芍等同用;②治湿热黄疸,常配茵陈、栀子,如茵陈蒿汤;③治湿热淋证,常配木通、车前子、栀子等,如八正散。

▶ **课堂活动**

大黄为什么被称为"将军"?

【用法用量】煎服,3～15g。外用适量。攻下者宜生用,入汤剂应后下,或开水泡服,久煎则泻下力减弱;酒炙大黄泻下力较弱,活血作用较好,宜用于瘀血证;大黄炭则多用于出血证。

【使用注意】①本品为峻烈攻下之品,易伤正气,如非实证,不宜妄用;②本品苦寒,易伤胃气,脾胃虚弱者慎用;③本品性沉降,且善活血祛瘀,故妇女怀孕、月经期、哺乳期应忌用。

案例分析

案例

郭某,男,52岁,教师。 患者形体瘦高,精神饱满,因失眠多日,自认为是体虚,即购买人参蜂皇浆,泡红参水代茶饮,一周后鼻出血不止即住院治疗。 经五官科对症止血治疗后大量出血即止住,但始终渗血不止,即邀中医师会诊,建议用生大黄6g泡水服,停用止血药和蜂皇浆及红参水。 第二天即未见渗血,后多年无此现象。

分析

患者形瘦而精神爽,气旺盛而补气致鼻出血。 中医师以生大黄泻之,破气,降火而获效,故古人云:"人参杀人无过,大黄救人无功"是也。

芒硝 Mangxiao
《名医别录》

【来源】 为含硫酸钠的天然矿物经精制而成的结晶体。主含含水硫酸钠($Na_2SO_4 \cdot 10H_2O$)。

【处方用名】 芒硝、皮硝、元明粉、玄明粉。

【性味归经】 咸、苦,寒。归胃、大肠经。

【功效】 泻下攻积,润燥软坚,清火消肿。

【应用】

1. **积滞便秘** 本品能泻下攻积,且性寒清热,味咸润燥软坚,对实热积滞,大便燥结者尤为适宜。常与大黄相须为用,以增强泻下通便作用,如大承气汤、调胃承气汤。近来临床亦常用于胆石症腹痛便秘者。

2. **咽痛、口疮、目赤及痈疮肿痛** 本品外用有清热消肿作用,为外科、五官科常用之品。①治咽喉肿痛、口舌生疮,可与硼砂、冰片、朱砂同用,如成药冰硼散,或以芒硝置西瓜中制成的西瓜霜,如西瓜霜含片;②治目赤肿痛,可用芒硝置豆腐上化水或用玄明粉配制眼药水,外用滴眼;③治乳痈初起,可用本品化水或用纱布包裹外敷;④治肠痈初起,可与大黄、大蒜同用,捣烂外敷;⑤治痔疮肿痛,可单用本品煎汤外洗。

【用法用量】 一般不入煎剂,待汤剂煎得后,冲入药汁内或开水溶化后服,6~12g。外用适量。

【使用注意】 虚证及孕妇忌用,不宜与硫黄、三棱同用。

知识链接

芒硝的不同加工品

芒硝因加工不同,有皮硝、芒硝、元明粉（玄明粉）之分。 将天然产品用热水溶解,滤过,放冷析出结晶,称朴硝或皮硝,其杂质较多,泻下最烈;再取萝卜洗净切片,置锅内加水与皮硝共煮,取上层液,放冷析出结晶,即芒硝,本品较纯,作用稍缓;芒硝经风化失去结晶水而成白色粉末称玄明粉或元明粉,该品最为纯净,作用也最为缓和,多作口腔、眼科外用药。

番泻叶 Fanxieye
《饮片新参》

【来源】 为豆科植物狭叶番泻 *Cassia angustifolia* Vahl. 或尖叶番泻 *C. acutifolia* Delile. 的干燥小叶。常于9月采收,晒干,生用。

【处方用名】 番泻叶。

【性味归经】 甘、苦,寒。归大肠经。

【功效】 泻热行滞,通便,利水。

【应用】

1. **热结便秘**　本品苦寒降泄,有泻下导滞作用。适用于热结便秘,习惯性便秘及老年便秘。大多单味泡服,小剂量可起缓泻作用,大剂量则可攻下,如番泻叶袋泡茶。

2. **腹水肿胀**　本品能泻下行水消胀,用于腹水肿胀,单味泡服,或与牵牛子、大腹皮同用。

【用法用量】 温开水泡服,1.5~3g;煎服,2~6g,宜后下。

【使用注意】 妇女哺乳期、月经期及孕妇忌用。大剂量服用,有恶心、呕吐、腹痛等副作用。

芦荟 Luhui
《药性论》

【来源】 为百合科植物库拉索芦荟 *Aloe barbadensis* Miller、好望角芦荟 *Aloe ferox* Miller 或其同属近缘植物叶的汁液浓缩干燥物。全年可采收加工。切成小块,生用。

【处方用名】 芦荟。

【性味归经】 苦,寒。归肝、胃、大肠经。

【功效】 泻下通便,清肝泻火,杀虫疗疳。

【应用】

1. **热结便秘**　本品既能泻下通便,又能清肝火,除烦热。治热结便秘,兼见心肝火旺、烦躁失眠之证,常与朱砂同用,如更衣丸。

2. **肝经实火证**　本品有较好的清肝火作用。用治肝经火旺之便秘溲赤、烦躁易怒等证,常与龙胆、栀子、青黛等同用,如当归芦荟丸。

3. **小儿疳积**　有杀虫疗疳之功,常与人参、使君子等配伍,如肥儿丸。

此外,取其杀虫之功,可外用治疗癣疮。

【用法用量】 2~5g,宜入丸散。外用适量,研末敷患处。

【使用注意】 脾胃虚弱、食少便溏及孕妇忌用。

点滴积累 ∨ ....

1. 攻下药多具苦寒之性,有较强的攻下通便作用,兼清热泻火之效。主要适用于大便秘结、燥屎坚结及实热积滞之证。

2. 在异同比较中掌握功用相似的药物。如芒硝、大黄常相须用治肠燥便秘。然大黄味苦泻下力强,为治热结便秘之主药;芒硝味咸,可软坚泻下,善除燥屎坚结。

3. 注意本节中药性峻烈的大黄、番泻叶与芦荟的用法用量,以及药物大黄的使用注意。

第二节　润下药

火麻仁 Huomaren
《神农本草经》

【来源】　为桑科植物大麻 *Cannabis sativa* L. 的干燥成熟果实。秋季采收,晒干。生用或炒用,用时打碎。

【处方用名】　火麻仁、麻子仁、炒火麻仁。

【性味归经】　甘,平。归脾、胃、大肠经。

【功效】　润肠通便。

【应用】　肠燥便秘。适用于老人、产妇及体弱津血不足的肠燥便秘证。单用有效。临床亦常与郁李仁、瓜蒌仁、紫苏子、苦杏仁等润肠通便药同用,或与大黄、厚朴等配伍,以加强通便作用,如麻子仁丸。

【用法用量】　煎服,10~15g。

郁李仁 Yuliren
《神农本草经》

【来源】　为蔷薇科植物欧李 *Prunus humilis* Bge. 、郁李 *Prunus japonica* Thunb. 或长柄扁桃 *Prunus pedunculata* Maxim. 的干燥成熟种子。夏、秋采收,除去果肉及核壳,取出种子,晒干。生用或炒用。

【处方用名】　郁李仁、炒郁李仁。

【性味归经】　辛、苦、甘,平。归脾、大肠、小肠经。

【功效】　润肠通便,利水消肿。

【应用】

1. **肠燥便秘**　本品润肠通便作用类似火麻仁而较强,且润中兼可行大肠之气滞。常与火麻仁、柏子仁、杏仁等润肠药同用,用于大肠气滞、肠燥便秘之证,如五仁丸。

2. **水肿胀满及脚气浮肿**　本品能利水消肿,可与桑白皮、赤小豆等利水消肿药同用。

【用法用量】　煎服,6~10g。

【使用注意】　孕妇慎用。

点滴积累　∨

1. 润下药多以植物种仁入药,味甘质润,都能润肠通便,凡因津血不足所致肠燥便秘即可选用。

2. 在异同比较中掌握功用相似的药物。 如火麻仁甘平油润,又兼补虚;郁李仁则苦降散润,又兼行气,利水消肿,以肠燥兼气滞者用之为宜,还治水肿、脚气,兼便秘者尤佳。 郁李仁润下作用较火麻仁强,孕妇慎用。

第三节　峻下逐水药

甘遂 Gansui
《神农本草经》

【来源】为大戟科植物甘遂 *Euphorbia kansui* T. N. Liou ex T. P. Wang 的干燥块根。春、秋季采挖,去外皮,晒干。生用或醋炙用。

【处方用名】生甘遂、醋甘遂。

【性味归经】苦,寒;有毒。归肺、肾、大肠经。

【功效】泻水逐饮,消肿散结。

【应用】

1. **水肿、臌胀、胸胁停饮**　本品苦寒性降,善行经隧之水湿,泻下逐饮力峻,服药后可连续泻下。凡水肿、大腹臌胀、胸胁停饮,正气未衰者,均可用之。多与京大戟、芫花等配伍,如十枣汤,亦可单用。

2. **风痰癫痫**　本品尚有逐痰涎作用。临床上以甘遂为末,入猪心煨后,与朱砂末为丸服,可用于风痰癫痫之证,如遂心丹。

3. **疮痈肿毒**　本品外用能消肿散结,治疮痈肿毒,可用甘遂末水调外敷。

【用法用量】炮制后多入丸散服,0.5~1.5g。外用适量,生用。

【使用注意】①本品峻下有毒,内服不可过量,中病即止。生甘遂作用较强,毒性亦较大,醋制后其泻下作用和毒性均有减轻;②虚弱者及孕妇忌用。③不宜与甘草同用。

知识链接

甘遂的现代研究

甘遂临床用于治疗肝腹水,并可镇痛、抗病毒、抗生育和抗肿瘤。因其毒性及刺激性,须醋炙后方可入药。对甘遂炮制,《中国药典》只是明确了以30%醋炙炒干为佳,对炒干过程中火候无要求,而研究表明对醋浸润过的甘遂采用文火炒干和武火炒干对其成分变化会有显著影响,其中武火炮制过程中,加热温度高,时间短,对有毒成分的破坏更大。

京大戟 Jingdaji
《神农本草经》

【来源】为大戟科植物大戟 *Euphorbia pekinensis* Rupr. 的干燥根。春、秋季采挖,晒干。生用或醋煮用。

【处方用名】京大戟、醋大戟。

【性味归经】苦,寒;有毒。归肺、脾、肾经。

【功效】泻水逐饮,消肿散结。

【应用】

1. **水肿、臌胀、胸胁停饮**　本品泻水逐饮作用类似甘遂而稍逊,偏行脏腑之水湿。多治水肿、臌胀,正气未衰者,多与甘遂、芫花等逐水药同用,如十枣汤;治疗痰饮停于胸膈、胁下,常与甘遂、白芥子同用,如控涎丹。

2. **痈肿疮毒、瘰疬痰核**　本品能消肿散结,内服外用均可。治热毒痈肿疮毒,可鲜用捣烂外敷;治颈项间痈疽,配当归、白术、生半夏为丸服;治痰火凝聚的瘰疬痰核,可用大戟与鸡蛋同煮,食鸡蛋。

【用法用量】煎服,1.5~3g;入丸散服,每次1g。外用适量,生用。内服醋制用,以减低毒性。

【使用注意】①虚弱者及孕妇忌用;②不宜与甘草同用。

【附药】

红大戟　为茜草科植物红大戟的干燥根。又名红芽大戟、广大戟。性味、功用与京大戟略同。但京大戟泻下逐水力强,红大戟消肿散结力胜。内服亦需醋制。

芫花 Yuanhua
《神农本草经》

【来源】为瑞香科植物芫花 *Daphne genkwa* Sieb. et Zucc. 的干燥花蕾。春季花未开放前采摘,晒干。生用或醋制用。

【处方用名】芫花、醋芫花。

【性味归经】苦、辛,温;有毒。归肺、脾、肾经。

【功效】泻水逐饮,祛痰止咳,杀虫疗疮。

【应用】

1. **胸胁停饮、水肿、臌胀**　本品泻水逐饮作用与甘遂、京大戟相似而力稍逊,且以泻胸胁水饮,并能祛痰止咳见长。故适用于胸胁停饮所致的喘咳、胸胁引痛及水肿、臌胀等证。常与甘遂、京大戟等同用。

2. **咳嗽痰喘**　可单用或与大枣煎服。近代有用醋制芫花的粉剂及苯制芫花的提取液,以防治慢性支气管炎,有良效。

3. **头疮、白秃、顽癣及痈肿**　本品外用能杀虫疗疮,用治头疮、白秃、顽癣及痈肿,可单用研末,或配雄黄研末,猪脂调膏外涂。

【用法用量】煎服,1.5~3g;入丸散服,每次0.6g。外用适量。内服醋制用,以降低毒性。

【使用注意】①虚弱者及孕妇忌用;②不宜与甘草同用。

牵牛子 Qianniuzi
《名医别录》

【来源】为旋花科植物裂叶牵牛 *Pharbitis nil*(L.)Choisy 或圆叶牵牛 *Pharbitis purpurea*(L.)Voigt 的干燥成熟种子。秋末果实成熟、果壳未开裂时采收,晒干。生用或炒用,用时捣碎。

【处方用名】牵牛子、炒牵牛子。

【性味归经】苦,寒;有毒。归肺、肾、大肠经。

【功效】泻下通便,消痰涤饮,杀虫攻积。

【应用】

1. 水肿、臌胀　本品苦寒,其性降泄,能通利二便以排泄水湿,其逐水作用虽较甘遂、京大戟、芫花稍缓,但仍属有毒峻下之品。治水肿,臌胀正气未衰者,可单用研末服,也可与甘遂、京大戟等同用。

2. 痰饮喘咳　本品能泻肺气,逐痰饮,用治肺气壅滞,痰饮咳喘、面目浮肿者,可与大黄、槟榔为末服,如牛黄夺命散。

3. 虫积腹痛　本品能去积杀虫,并可借其泻下通便作用以排出虫体。治蛔虫、绦虫及虫积腹痛者,可与槟榔、使君子同用,研末送服,以增强去积杀虫之功。

【用法用量】煎服,3~6g;入丸散服,每次 1.5~3g。本品炒用药性减缓。用时捣碎。

【使用注意】孕妇忌用。不宜与巴豆、巴豆霜同用。

巴豆 Badou
《神农本草经》

【来源】为大戟科植物巴豆 *Croton tiglium* L. 的干燥成熟果实。秋季果实成熟时采收。用仁或制霜。

【处方用名】巴豆、巴豆霜。

【性味归经】辛,热;有大毒。归胃、大肠经。

【功效】峻下冷积,逐水退肿,豁痰利咽,外用蚀疮。

【应用】

1. 寒积便秘　本品辛热,能峻下冷积,适用于寒积便秘。可单用巴豆霜装入胶囊服,或配大黄、干姜制丸服,如三物备急丸。

2. 腹水臌胀　本品峻泻,有较强的逐水退肿作用。用治腹水臌胀,可用巴豆配杏仁为丸服。近代用本品配绛矾、神曲为丸,即含巴绛矾丸,用治晚期血吸虫病肝硬化腹水。

3. 喉痹痰阻　本品能祛痰利咽以利呼吸,可治喉痹痰涎壅塞气道,呼吸困难,甚则窒息欲死者;近代用于白喉及喉炎引起喉梗阻,用巴豆霜吹入喉部,使梗阻症状得以缓解。此外,小儿痰壅、乳食停积,甚则惊悸者,可用本品峻药轻投,可祛痰、消积,常与胆南星、朱砂、六神曲等同用,如成药万应保赤散。

4. 痈肿未溃、疥癣恶疮　外用有蚀腐肉,疗疮毒作用。治痈肿成脓未溃者,常与乳香、没药等熬膏外敷,以促其破溃,如咬头膏;治疥癣、恶疮,单用本品炸油,以油调雄黄、轻粉末,外涂疮面即可。

【用法用量】入丸散服,每次 0.1~0.3g。大多数制成巴豆霜用,以减低毒性。外用适量。

【使用注意】①本品特性是得热则助泻,得冷则泻止,故服巴豆时不宜饮热粥、开水等,以免加剧泻下;②本品具强烈的毒性,孕妇及体弱者忌用;③不宜与牵牛子同用。

知识链接

巴豆霜的制法

2015 年版《中国药典》中规定巴豆霜中脂肪油的含量为 18.0%～20.0%。 巴豆霜的制法有两种：一是传统的方法，将巴豆碾碎如泥，经微热，压榨除去大部分油脂，含油量符合要求后，取残渣研制成符合规定要求的松散粉末。 二是先取巴豆仁碾细后，将其置索氏提取器中，加乙醚 100ml，回流提取至脂肪油提取尽，干燥称重，测得巴豆中巴豆油的含量，加适量的淀粉，使脂肪油含量符合规定。

案例分析

案例

田某，男，30 岁。 主诉：面额部刺痒、肿胀、轻微灼热感 2 天。 病史：2 天前手工加工巴豆时，觉面额部刺痒便用手搔抓，1 小时后面额部又出现轻微肿胀灼热感，次日晨起眼睑、面部、额部已明显肿胀、灼热、刺痒感加重，遂入院求治。

分析

巴豆性味辛、热，有毒，接触去壳的巴豆、蒸煮巴豆的蒸气或巴豆霜可产生急性接触性皮炎。本病为巴豆毒气侵入皮肤蕴郁化热，毒热与气血相搏而引发刺痒、肿胀、灼热等症。 此外，如巴豆内服中毒，首先感到口腔灼痛、咽喉肿痛、恶心呕吐、腹绞痛、吐下血样物、里急后重，甚者呼吸循环衰竭。

点滴积累 ∨

1. 峻下逐水药大多苦寒有毒，药力峻猛，能使体内潴留的水饮通过二便排出体外。 适用于水肿、胸腹积水及痰饮喘满等邪实而正气未衰之证。

2. 在甘遂、京大戟、芫花异同比较中掌握其药性与功用。 三药均有毒，为峻下逐水药，且不宜与甘草同用；内服时，多醋制，可降低其毒性。 但甘遂作用最强，善行经隧之水湿，其次为京大戟，偏行脏腑水湿，最弱者为芫花，以泻胸胁水饮，并以祛痰止咳见长。

3. 本节药药性峻烈，且多具毒性，易于耗伤正气，故必须注意炮制、用量、用法，且中病即止，不可久服多服。

本章其他泻下药，见表 7-1。

表 7-1 其他泻下药

分类	药名	性味归经	功效应用	用法用量
润下药	松子仁	甘，温；肺、肝、大肠经	润肠通便，润肺止咳。用于肠燥便秘、肺燥干咳	5～10g

续表

分类	药名	性味归经	功效应用	用法用量
峻下逐水药	商陆	苦,寒;有毒;肺、脾、肾、大肠经	泻下逐水,消肿散结。用于水肿、臌胀;疮痈肿毒	3~9g,多醋制
	千金子	辛,温;有毒;肝、肾、大肠经	逐水消肿,破血消癥。用于水肿、臌胀;癥瘕、经闭	1~2g,多入丸散服;外用适量,捣烂敷患处

复习导图

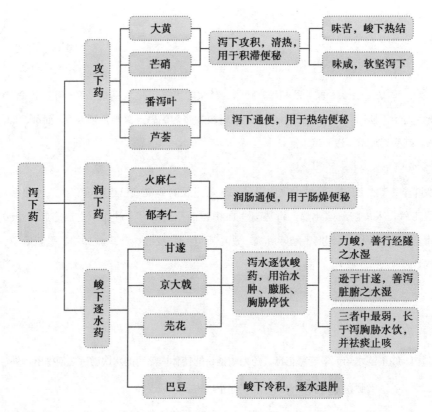

目标检测

一、单项选择题

1. 大黄治疗瘀血证,宜用(　　)

　A. 蜜制大黄　　　　　　B. 醋制大黄　　　　　C. 生大黄

　D. 大黄炭　　　　　　　E. 酒制大黄

2. 大黄用以攻下通便,应选用(　　)

　A. 生大黄后下　　　　　B. 生大黄先煎　　　　C. 熟大黄

　D. 酒炙大黄　　　　　　E. 大黄炭

3. 具有泻下软坚,清热功效的药物是(　　)

　A. 大黄　　　　　　　　B. 芦荟　　　　　　　C. 芒硝

　D. 番泻叶　　　　　　　E. 郁李仁

4. 既可润肠通便,又能利水消肿的药物是(　　　)

  A. 决明子　　　　　　　　B. 生地黄　　　　　　　　C. 火麻仁

  D. 郁李仁　　　　　　　　E. 松子仁

5. 甘遂内服时,宜(　　　)

  A. 入汤剂　　　　　　　　B. 入丸散　　　　　　　　C. 先煎

  D. 后下　　　　　　　　　E. 另煎

6. 巴豆内服多入丸散,用量宜(　　　)

  A. 0.1~0.3g　　　　　　　B. 0.3~0.9g　　　　　　　C. 1~3g

  D. 3~10g　　　　　　　　E. 10~15g

7. 甘遂、京大戟、芫花均有毒,内服时宜(　　　)

  A. 久煎　　　　　　　　　B. 醋制　　　　　　　　　C. 酒制

  D. 后下　　　　　　　　　E. 先煎

8. 善治寒积便秘的药物是(　　　)

  A. 巴豆　　　　　　　　　B. 大黄　　　　　　　　　C. 芦荟

  D. 火麻仁　　　　　　　　E. 芒硝

9. 外用能蚀腐肉,疗恶疮,杀虫毒,治疥癣的药物是(　　　)

  A. 大黄　　　　　　　　　B. 芒硝　　　　　　　　　C. 巴豆

  D. 石膏　　　　　　　　　E. 芦荟

10. 甘遂、京大戟、芫花配伍应用时,不宜与下列何药配伍(　　　)

  A. 干姜　　　　　　　　　B. 海藻　　　　　　　　　C. 人参

  D. 甘草　　　　　　　　　E. 丁香

二、简答题

1. 试述大黄的药性、功效及应用。

2. 比较大黄与芒硝的性能、功效应用之异同点。

三、实例分析

患者,男,52 岁。因"腹痛、腹胀、肛门坠胀 5 天"入院。5 天前,患者因胸胁胀满自行用存放 8 年的醋炙芫花 10g 经肛门塞入直肠内,数分钟后肛门剧烈胀痛,不能大小便,伴阵发性腹痛、腹胀。经查体发现肛周红肿伴压痛,直肠指检示直肠黏膜高度水肿、糜烂、穿孔,波及骶骨和前列腺。

试分析此患者应用芫花致直肠黏膜糜烂、穿孔伴感染的原因有哪些。

ER-07章习题

（王晓阁）

第八章

祛风湿药

ER-08章PPT与重点

导学情景 ∨

情景描述：

《三国演义》第七十五回"关云长刮骨疗毒、吕子明白衣渡江"中，记载华佗为关公"刮骨疗毒"的故事，说的是关公攻打樊城时，右臂中了毒箭，华佗检视后，曰"此乃弩箭所伤，其中有乌头之药，直透入骨，若不早治，此臂无用矣。"需采用刮去骨上箭毒的方法治疗。

学前导语：

这乌头究竟是何毒物？ 其实，这有毒的乌头是一味中药，因其主根呈圆锥状，似乌鸦之头，故名乌头。 本品有大毒，古代作为箭毒，涂在箭头上射人猎兽，中箭即倒。 乌头有川乌和草乌之分，其虽然有毒，然而只要炮制得法和用量适宜，是很好的祛风湿药，可发挥良好的祛风除湿，温经止痛作用，因此常为历代医家所遵用。

本章将带领同学们学习祛风湿药的药性、功效、应用及使用注意，培养同学们运用祛风湿药的基本理论进行处方审核、处方调配以及根据患者的需要推荐用药的能力。

凡能祛除肌肉、经络、筋骨间风湿，以解除风湿痹痛为主要功效的药物，称为祛风湿药。

本类药物味多辛苦，性或温或凉，主入肝脾肾经。善祛风湿，除痹证，部分药物还兼有通经络，止痹痛或补肝肾，强筋骨等作用。主要用于风湿痹证之关节疼痛、屈伸不利、筋脉拘挛、腰膝酸痛、下肢痿弱等。

祛风湿药根据其药性和功效的不同，分为祛风湿散寒药、祛风湿清热药、祛风湿强筋骨药三类。

1. 祛风湿散寒药 性味多为辛苦温，入肝脾肾经，有较好的本类药物味多辛苦，性或温或凉，主入肝脾肾经，散寒止痛，舒筋通络等作用，主要适用于风寒湿痹，肢体关节疼痛，筋脉拘挛，痛有定处，遇寒加重等。

2. 祛风湿清热药 性味多为辛苦寒，入肝脾肾经。辛散苦泄寒清，具有良好的祛风除湿，通络止痛，清热消肿之功，主要用于风湿热痹、关节红肿热痛等症。

3. 祛风湿强筋骨药 主入肝肾经，除祛风湿外，兼有一定的补肝肾，强筋骨的作用，主要用于风湿日久，肝肾虚损，腰膝酸软，脚弱无力等。亦可用于肾虚腰痛，骨痿，软弱无力者。

使用祛风湿药时，应注意：①根据痹证的类型、邪犯的部位、病程的新久等，选择药物并作适当的配伍。如风邪偏盛的行痹,应选择善能祛风的祛风湿药,佐以活血养营之品;湿邪偏盛的着痹,应选用温燥的祛风湿药,佐以健脾渗湿之品;寒邪偏盛的痛痹,当选用温性较强的祛风湿药,佐以通阳温经之品;外邪入里而从热化或郁久化热的热痹,当选用寒凉的祛风湿药,酌情配伍凉血清热解毒药。另根据兼夹病证的不同,适当配伍解表药、活血通络药、祛痰药、补益药等。②祛风湿药多辛温性燥,易伤阴耗血,故阴血亏虚者应慎用。③痹证多属慢性疾病,故常用酒剂或丸散以便于常服。

第一节　祛风湿散寒药

独活 Duhuo
《神农本草经》

【来源】 为伞形科植物重齿毛当归 *Angelica pubescens* Maxim. f. *biserrata* Shan et Yuan. 的干燥根。春初或秋末采挖。除去须根及泥沙,烘干或晒干,切片生用。

【处方用名】 独活、大活、肉独活。

【性味归经】 辛、苦,微温。归肾、膀胱经。

【功效】 祛风除湿,通痹止痛。

【应用】

1. 用于风寒湿痹证　本品辛散苦燥,气香温通,功善祛风除湿而散寒止痛,为治风寒湿痹主药,凡风寒湿邪所致之痹证,无论新久,均可应用;因其主入肾经,性善下行,尤以腰膝、腿足关节疼痛属下部寒湿者为宜。如用于治疗感受风寒湿邪而致肌肉、腰背、手足疼痛时,常与当归、白术、牛膝等同用组成独活汤。治疗痹证日久正虚,腰膝酸软,关节屈伸不利者,与桑寄生、杜仲、人参等配伍为独活寄生汤;另外配伍熟地黄、附子等,如尪痹颗粒。

2. 用于风寒挟湿表证　本品辛散温通苦燥,能祛风散寒除湿而解表。治疗外感风寒挟湿所致的头痛头重、周身疼痛时多用羌活胜湿汤,由羌活、独活、藁本、防风等配伍组成。治疗外感风寒湿邪,兼有里热时选用九味羌活丸。

3. 用于少阴头痛　本品善入肾经而搜伏风,与细辛、川芎等相配,可用治风扰肾经,伏而不出之少阴头痛,如独活细辛汤。

此外,其祛风湿之功,亦治皮肤瘙痒,内服或外洗皆可。

【用法用量】 煎服,3~10g。外用适量。

▶▶ 课堂活动

　　中药中有"二活"之称的是羌活、独活,二药常相须使用,二者在功用方面有何异同点?

威灵仙 Weilingxian
《新修本草》

【来源】 为毛茛科植物威灵仙 *Clematis chinensis* Osbeck、棉团铁线莲 *Clematis hexapetala* Pall. 或

东北铁线莲 *Clematis manshurica* Rupr. 的干燥根和根茎。秋季采挖,晒干,生用。

【处方用名】威灵仙。

【性味归经】辛、咸,温。归膀胱经。

【功效】祛风湿,通经络,消骨鲠。

【应用】

1. **用于风湿痹痛**　本品辛散温通,性猛善走,通行十二经,既能祛风湿,又能通经络而止痛,为治风湿痹痛要药。凡风湿痹痛、肢体麻木、筋脉拘挛、屈伸不利,无论上下皆可应用,尤宜于风邪偏盛,拘挛掣痛者。可单用为末服,或配伍羌活、独活、秦艽等。

2. **用于骨鲠咽喉**　本品能软坚而消骨鲠,可单用或与砂糖、醋煎后慢慢咽下。用治跟骨骨刺、足跟痛,配伍羌活、独活、红花等,醋煎熏洗。

此外,本品具宣通经络止痛之功,可治跌打伤痛、头痛、牙痛、胃脘痛等;并能消痰逐饮,用于痰饮、噎膈、痞积。

【用法用量】煎服,6~10g。外用适量。

【使用注意】辛散走窜,气血虚弱者慎服。

木瓜 Mugua
《名医别录》

【来源】为蔷薇科植物贴梗海棠 *Chaenomeles speciosa*（Sweet）Nakai. 的干燥近成熟果实。夏、秋季果实绿黄时采摘。对半纵剖,晒干,切片生用。

【处方用名】木瓜、宣木瓜、皱皮木瓜。

【性味归经】酸,温。归肝、脾经。

【功效】舒筋活络,和胃化湿。

【应用】

1. **用于风湿痹证**　本品善舒筋活络,且能祛湿除痹,尤为治疗湿痹筋脉拘挛要药,亦常用于腰膝关节酸重疼痛。常与乳香、没药、生地黄同用,治筋急项强,不可转侧,如木瓜煎;或以木瓜配川乌、威灵仙、牛膝等治风湿痹痛,如木瓜丸。

2. **用于脚气水肿**　本品温通,祛湿舒筋,为脚气水肿常用药,多配吴茱萸、槟榔、苏叶等,如鸡鸣散。

3. **用于吐泻转筋**　本品治湿浊中焦之腹痛吐泻转筋,偏寒者,常配吴茱萸、茴香、紫苏等;偏热者,多配蚕沙、薏苡仁、黄连等。

此外,尚有消食作用,用于消化不良;并能生津止渴,可治津伤口渴。

【用法用量】煎服,6~9g。

【使用注意】内有郁热,小便短赤者忌服。

川乌 Chuanwu
《神农本草经》

【来源】为毛茛科植物乌头 *Aconitum carmichaeli* Debx. 的干燥母根。夏秋季采挖,晒干。生用或炮制后用。

【处方用名】川乌、制川乌。

【性味归经】辛、苦,热;有大毒。归心、脾、肝、肾经。

【功效】祛风除湿,温经止痛。

【应用】

1. **用于风寒湿痹** 本品善于祛风除湿,温经散寒,有明显的止痛作用,为治风寒湿痹之佳品,尤宜于寒邪偏盛之风湿痹痛,常与麻黄、芍药、甘草等配伍,如乌头汤;若与草乌、地龙、乳香等同用,可治寒湿瘀血留滞经络,肢体筋脉挛痛,关节屈伸不利,日久不愈者,如小活络丸。

2. **用于心腹冷痛、寒疝疼** 本品散寒止痛之功显著,故又常用于阴寒内盛之心腹冷痛,常配赤石脂、干姜、花椒等,如乌头赤石脂丸;治寒疝,绕脐腹痛,手足厥冷者,多与蜂蜜同煎,如大乌头煎。

3. **用于跌打损伤、麻醉止痛** 本品止痛作用可治跌打损伤,骨折瘀肿疼痛,多与自然铜、地龙、乌药等同用,如回生续命丹。古方又常以作为麻醉止痛药,多以生品与生草乌并用,或配生南星、蟾酥等外用。

【用法用量】一般炮制后用,1.5~3g,先煎、久煎。外用适量。

【使用注意】①孕妇忌用。②不宜与贝母类、半夏、白及、白蔹、天花粉、瓜蒌类同用。③内服一般应炮制用;不宜浸酒饮用,酒浸则毒性加强,易中毒。

【附药】

草乌 为毛茛科植物北乌头 *Aconitum kusnezoffii* Reichb. 的干燥块根。性味归经、功效、应用、用法用量、使用注意与川乌同,而毒性更强。

案例分析

案例

某女,56岁,入院前30分钟因患风湿病口服浸泡的以川乌、草乌为主的药酒约120ml,不久即出现胸闷、心悸、头晕、全身乏力,立即就诊,予以急诊洗胃后收入病房。 查体:体温35.5℃,呼吸20次/分钟,血压85/40mmHg,神志不清,面色苍白,四肢末梢发绀,心电监护示心率150次/分钟;房性游走心律,伴室性期前收缩。 立即予以多巴胺、间羟胺维持血压,1分钟后患者心电监护示心率170次/分钟,频发室性期前收缩,时有短阵室性心动过速,连续予以胺碘酮、极化液等处理,经4小时的抢救后心律恢复为窦性心律,未及期前收缩,5日后患者痊愈出院。

分析

中草药泡制药酒在某些区域已成为时尚,人们认为中草药安全,毒副作用小,其实不然。 川、草乌辛热,有毒,功擅搜风定痛。 两者均含有乌头碱,乌头碱有类异丙肾上腺素作用,可增加异位起搏点兴奋性,并对迷走神经有强烈的兴奋作用,可引起窦房结抑制、房室传导阻滞,从而导致心率缓慢或心律失常,最后可引起心脏及呼吸麻痹而死亡。 本例患者为乌头碱直接作用于心肌致心肌兴奋性增加,引起室性期前收缩,甚至出现短阵室性心动过速。

知识链接

川乌的现代研究

生川乌含总生物碱约为 5.6~7.9mg/g，包括乌头碱、次乌头碱、中乌头碱，其中乌头碱含量约这 0.9~1.9mg/g。生川乌蒸或煮后总生物碱及酯型生物碱含量降低，乌头碱经水解后转化为毒性较小的乌头原碱、苯甲酰乌头胺，乌头原碱毒性为乌头碱的 1/2000。

药理作用：①镇痛、抗炎。川乌有镇痛、镇静、抗炎、局部麻醉等作用。②减慢心率。小剂量乌头碱使心率减慢、大剂量则引起心律不齐，传导阻滞，甚至心室颤动等。

川乌的毒性很强，用量过大或煎煮时间不够等用药不当可引起严重的不良反应，中毒的主要表现为：口舌、四肢及全身麻木；头痛、神志不清、阵发性抽搐；恶心呕吐、腹痛腹泻；心悸、血压下降、心律紊乱；面色苍白、口唇青紫、呼吸减慢至衰竭等。

中毒防治方法：使用前进行煎煮，入汤剂应先煎煮 30~60 分钟，以减低毒性。早期发现时应催吐、洗胃、导泻，利尿或高位灌肠，并补液和注射阿托品；中毒抢救时可采用大剂量利多卡因、普鲁卡因等。

蕲蛇 Qishe
《雷公炮炙论》

【来源】 为蝰科动物五步蛇 *Agkistrodon acutus*（Güenther）的干燥体。多于夏、秋季捕捉，剖开腹部，除去内脏，干燥，以黄酒润透去皮骨，切段用。

【处方用名】 蕲蛇、酒蕲蛇、白花蛇。

【性味归经】 甘、咸，温；有毒。归肝经。

【功效】 祛风，通络，止痉。

【应用】

1. **用于风湿顽痹、中风半身不遂** 本品具走窜之性，性温通络，能内走脏腑，外达肌表而透骨搜风，以祛内外之风邪，为截风要药，又能通经络，凡风湿痹证无不宜之，尤善治病深日久之风湿顽痹、经络不通、麻木拘挛，以及中风口眼㖞斜、半身不遂者，常与防风、羌活、当归等配伍，如白花蛇酒。

2. **用于小儿惊风、破伤风** 本品既能祛外风，又能息内风，为治惊风抽搐之要药。治小儿急慢惊风、破伤风之抽搐痉挛，多与乌梢蛇、蜈蚣同用，如定命散。

3. **用于麻风、疥癣、皮肤瘙痒** 本品能外走肌表而祛风止痒，又能以毒攻毒。治麻风、疥癣，多配天麻、荆芥等同用，如祛风膏；治皮肤瘙痒，常与刺蒺藜、地肤子等同煎。

【用法用量】 3~9g；研末吞服，一次 1~1.5g，一日 2~3 次。

【使用注意】 阴虚内热者忌服。

【附药】

金钱白花蛇 为眼镜蛇科动物银环蛇 *Bungarus multicinctus multicinctus* Blyth 的幼蛇干燥体。生用。性味归经、功效、应用与蕲蛇相似而力较强。煎服，2~5g；研粉吞服 1~1.5g。

乌梢蛇 为游蛇科动物乌梢蛇 *Zaocys dhumnades*（Cantor）的干燥体。生用、酒炙，或黄酒闷透，去皮骨用。甘,平。归肝经。可祛风,通络,止痉。用于治疗风湿顽痹、中风半身不遂;小儿惊风、破伤风;麻风、疥癣。煎服6~12g;散剂每次2~3g。

▶▶ 课堂活动

比较一下来源于三种蛇类的中药,在功效应用方面有何异同。

点滴积累 ╲╱

1. 祛风湿散寒药性味多为辛苦温,入肝脾肾经,有较好的祛风除湿,散寒止痛的作用,主要用于风寒湿痹证,以止痛为本类药物的特点。

2. 本类药物中独活善祛风除湿散寒止痛,为治风寒湿痹主药;威灵仙既祛风湿,又通经止痛,为治风湿痹痛要药;木瓜为治疗湿痹筋脉拘挛要药;蕲蛇为动物类药物,能内走脏腑,外达肌表,祛外风,又能息内风,为截风要药同时也是治惊风抽搐之要药。

3. 川乌、草乌有大毒,为炮制品入药,使用时注意用量用法;蕲蛇与金钱白花蛇有毒。

第二节 祛风湿清热药

防己 Fangji
《神农本草经》

【来源】 为防己科植物粉防己 *Stephania tetrandra* S. Moore 的干燥根。春、秋季采挖,晒干,去芦头,切片生用。

【处方用名】 防己、粉防己、汉防己。

【性味归经】 苦,寒。归膀胱、肺经。

【功效】 祛风止痛,利水消肿。

【应用】

1. 用于风湿痹证 ①本品既能祛风除湿止痛,又能清热,对风湿痹证湿热偏盛、肢体酸重、关节红肿疼痛,及湿热身痛者,尤为要药,常与滑石、薏苡仁、蚕沙、栀子等配伍,如宣痹汤;②若与麻黄、肉桂、茯苓等同用,亦可用于风寒湿痹、四肢挛急者,如防己饮。

2. 用于水肿、小便不利、脚气 本品能清热利水,善走下行而泄下焦膀胱湿热,尤宜于下肢水肿、小便不利者。①常与黄芪、白术、甘草等配伍,用于风水脉浮、身重汗出恶风者,如防己黄芪汤;②若与茯苓、黄芪、桂枝等同用,可治一身悉肿、小便短少者,如防己茯苓汤;③治脚气足胫肿痛、重着、麻木,可与吴茱萸、槟榔、木瓜等同用。

3. 用于湿疹疮毒 本品能治湿疹疮毒,可与苦参、金银花等配伍。

此外,本品有降血压作用,可用于高血压病。

【用法用量】 煎服,5~10g。

【使用注意】 大苦大寒易伤胃气,胃纳不佳及阴虚体弱者慎服。

秦艽 Qinjiao
《神农本草经》

【来源】 为龙胆科植物秦艽 *Gentiana macrophylla* Pall.、麻花秦艽 *Gentiana straminea* Maxim.、粗茎秦艽 *Gentiana crassicaulis* Duthie ex Burk. 或小秦艽 *Gentiana dahurica* Fisch. 的干燥根。秋季采挖，晒干，切片生用。

【处方用名】 秦艽。

【性味归经】 辛、苦，平。归胃、肝、胆经。

【功效】 祛风湿，清湿热，止痹痛，退虚热。

【应用】

1. **用于风湿痹证** 本品能祛风湿，舒筋络。风湿痹痛、筋脉拘挛、骨节酸痛，无论寒热新久均可配伍应用。①其性偏寒，兼有清热作用，故对热痹尤为适宜，多配防己、牡丹皮、络石藤、忍冬藤等；②若配天麻、羌活、当归、川芎等，可治风寒湿痹，如秦艽天麻汤；③风湿瘀阻，颈项疼痛，配伍黄芪、威灵仙、土鳖虫等，如颈复康颗粒。

2. **用于中风不遂** 本品既能祛风邪，舒筋络，又善"活血荣筋"，可用于中风半身不遂、口眼㖞斜、四肢拘急、舌强不语等，单用大量水煎服即能奏效。风邪初中经络，与川芎、独活、当归、白芍等配伍，如大秦艽汤。

3. **用于骨蒸潮热、疳积发热** 本品能退虚热，除骨蒸，亦为治虚热要药。①治骨蒸日晡潮热，常与青蒿、地骨皮、知母等同用，如秦艽鳖甲散；②治小儿疳积发热，多与薄荷、炙甘草相伍，如秦艽散。

4. **用于湿热黄疸** 本品能清肝胆湿热而退黄。可单用为末服，亦可与茵陈蒿、栀子、大黄等同用。

此外，本品尚能治痔疮、肿毒等。

【用法用量】 煎服，3～10g。

▶ 课堂活动

秦艽与防己二味中药在功效应用方面有何异同？

桑枝 Sangzhi
《本草图经》

【来源】 为桑科植物桑 *Morus alba* L. 的干燥嫩枝。春末夏初采收，去叶，晒干，或趁叶鲜切片，晒干。

【处方用名】 桑枝、桑条、嫩桑枝、炒桑枝、炙桑枝、酒桑枝。

【性味归经】 微苦，平。归肝经。

【功效】 祛风湿，利关节。

【应用】

1. **用于风湿痹痛、四肢拘挛** 本品尤宜于风湿热痹、上肢痹痛。单用熬膏，或配伍其他祛风湿药同用。

2. **用于水肿、脚气浮肿** 本品治水肿,常配茯苓皮、大腹皮等同用;脚气浮肿,多与木瓜、蚕沙等同用。

【用法用量】 煎服,9~15g。

豨莶草 Xixiancao
《新修本草》

【来源】 为菊科植物豨莶 *Siegesbeckia orientalis* L.、腺梗豨莶 *Siegesbeckia pubescens* Makino 或毛梗豨莶 *Siegesbeckia glabrescens* Makino 的干燥地上部分。夏、秋开花前或花期采割。晒干,切段生用,或黄酒蒸制用。

【处方用名】 豨莶草、绿莶草。

【性味归经】 辛、苦,寒。归肝、肾经。

【功效】 祛风湿,利关节,解毒。

【应用】

1. **用于风湿痹痛、中风半身不遂** 本品生用性寒,宜于风湿热痹;酒制后寓补肝肾之功,常用于风湿痹痛、筋骨无力、腰膝酸软、四肢麻痹,或中风半身不遂。可单用为丸服,如豨莶丸;或与臭梧桐合用,如豨桐丸。配蕲蛇、黄芪、当归、威灵仙等,治疗中风口眼㖞斜、半身不遂。

2. **用于风疹、湿疮、疮痈** 本品治风疹湿疮,可单用内服或外洗;治疮痈肿毒红肿热痛者,可配蒲公英、野菊花等清热解毒药。

此外,本品能降血压,可治高血压病。

【用法用量】 煎服,9~12g。外用适量。治风湿痹痛、半身不遂宜制用,治风疹湿疮、疮痈宜生用。

雷公藤 Leigongteng
《中国药用植物志》

【来源】 为卫矛科植物雷公藤 *Tripterygium wilfordii* Hook. F. 干燥根的木质部。秋季采挖,去皮晒干,切段生用。亦有带皮用者。

【处方用名】 雷公藤。

【性味归经】 苦、辛,寒;有大毒。归心、肝经。

【功效】 祛风湿,活血通络,消肿止痛,杀虫解毒。

【应用】

1. **用于风湿顽痹** 本品有较强的祛风湿,活血通络之功,为治风湿顽痹要药,苦寒清热力强,消肿止痛功效显著,尤宜于关节红肿热痛、肿胀难消、晨僵、功能受限,甚至关节变形者。可单用内服或外敷,亦常与威灵仙、独活、防风等同用,并宜配伍黄芪、党参、当归,鸡血藤等补气养血药,以防久服而克伐正气。

2. **用于麻风、顽癣、湿疹、疥疮、皮炎、皮疹** 本品除湿止痒,杀虫攻毒,对多种皮肤病皆有良效。

3. **用于疔疮肿毒** 本品苦寒清热解毒,并能以毒攻毒,消肿止痛,治热毒痈肿疔疮,常与蟾酥配伍应用。

【用法用量】煎汤,1~6g,宜久煎(文火煎2小时以上)以降低毒性;研粉,每日1.5~4.5g。外用适量,捣烂或研末外敷、调搽,外敷不可超过半小时,以防起疱。

【使用注意】①孕妇、体虚者忌用;②凡有心、肝、肾器质性病变及白细胞减少者慎用。

案例分析

案例

某男,39岁。因坐骨神经痛自购雷公藤300g,分两次煎服(150g/d)。服药后大约9小时感周身发痒,口唇及面部肿胀,继而渐进性加重,伴头昏、胸闷、肢痛、恶心、呕吐、腹泻入院。体检:血压16/10kPa,神清,表情痛苦,面部浮肿,口唇及周围有大小不等的水疱。颈软,胸腹及四肢部均可见密集的红色皮疹。大便潜血阳性,肝功正常,胃镜示多发性胃溃疡。心电图示:窦性心动过速。诊断:雷公藤中毒;急性皮炎;粒细胞减少症。

分析

雷公藤具有较强的非甾体抗炎作用,对变态反应性疾病及自身免疫性疾病的疗效肯定,但其超剂量口服会引起心、肝、肾、皮肤及血液、消化等多脏器、多系统的毒性反应乃至死亡。本例患者系服用了超剂量的雷公藤而引起皮肤、胃肠道、心脏不同程度的损害。故使用本药应注意量效关系,严格掌握常用剂量,随时观察临床症状及实验室指标的变化,做到合理用药。

点滴积累

1. 祛风湿清热药性味多辛苦寒,入肝脾肾经。具有良好的祛风除湿,清热止痛之功,主要用于风湿热痹。

2. 防己既能祛风除湿止痛,又能清热,对风湿痹证湿热偏盛要药;秦艽用于风湿痹痛,无论寒热新久均可配伍应用,为治虚热要药;豨莶草能治风湿热痹,还有降血压作用,可治高血压病;雷公藤为治风湿顽痹要药,因有大毒,宜久煎(文火煎2小时以上)以降低毒性;五加皮兼有补益之功,为强壮性祛风湿药,尤宜于老人及久病体虚者。桑枝善于治疗风湿热痹、上肢痹痛。

第三节　祛风湿强筋骨药

桑寄生 Sangjisheng
《神农本草经》

【来源】为桑寄生科植物桑寄生 *Taxillus chinensis* (DC.) Danser 的干燥带叶茎枝。冬季至次春采割。切段生用。

【处方用名】桑寄生、广寄生。

【性味归经】苦、甘,平。归肝、肾经。

【功效】祛风湿,补肝肾,强筋骨,安胎元。

【应用】

1. **用于风湿痹证**　本品祛风湿又长于补肝肾,强筋骨,对痹证日久,伤及肝肾,腰膝酸软,筋骨无力者尤宜,常与独活、杜仲、牛膝、桂心等同用,如独活寄生汤。

2. **用于崩漏经多、妊娠漏血、胎动不安**　本品能补肝肾,养血而固冲任,安胎。治肝肾亏虚、月经过多、崩漏、妊娠下血、胎动不安者,常配阿胶、续断、菟丝子,如寿胎丸。

【用法用量】煎服,9~15g。

五加皮 Wujiapi
《神农本草经》

【来源】为五加科植物细柱五加 *Acanthopanax gracilistylus* W. W. Smith 的干燥根皮。夏秋采挖。剥去根皮,晒干。切厚片,生用。

【处方用名】五加皮、南五加皮。

【性味归经】辛、苦,温。归肝、肾经。

【功效】祛风除湿,补益肝肾,强筋壮骨,利水消肿。

【应用】

1. **用于风湿痹证**　本品能祛风散寒燥湿,兼补益之功,为强壮性祛风湿药,尤宜于老人及久病体虚者。治风湿痹证、腰膝疼痛、筋脉拘挛,可单用浸酒服或配当归、牛膝、地榆等,如五加皮酒。

2. **用于筋骨痿软、小儿行迟、体虚乏力**　本品有温补之效,能补肝肾,强筋骨。①常用于肝肾不足,筋骨痿软者,常与杜仲、牛膝等配伍;②治小儿行迟,则与龟甲、牛膝、木瓜等同用。

3. **用于水肿**　本品能温肾利水,治水肿、小便不利,每与茯苓皮、大腹皮、生姜皮、地骨皮配伍,如五皮散。

【用法用量】煎服,5~10g;或酒浸、入丸散服。

▶ 课堂活动

　　五加皮与桑寄生二味中药在功效应用方面有何异同?

案例分析

案例

　　沈某,男,26岁,因右踝部扭伤,1个月后仍红肿疼痛,某日在一书中见到五加皮与酒同煎服治踝部扭伤有"特效",便从药店购五加皮150g,用水煎汤后冲白酒一次服完。服后即出现头晕眼花、声音嘶哑、呼吸困难、心率减慢、血压下降等症状,经某院积极救治,无效死亡。

分析

　　现代使用的五加皮药材有南五加皮和北五加皮之分。五加皮(南五加皮)来源于五加科植物细柱五加的干燥根皮,香加皮(北五加皮)来源于萝藦科植物杠柳的干燥根皮。这两种五加皮药材,科属不同，功效也不一样，应区别使用。南五加皮无毒，补肝肾，强筋骨作用较好；北五加皮有强心利尿作用，有毒，不宜多用（常用量3~6g）。本案患者在无医生指导下错买了北五加皮，且服药用量过大，煎药方法不对，书中载明应和酒同煎后服用，北五加皮用酒煎后可减低其药物毒性，但患者单用五加皮煎汤后冲酒服，这是造成死亡的原因。

狗脊 Gouji
《神农本草经》

【来源】 为蚌壳蕨科植物金毛狗脊 *Cibotium barometz*（L.）J. Sm. 的干燥根茎。秋冬采挖。蒸后切片晒干或砂烫用。

【处方用名】 狗脊、烫狗脊。

【性味归经】 苦、甘，温。归肝、肾经。

【功效】 祛风湿，补肝肾，强腰膝。

【应用】

1. **用于风湿痹证**　本品能温散风寒湿邪，补肝肾，强腰膝，坚筋骨，能行能补，对肝肾不足，兼有风寒湿邪之腰痛脊强，不能俯仰者最为适宜。常与杜仲、续断、海风藤等配伍，如狗脊饮；与萆薢、菟丝子同用，以治腰痛，如狗脊丸。

2. **用于腰膝酸软、下肢无力**　本品有补肝肾，强腰膝之功，又能治肝肾虚损、腰膝酸软、下肢无力者，可配杜仲、牛膝、熟地、鹿角胶等。

3. **用于遗尿、白带过多**　本品又有温补固摄作用，可治肾虚不固之尿频、遗尿，及冲任虚寒之带下清稀量多。

此外，狗脊的绒毛有止血作用，外敷可用于金疮出血。

【用法用量】 煎服，6~12g。

【使用注意】 肾虚有热、小便不利，或小便短涩黄赤者慎服。

千年健 Qiannianjian
《本草纲目拾遗》

【来源】 为天南星科植物千年健 *Homalomena occulta*（Lour.）Schott 的干燥根茎。春、秋季采挖。晒干。切片生用。

【处方用名】 千年健。

【性味归经】 苦、辛，温。归肝、肾经。

【功效】 祛风湿，壮筋骨。

【应用】

用于风寒湿痹　本品既能祛风湿，又能补肝肾，强筋骨，颇宜于老人。治风寒湿痹、腰膝冷痛、下肢拘挛麻木，常与钻地风相须为用，并配牛膝、枸杞子、萆薢、蚕沙等酒浸服。

【用法用量】 煎服，5~10g；或酒浸服。

【使用注意】阴虚内热者慎服。

点滴积累 ∨

1. 祛风湿强筋骨药性味多甘苦温，入肝肾经，除祛风湿外，兼有补肝肾，强筋骨的作用，主要用于久痹之肝肾亏损证。本节药物有扶正祛邪、标本兼顾的意义。

2. 五加皮能祛风散寒燥湿，兼补益之功，为强壮性祛风湿药；桑寄生则补肝肾而安胎，用治肝肾不足之胎漏、胎动不安；狗脊除有祛风湿，补肝肾，强腰膝功能之外，其外表的金色绒毛有止血作用，外敷可用于金疮出血。

本章其他祛风湿药，见表8-1。

表 8-1　其他祛风湿药

分类	药名	性味归经	功效应用	用法用量
祛风湿散寒药	蚕沙	甘、辛，温；肝、脾、胃经	祛风湿，和胃化湿。用于风湿痹证；吐泻转筋；风疹湿疹	5~15g，包煎
	松节	苦、辛，温；肝、肾经	祛风湿，通络止痛。用于风寒湿痹；跌打损伤	10~15g
	海风藤	辛、苦，微温；肝经	祛风湿，通络止痛。用于风寒湿痹；跌打损伤	6~12g
	寻骨风	辛、苦，平；肝经	祛风湿，通络止痛。用于风湿痹证；跌打损伤	10~15g
	路路通	苦，平；肝、肾经	祛风活络，利水，通经。用于风湿痹痛、中风半身不遂；跌打损伤；水肿；经闭；乳少	5~10g
	伸筋草	微苦、辛，温；肝、脾、肾经	祛风湿，舒筋活络。用于风寒湿痹、肢软麻木；跌打损伤	3~12g
祛风湿清热药	络石藤	苦，微寒；心、肝、肾经	祛风通络，凉血消肿。用于风湿热痹、喉痹、痈肿、跌仆损伤	6~12g
	穿山龙	甘、苦，温；肝、肾、肺经	祛风湿，活血通络，清肺化痰。用于风湿痹证；痰热咳喘	9~15g
	臭梧桐	辛、苦、甘，凉；肝经	祛风湿，通经络，平肝。用于风湿痹证；风疹、湿疮；头痛眩晕	5~15g；研末服，3g/次
	老鹳草	辛、苦，平；肝、肾、脾经	祛风湿，通经络，清热毒，止泻痢。用于风湿痹证；泄泻痢疾；疮疡	9~15g
	丝瓜络	甘，平；肺、胃、肝经	祛风，通络，活血。用于风湿痹证；胸胁胀痛、乳汁不通、乳痈	5~12g
	海桐皮	苦、辛，平；肝经	祛风湿，通络止痛，杀虫止痒。用于风湿痹证；疥癣、湿疹	5~15g
祛风湿强筋骨药	鹿衔草	甘、苦，温；肝、肾经	祛风湿，强筋骨，止血。用于风湿痹证；月经过多、崩漏、咯血、外伤出血；久咳劳嗽	9~15g

复习导图

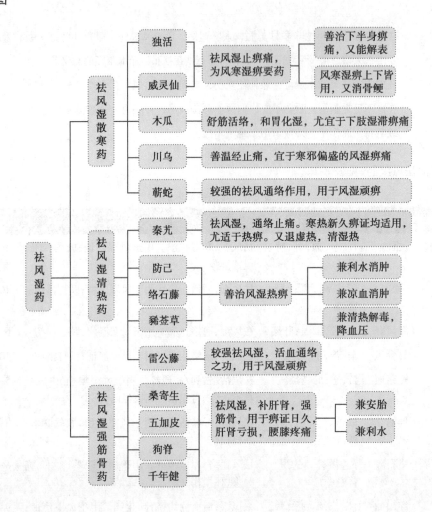

目标检测

一、单项选择题

1. 既能祛风湿,又能消骨鲠的药物是(　　)

    A. 防己　　　　　　　　　B. 秦艽　　　　　　　　　C. 威灵仙

    D. 桑寄生　　　　　　　　E. 五加皮

2. 尤善治风湿痹证属下部寒湿者的药物是(　　)

    A. 威灵仙　　　　　　　　B. 乌梢蛇　　　　　　　　C. 羌活

    D. 独活　　　　　　　　　E. 秦艽

3. 治疗湿痹、筋脉拘挛、吐泻转筋病证,最宜选用的药物是(　　)

    A. 桑枝　　　　　　　　　B. 防己　　　　　　　　　C. 豨莶草

    D. 秦艽　　　　　　　　　E. 木瓜

4. 既能祛风湿,又能退虚热的药物是(　　)

    A. 地骨皮　　　　　　　　B. 青蒿　　　　　　　　　C. 黄柏

D. 秦艽　　　　　　　　　　E. 防己

5. 既能祛风湿,又能利水而性寒的药物是(　　)

    A. 五加皮　　　　　　　　B. 秦艽　　　　　　　　C. 防己

    D. 豨莶草　　　　　　　　E. 木瓜

6. 肝肾不足所致之胎动不安,应首选(　　)

    A. 五加皮　　　　　　　　B. 狗脊　　　　　　　　C. 黄芩

    D. 桑寄生　　　　　　　　E. 千年健

7. 五加皮的功效是(　　)

    A. 祛风湿,补肝肾,安胎　　　　　　B. 祛风湿,补肝肾,活血

    C. 祛风湿,补肝肾,利水　　　　　　D. 祛风湿,强筋骨,补肾阳

    E. 祛风湿,强筋骨,化痰

8. 川乌内服一般应(　　)

    A. 生用,先煎　　　　　　　　B. 生用,浸酒

    C. 炮制,久煎　　　　　　　　D. 生用,研末

    E. 制用,同煎

9. 药性寒凉,以治风湿热痹的药物是(　　)

    A. 独活、威灵仙、防己　　　　　　B. 防己、蕲蛇、雷公藤

    C. 川乌、独活、威灵仙　　　　　　D. 防己、络石藤、雷公藤

    E. 威灵仙、防己、桑枝

10. 药性温热,用治风寒湿痹的药物是(　　)

    A. 独活、威灵仙、防己　　　　　　B. 防己、蕲蛇、雷公藤

    C. 川乌、独活、威灵仙　　　　　　D. 防己、络石藤、雷公藤

    E. 威灵仙、防己、桑枝

二、简答题

1. 祛风湿药分几类? 各类药物的药性、功效、主治病证是什么?

2. 比较羌活与独活功效与应用的异同。

三、实例分析

1. 尤某,女,43 岁。于两年前正值隆冬季节,洗澡后外出感寒,自感全身关节疼痛不适,未予重视。近半年来疼痛加重,以膝周关节为甚,无红肿、无发热,伴关节部位及后背冰凉。舌淡、苔白、脉弦紧。

处方 1:川乌 9g,麻黄 6g,威灵仙 10g,羌活 6g,白芍 10g,甘草 6g

处方 2:防己 10g,秦艽 10g,薏苡仁 15g,连翘 9g,山栀 9g,半夏 9g,赤小豆 10g

请针对给出的病例,在上述两个处方中选出合适的一个,并作简要分析。

2. 谢某,女,72 岁。患"类风湿关节炎"20 余年。双手指关节屈伸不利,腰膝酸冷,肢体倦怠无

力,面色少华,舌淡,苔白,脉细弱。

请结合中医药理论分析患者应选用哪类祛风湿药配伍组方。

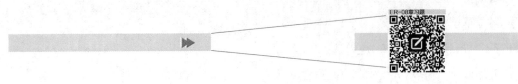

ER-08章习题

（傅　红）

第九章

化湿药

ER-09章PPT与重点

导学情景

情景描述：

　　在炎热夏季，人们常因贪凉饮冷而出现头痛发热、肚腹不适，呕吐泄泻等症状，医生会让患者服用藿香正气水，虽然气味、口感令人不易接受，但疗效却很好。

学前导语：

　　藿香正气水是很多家庭的常备药，其中最主要的组成药物就是藿香。藿香具有芳香化湿，和中止呕之效，还可祛暑解表，常用于暑湿感冒。那么在临床上，还有哪些中药具有相似功效呢？

　　以化湿运脾为主要功效，用以治疗湿阻中焦证的药物，称为化湿药。因本类药物多具有芳香气味，故又称为芳香化湿药。

　　化湿药气味芳香，性偏温燥，主入脾、胃经，有化湿运脾，醒脾和胃，舒畅气机等作用。适用于湿浊中阻证，症见脘腹痞满、食少体倦、大便溏薄、呕吐泛酸、口甘多涎、舌苔白腻等。此外，对于湿痰壅滞及湿温、暑湿等证，亦常选用，以化湿辟秽，或芳香解暑。

　　使用化湿药时，应注意：①本类药物多辛温香燥，易耗气伤阴，故阴虚血燥及气虚者慎用；②因气味芳香，多含挥发油，为避免有效成分挥发，故不宜久煎。

广藿香 Guanghuoxiang
《名医别录》

【来源】为唇形科植物广藿香 *Pogostemon cablin*（Blanco）Benth. 的干燥地上部分。夏秋季枝叶茂盛时采割，日晒夜闷，反复至干。

【处方用名】广藿香、藿香、藿香叶、藿香梗、鲜藿香。

【性味归经】辛，微温。归脾、胃、肺经。

【功效】芳香化浊，和中止呕，发表解暑。

【应用】

1. 湿阻中焦　本品气味芳香，为芳香化湿浊要药。治湿浊内阻，脾失健运所致脘腹痞闷、少食作呕、神疲体倦等症，常与苍术、厚朴等配伍，如不换金正气散。

2. 呕吐　本品既能化湿，又能和中止呕，尤适宜于湿浊中阻之呕吐。①湿浊中阻呕吐，常与半夏配伍；②寒湿呕吐，配丁香、豆蔻等；③湿热呕吐，配黄连、竹茹等；④妊娠呕吐，配砂仁、苏梗等；

⑤脾胃虚弱呕吐,配党参、白术等。

3. **暑湿或湿温初起**　本品芳香,既能化散湿邪,又祛暑解表。①治疗暑湿感冒,常与紫苏、厚朴、半夏等同用,共奏解表化湿,理气和中之功,如藿香正气丸;②湿温病初起,湿热并重者,常与黄芩、滑石、茵陈等配伍,如甘露消毒丹。

知识链接

藿香的现代研究

　　最早以藿香入药的即为现在习称的土藿香,为唇形科植物藿香的地上部分。全国大部分地区均有分布。广藿香主产于广东、海南等地,是药用藿香的正品。广藿香油是从广藿香中提取的挥发油,主要含广藿香醇及广藿香酮,不含甲基胡椒酚,具有抗炎、抗过敏、提高免疫、抗菌、镇痛、抗痉挛、抗氧化、止吐等作用;藿香油是从土藿香中提取的挥发油,主要含甲基胡椒酚,不含广藿香醇及广藿香酮,虽有抗菌作用,但逊于广藿香油,且存在致癌和致突变的安全性问题。广藿香油及藿香油应用范围涵盖了药品、食品、香料等领域,在使用过程中必须对两者的安全性加以考虑,区分运用。

【用法用量】煎服,3~10g。鲜品加倍。

【使用注意】阴虚血燥者不宜用。

砂仁 Sharen
《药性论》

【来源】为姜科植物阳春砂 *Amomum villosum* Lour.、绿壳砂 *Amomum villosum* Lour. var. *xanthioides* T. L. Wu et Senjen 或海南砂 *Amomum longiligulare* T. L. Wu 的干燥成熟果实。夏秋间果实成熟时采收,晒干或低温干燥。

【处方用名】砂仁、缩砂仁、阳春砂。

【性味归经】辛,温。归脾、胃、肾经。

【功效】化湿开胃,温脾止泻,理气安胎。

【应用】

1. **湿阻中焦及脾胃气滞证**　本品有良好的化湿,行气,温中之效,治湿阻或气滞所致脾胃不和诸证,证属寒湿气滞者尤宜。如治疗胃阳不足,湿阻气滞所致的胃痛、痞满,常配伍木香、白术等,如香砂养胃丸。

2. **脾胃虚寒吐泻**　本品善能温中暖胃以达止呕止泻之功。可单用研末吞服,或与干姜、附子、炒白术等配用,以增强药力。

3. **妊娠恶阻及胎动不安**　本品能行气安胎。①妊娠恶阻之呕逆不能食,可单用,或与紫苏梗、白术等配伍。②气血不足,胎动不安者,可与人参、白术、熟地黄等配伍,以益气养血安胎,如泰山磐石散。

【用法用量】煎服,3~6g,后下。用时捣碎。

【使用注意】阴虚血燥者慎用。

知识链接

砂仁的现代研究

砂仁含有乙酸龙脑酯、樟脑、柠檬烯、樟烯等烯类物质和棕榈酸等近30种成分。其主要成分挥发油是一类具有治疗作用的活性成分，比水轻，对温度比较敏感，0~100℃时蒸馏易挥发或被破坏。

实验证明：砂仁所含的挥发油在煮沸后2分钟损失10%，5分钟损失33%，10分钟损失67%。因此，砂仁与其他药物过长时间同煎，其所含有效成分挥发油会大部分挥发损耗，从而影响复方的临床治疗效果。砂仁后下，应在其他药物煎煮至预定时间前5分钟投入，煎煮至闻到砂仁的特殊香气时停火，放至温热时饮服。

苍术 Cangzhu
《神农本草经》

【来源】 为菊科植物茅苍术 Atractylodes lancea（Thunb.）DC. 或北苍术 Atractylodes chinensis（DC.）Koidz 的干燥根茎。春秋季采挖。晒干。

【处方用名】 苍术、茅苍术、北苍术、炒苍术。

【性味归经】 辛、苦，温。归脾、胃、肝经。

【功效】 燥湿健脾，祛风散寒，明目。

【应用】

1. **湿阻中焦证** 本品有较强的燥湿健脾之功。①湿阻中焦，脾失健运所致脘腹胀闷、呕恶食少、吐泻乏力、舌苔白腻等，常与厚朴、陈皮等配伍，如平胃散；②脾虚湿聚、水湿内停的痰饮或外溢的水肿，则与茯苓、泽泻、猪苓等同用；③湿热或暑湿证，则可与清热燥湿药同用。

2. **风湿痹证** 本品能祛风湿，治痹证湿胜者尤宜。①湿痹，常与独活、薏苡仁等同用。②湿热痹痛，常与黄柏同用，如二妙散；或与石膏、知母等配伍，如白虎加苍术汤。

3. **风寒夹湿表证** 本品长于胜湿，又兼发汗解表。治风寒夹湿表证，症见恶寒发热、头身疼痛、无汗者，常与羌活、白芷、防风等祛风散寒胜湿药同用。

此外，本品尚能明目，用于夜盲症及眼目昏涩。可单用，或与羊肝、猪肝蒸煮同食。

【用法用量】 煎服，3~9g。

【使用注意】 本品苦温燥烈，故阴虚内热、气虚多汗者忌用。

厚朴 Houpo
《神农本草经》

【来源】 为木兰科植物厚朴 Magnolia officinalis Rehd. et Wils. 或凹叶厚朴 Magnolia officinalis Rehd. et Wils. var. biloba Rehd. et Wils. 的干燥干皮、根皮及枝皮。4~6月剥取，根皮及枝皮直接阴干。生用，或姜汁制用。

【处方用名】 厚朴、川朴、炒厚朴、姜厚朴、制厚朴。

【性味归经】 苦、辛，温。归脾、胃、肺、大肠经。

【功效】燥湿消痰,下气除满。

【应用】

1. **湿阻中焦、脘腹胀满**　本品能燥湿,又下气除胀满,为消除湿滞痞满之要药。常与苍术、陈皮等配伍,如平胃散。

2. **食积气滞、腹胀便秘**　本品能下气宽中,消积导滞,为行气消胀之要药,为食滞胀满所常用。①肠胃积滞之大便秘结,常与枳实、大黄配伍,如厚朴三物汤;②热结便秘者,常与大黄、芒硝、枳实配伍,即大承气汤。

3. **痰饮喘咳**　本品能燥湿消痰,下气平喘。①痰饮阻肺,肺气不降,咳喘胸闷者,可与半夏、陈皮、紫苏子等配伍,如苏子降气汤;②宿有喘疾,又因外感风寒而发者,可与桂枝、苦杏仁等配伍,如桂枝加厚朴杏子汤。

【用法用量】煎服,3~10g。

【使用注意】体虚及孕妇慎用。

▶▶ 课堂活动

苍术与厚朴的功效应用有何异同?

【附药】

厚朴花　为厚朴的干燥花蕾。辛,温。其功似厚朴而力缓,具有化湿,行气之功,用于湿阻气滞之脘腹胀满疼痛、纳少、苔腻等症。煎服,3~9g。

佩兰 Peilan
《神农本草经》

【来源】为菊科植物佩兰 *Eupatorium fortunei* Turcz 的干燥地上部分。夏、秋季采割,去杂质,晒干。

【处方用名】佩兰、佩兰叶、香佩兰、鲜佩兰。

【性味归经】辛,平。归脾、胃、肺经。

【功效】芳香化湿,醒脾开胃,发表解暑。

【应用】

1. **湿阻中焦**　本品化湿和中之功与广藿香相似,而作用更为缓和。①湿阻中焦之证,每与广藿香相须为用,或与苍术、厚朴、豆蔻等配伍,以增强芳香化湿之效;②脾经湿热,口中甜腻、多涎、口臭的脾瘅证,可单用,或与清热除湿药配伍。

2. **暑湿、湿温初起**　本品化湿又能解暑。①暑湿证,常与广藿香、荷叶、青蒿等化湿、解暑之品配伍;②湿温初起,可与滑石、薏苡仁、广藿香等配伍。

【用法用量】煎服,3~10g。鲜品加倍。

【使用注意】含挥发油,入汤剂宜后下,不宜久煎。

豆蔻 Doukou
《名医别录》

【来源】为姜科植物白豆蔻 *Amomum kravanh* Pierre ex Gagnep 或爪哇白豆蔻 *Amomum compactum*

Soland ex Maton 的干燥成熟果实。秋季采收。晒干。

【处方用名】 豆蔻、白豆蔻、白蔻。

【性味归经】 辛,温。归肺、脾、胃经。

【功效】 化湿行气,温中止呕。

【应用】

1. **湿阻中焦及脾胃气滞** 本品能化湿行气。①湿滞中焦及脾胃气滞,常与砂仁、厚朴等配伍；②湿温初起,湿邪偏重者,常与滑石、薏苡仁、苦杏仁等同用,如三仁汤；③湿温初起,热重于湿者,常与黄芩、滑石等同用,如黄芩滑石汤。

2. **呕吐** 本品既能化湿,行气,温中,又善止呕。尤以胃寒湿阻气滞之呕吐者最为适宜。可单用,亦可与广藿香、半夏、橘皮等配伍。

【用法用量】 煎服,3~6g,后下。用时捣碎。

【使用注意】 火升作呕者不宜用。

点滴积累 ∨

1. 化湿药以化湿运脾为主要功效,主要用以治疗湿阻中焦证。

2. 在藿香、佩兰异同比较中掌握其功效与应用。 两药均能化湿解暑,治湿阻中焦、湿温及暑湿等证常相须为用。 但藿香微温,化湿力较强,善治夏月感寒饮冷之阴寒闭暑证；佩兰性平偏凉,药力平和,善治湿热困脾之口甜或口苦、多涎等。

3. 本章药物砂仁、豆蔻入煎时均需捣碎后下。

本章其他化湿药,见简表9-1。

表 9-1　其他化湿药

药名	性味归经	功效应用	用法用量
草豆蔻	辛,温;脾、胃经	燥湿行气,温中止呕。用于寒湿内阻,脘腹胀满冷痛、嗳气呕逆、不思饮食	3~6g,用时捣碎
草果	辛,温;脾、胃经	燥湿温中,截疟除痰。用于寒湿内阻,脘腹胀痛、痞满呕吐、疟疾寒热、瘟疫发热	3~6g,用时捣碎

复习导图

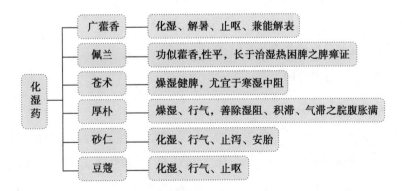

目标检测

一、单项选择题

1. 既能燥湿健脾又能祛风湿的药是(　　)

    A. 厚朴   B. 苍术

    C. 独活   D. 羌活

    E. 广藿香

2. 用治外有风寒表证内兼湿阻中焦证宜选(　　)

    A. 广藿香   B. 豆蔻

    C. 五加皮   D. 砂仁

    E. 苍术

3. 用治湿阻气滞之脘腹胀闷,腹痛及咳喘多痰宜选(　　)

    A. 佩兰   B. 砂仁

    C. 厚朴   D. 广藿香

    E. 苍术

4. 用治风湿痹证兼夜盲者宜选(　　)

    A. 苍术   B. 砂仁

    C. 木瓜   D. 豆蔻

    E. 厚朴

5. 用治外感暑湿内伤生冷的病证,常选用的药是(　　)

    A. 青蒿   B. 砂仁

    C. 厚朴   D. 广藿香

    E. 豆蔻

6. 既能化湿行气,又能温中止呕的药是(　　)

    A. 广藿香   B. 佩兰

    C. 豆蔻   D. 厚朴

    E. 苍术

二、简答题

1. 为什么说厚朴是消除胀满之要药?

2. 砂仁治何种吐泻? 述其原因。

三、实例分析

蒋某,女,56 岁。于 2012 年 8 月 18 日初诊。1 天前因淋雨,又食西瓜,当夜即发热、恶寒头身痛、呕吐、腹泻,在村卫生站治疗后未见好转。体温 38℃,恶寒,腹脘胀满,不思饮食,恶心呕吐,腹泻水样稀溏便,一日 4~5 次,鼻塞、流清涕,舌质淡,苔白腻,脉濡缓。

处方 1：广藿香 15g，厚朴 10g，苏叶 9g，白芷 10g，陈皮 10g，法半夏 9g，大腹皮 9g

处方 2：麻黄 6g，桂枝 10g，杏仁 6g，甘草 6g，生姜 9g，大枣 3 枚

请针对给出的病例，在上述两个处方中选出合适的一个，并作简要分析。

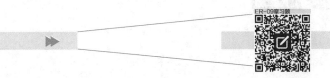

（赵增强）

第十章

利水渗湿药

ER-10章PPT与重点

导学情景

情景描述：

"采采芣苢，薄言采之。采采芣苢，薄言有之。采采芣苢，薄言掇之。采采芣苢，薄言捋之。采采芣苢，薄言袺之。采采芣苢，薄言襭之。"这首耳熟能详的诗歌，是《诗经·国风·周南·芣苢》中所载的一首古时妇女在采芣苢时所唱的歌曲。芣苢(fú yǐ)，也写芣苡，即是我们现在所说的车前。

学前导语：

车前以其种子和全草入药，分别是车前子和车前草，是常用的利尿通淋药，车前子能清热利尿通淋，渗湿止泻，明目，祛痰；车前草清热利尿通淋，祛痰，凉血，解毒。车前子在《神农本草经》即已记载并列为上品，在我国的药用历史悠久，疗效确切。

还有哪些药物具有此功效呢？本章将带领同学们学习利水渗湿药的药性、功效、应用及使用注意。

以通利水道，渗泄水湿为主要功效，常用以治疗水湿内停病证的药物，称为利水渗湿药。

水之与湿，异名同类，弥漫散在者为湿，凝聚停蓄者为水，但两者并无本质的区别，也难截然划分，故以水湿并提。本类药物服用后，能使小便通利，尿量增多，故又称为利尿药。

利水渗湿药味多甘淡，主归膀胱、小肠经，作用趋向偏于下行。根据其性能特点和功效主治病证的不同，利水渗湿药可分为利水消肿药、利尿通淋药、利湿退黄药三类。

1. 利水消肿药 性味甘淡平或微寒，淡能渗泄，有明显的渗利水湿，消除水肿的作用，使小便通畅，尿量增多。适用于水湿内停所致的水肿、小便不利等；亦治脾虚湿盛的泄泻、痰饮。

2. 利尿通淋药 性多寒凉，味苦或甘淡，苦味降泄，淡味渗湿，寒能清热，具有利尿通淋，清利湿热等作用，适用于以小便淋沥涩滞，灼热疼痛为主的热淋、石淋、血淋或膏淋等。

3. 利湿退黄药 性多苦寒，以清利湿热，利胆退黄为主要功效，适用于湿热黄疸证。

使用利水渗湿药时，应注意：①本章药物易耗伤津液，对阴亏津少、肾虚遗精遗尿者，宜慎用或忌用；②有些药物有较强的通利作用，孕妇应慎用。

第一节　利水消肿药

茯苓 Fuling
《神农本草经》

【来源】为多孔菌科真菌茯苓 *Poria cocos*（Schw.）Wolf 的干燥菌核。7~9月采挖,阴干,生用。

【处方用名】茯苓、白茯苓、云苓。

【性味归经】甘、淡,平。归心、肺、脾、肾经。

【功效】利水渗湿,健脾,宁心。

【应用】

1. **用于小便不利,水肿及停饮等水湿证**　本品甘能补脾,淡能渗泄,性平作用和缓,无寒热之偏,可用治寒热虚实各种水肿,茯苓利水而不伤正气,药性平和,为利水渗湿要药。治水湿内停之水肿、小便不利,常与猪苓、白术、泽泻等配伍,如五苓散。治脾肾阳虚水肿,常与附子、白术、生姜等配伍,如真武汤。

2. **用于脾虚诸证**　本品甘淡平,有健脾之功,但作用不强,同时也可作为食品,是治疗脾虚的重要辅助药。治脾胃虚弱、食少纳呆、倦怠乏力,常与人参、白术、甘草配伍,即四君子汤。治脾虚停饮、胸胁胀满、目眩心悸,常与桂枝、白术、甘草同用,即苓桂术甘汤。治脾虚湿盛之泄泻,常与山药、白术、薏苡仁等同用,如参苓白术散。

3. **用于心悸、失眠等**　本品益心脾而宁心安神。治心脾两虚,气血不足之心悸、失眠、健忘,常与人参、当归、酸枣仁等配伍,如归脾汤。治阴血不足,心失所养之心悸、失眠,配伍酸枣仁、麦冬、五味子等,如安神胶囊。

【用法用量】煎服,10~15g。

【使用注意】虚寒精滑者忌用。

知识链接

茯苓的现代研究

研究表明,茯苓主要化学成分为多糖和三萜类成分,具有抑制肿瘤、抗炎、抗衰老、保肝、调节免疫等作用。现代临床用于肝炎、肿瘤、精神分裂症、婴幼儿秋季腹泻、斑秃、面斑、脑血管疾病,其与桂枝等中药组成复方药用以治疗妇科癥瘕、出血等病证。

【附药】

茯苓皮　为茯苓菌核的黑色外皮。性味同茯苓,长于利水消肿,能行皮肤水湿。适用于皮肤水肿,常配五加皮、陈皮等,如五皮饮。

茯神　为抱有松根的茯苓。性味同茯苓,宁心安神之功更佳,适用于心神不安、惊悸、健忘、失眠等。

赤茯苓　为茯苓菌核削去外皮后的淡红色部分,功能渗利湿热。

知识链接

朱　茯　苓

在传统用药中，有用朱砂拌茯苓的炮制方法，称为朱茯苓，认为可增强宁心安神之效。但因朱砂主含硫化汞（HgS），不溶于水，且不能煎煮加热，如经加热，易析出贡（Hg），产生毒性。故朱茯苓只宜作丸散剂服用，不宜作汤剂用。

薏苡仁 Yiyiren
《神农本草经》

【来源】 为禾本科植物薏苡 *Coix lacryma-jobi* L. var. *ma-yuen*（Roman.）Stapf 的干燥成熟种仁。秋季采收。晒干。生用或炒用。

【处方用名】 薏苡仁、炒薏苡仁、薏米、薏仁米、苡仁。

【性味归经】 甘、淡，凉。归脾、胃、肺经。

【功效】 利水渗湿，健脾止泻，除痹，排脓，解毒散结。

【应用】

1. **用于水肿、小便不利** 本品甘补淡渗，功似茯苓而力稍弱，对脾虚湿滞者尤为适宜。治脾虚湿盛之水肿腹胀，小便不利，常与茯苓、白术、黄芪等配伍。

2. **用于脾虚泄泻** 本品有渗湿，健脾止泻作用。治疗脾虚湿盛所致食少泄泻，常与人参、茯苓、白术、山药等配伍，如参苓白术散。

3. **用于肺痈、肠痈等证** 本品能清肺肠之热，排脓消痈。治肺痈胸痛，咳吐脓痰，常与苇茎、冬瓜仁、桃仁配伍，如苇茎汤；治肠痈腹痛，可与附子、败酱草等配伍，如薏苡附子败酱散。

4. **用于湿痹筋脉拘挛** 本品既能除湿，又能通利关节，舒通筋脉，有缓和筋脉挛急之效，适用于风湿痹证。对湿痹的肢体重着疼痛，筋脉拘急之证，尤为常用。治疗湿痹而筋脉拘挛疼痛者，常与独活、防风、苍术等同用。

5. **用于赘疣，癌肿** 本品能解毒散结，临床可用于赘疣，癌肿。

【用法用量】 煎服，9~30g。清利湿热宜生用，健脾止泻宜炒用。力缓，用量宜大。除入汤、丸、散剂外，亦可作粥食用，为食疗佳品。

【使用注意】 津液不足者慎用，孕妇慎用。

▶ 课堂活动

比较茯苓与薏苡仁的功效应用的异同。

猪苓 Zhuling
《神农本草经》

【来源】 为多孔菌科真菌猪苓 *Polyporus umbellatus*（Pers.）Fries. 的干燥菌核。春、秋二季采挖，干燥。切片入药，生用。

【处方用名】猪苓、朱苓。

【性味归经】甘、淡,平。归肾、膀胱经。

【功效】利水渗湿。

【应用】

用于水湿停滞的小便不利、水肿、泄泻、淋浊、带下、脚气、黄疸等证　本品功专通水道,其利小便,祛水湿作用较茯苓为强,故凡水湿停滞之证均可选用。若脾虚水肿,小便不利,常与白术、茯苓、泽泻等补气利水药配伍,如四苓散。若阴虚有热的淋浊,亦可与滑石、泽泻、阿胶等清热养阴药配伍。若湿热蕴结,小便淋涩,常与竹叶、木通、滑石等清热利尿药配伍。

【用法用量】煎服,6~12g。

【使用注意】无水湿者忌用。

泽泻 Zexie

《神农本草经》

【来源】为泽泻科植物泽泻 *Alisma orientalis*(Sam.) Juzep. 的干燥块茎。冬季采挖,干燥。生用,麸炒或盐水炒用。

【处方用名】泽泻、建泽泻、盐泽泻。

【性味归经】甘、淡,寒。归肾、膀胱经。

【功效】利水渗湿,泄热,化浊降脂。

【应用】

1. **用于水肿、小便不利、泄泻等证**　本品有明显的泻水作用,利水渗湿,甘淡,广泛用于多种水湿病证,利尿强度与猪苓相当,治水肿、小便不利,常与茯苓、猪苓同用。泽泻功能利水渗湿而止泻,治湿盛泄泻,常与茯苓、猪苓、苍术、厚朴等配伍。另外利水渗湿则能消除生痰之因,用于痰饮、水湿上犯之眩晕,常与白术等配伍。

2. **用于淋证、湿热带下、小便淋浊等证**　本品既能清膀胱之热,又能泄肾经之虚火,下焦湿热者尤为适宜。常与龙胆、黄芩、木通、车前子等配伍。治肾阴不足,相火偏亢的遗精、潮热,常与熟地、山药、牡丹皮等配伍,如六味地黄丸。

3. **用于高脂血症**　泽泻的现代应用有降血脂、抗脂肪肝、抗动脉硬化等临床效果。

【用法用量】煎服,6~10g。

知识链接

泽泻的现代研究

《本草纲目》中记载:"渗湿热、行痰饮。"泽泻的渗湿功效,主要表现为降血脂、抗脂肪肝、抗动脉硬化和减肥。 2015 年版《中国药典》将泽泻的原功效"利小便,清湿热",修改为"利水渗湿,泄热,化浊降脂"。

泽泻主要含三萜类化合物：泽泻醇 A、泽泻醇 B 及泽泻醇 A、B、C 的醋酸酯，此外尚含挥发油、生物碱、植物固醇、泽泻素等。泽泻有降血脂作用，研究表明，泽泻多种成分对实验性高胆固醇血症有明显的降血清胆固醇作用和抗动脉粥样硬化作用，其中泽泻醇 A、B、C 醋酸酯都有降胆固醇作用，尤以泽泻醇 A-24-醋酸酯降脂作用最强；还能提高血中高密度脂蛋白胆固醇的含量。泽泻在降血脂的基础上，可促进细胞对脂肪的代谢，增加脂蛋白的合成，抑制肝内脂肪堆积，而有抗脂肪肝及保肝作用。

点滴积累 ∨

1. 利水消肿药有通利小便，排泄水湿，消退水肿的作用，适用于治疗水肿及其他多种水湿病证。
2. 茯苓利水而不伤正气，药性平和，为利水渗湿要药。茯苓、薏苡仁两药均有利水消肿，渗湿健脾的功效，善治脾虚湿盛水肿证，但茯苓能补益心脾，而宁心安神；薏苡仁生用微寒，能清热排脓消痈，又能用于风湿痹证。猪苓功专通水道，其利水渗湿作用较茯苓为强，用于各种水湿停滞之证。泽泻除利水渗湿之外，以泄下焦湿热为作用特点。

第二节　利尿通淋药

车前子 Cheqianzi
《神农本草经》

【来源】　为车前科植物车前 *Plantago asiatica* L. 或平车前 *Plantago depressa* Willd. 的干燥成熟种子。夏秋二季种子成熟时采收。生用或盐水炙用。

【处方用名】　车前子、盐车前子。

【性味归经】　甘，寒。归肝、肺、肾、小肠经。

【功效】　清热利尿通淋，渗湿止泻，明目，祛痰。

【应用】

1. 用于小便不利，水肿，淋证　本品甘而滑利，寒凉清热，有利尿通淋之功，为治疗湿热淋证的常用药。治湿热下注所致小便短赤、淋沥涩痛、口燥咽干的常用中成药八正合剂，方中车前子与瞿麦、萹蓄、大黄、滑石、川木通、栀子、甘草、灯心草同用，共奏清热，利尿，通淋之功。治水湿停滞水肿、小便不利，常与茯苓、猪苓、泽泻等配伍。

2. 用于水湿泄泻　本品能利水湿，分清浊而止泻。即利小便以实大便，以治湿盛于大肠引起的水泻为宜，为治水肿、水湿泄泻的常用药。可单用研末，米饮送服；或与白术、茯苓、泽泻等配伍。

3. 用于肝热目疾　本品治肝经风热所致目赤肿痛，常与菊花、夏枯草、决明子等配伍。治肝肾阴亏，两目昏花，常与菟丝子、熟地黄等滋补肝肾药配伍。

4. 用于痰热咳嗽　本品能清肺化痰止咳。治疗肺热咳嗽，痰多黄稠，常与瓜蒌、浙贝母、黄芩等配伍。

【用法用量】煎服,9~15g。包煎。

【使用注意】车前子包煎时,布不宜包得过紧,以免车前子在煎煮膨胀后,影响有效成分的析出,降低疗效。

【附药】

车前草　为车前的全草。性味功用与车前子相似,功效清热利尿通淋,祛痰,凉血,解毒。用于热淋涩痛,水肿尿少,暑湿泄泻,痰热咳嗽,吐血衄血,热毒痈肿。治热毒疮痈,内服或用鲜品捣烂外敷。

▶ 课堂活动

车前子为什么要包煎? 包成什么样的才最适合有效成分的煎出?

木通 Mutong
《神农本草经》

【来源】为木通科植物木通 *Akebia quinata*(Thunb.)Decne、三叶木通 *Akebia trifoliata*(Thunb.)Koidz 或白木通 *Akebia trifoliate*(Thunb)Koidz. var. *australis*(Diels)Rehd. 的干燥藤茎。春、秋采收。晒干,切片,生用。

【处方用名】木通。

【性味归经】苦,寒。归心、小肠、膀胱经。

【功效】利尿通淋,清心除烦,通经下乳。

【应用】

1. **用于湿热淋证**　本品味苦性寒,上能清心降火,下能利水泄热,以使湿热邪气从小便排出,而达到利尿通淋,泄热之功效。治膀胱湿热,小便短赤、淋沥涩痛,常与车前子、滑石等配伍。又能利尿消肿,治水肿,小便不利,常与泽泻、茯苓、大腹皮等配伍。

2. **用于口舌生疮**　本品因能清心经之火,治心火上炎所致口舌生疮,或心火下移小肠,心烦、尿赤等证,常与竹叶、地黄等配伍。

3. **用于血瘀经闭,乳少**　本品有通利血脉,通经下乳的作用。治血瘀经闭,常与红花、桃仁、当归、丹参等配伍。治产后乳汁不通或乳少,常与王不留行、穿山甲、通草等配伍,或与猪蹄炖汤服。

此外,本品还能利血脉,通关节,常与秦艽、防己、薏苡仁等祛风湿清热药配伍,治疗湿热痹痛。

【用法用量】煎服,3~6g。

知识链接

木通的研究

作为"木通"用的药材品种多而复杂,主要有关木通、川木通、木通三种,关木通为马兜铃科植物东北马兜铃的藤茎;川木通为毛茛科植物小木通、绣球藤等的藤茎;木通为木通科植物木通、三叶木通或白木通的藤茎。据考证,我国历代本草所记载使用的木通则为木通科的木通,而目前使用最广的是川木通。

关木通为我国东北地区习惯用药，历代本草未见记载。清光绪三十三年（1907 年）的《通化县志略》及 1957 年版的《辽宁药材》均称此为木通。《中华人民共和国药典》（1963 年版一部）以关木通之名予以收载。关木通所含的马兜铃酸为有毒成分，由于过量服用或久服所引起的肾脏损害等不良反应较为严重，故 2005 年版《中华人民共和国药典》已不再收录。

滑石 Huashi
《神农本草经》

【来源】　为硅酸盐类矿物滑石族滑石，主含含水硅酸镁 $[Mg_3(Si_4O_{10})(OH)_2]$。全年可采。本品无臭，无味；以整洁、色清白、质滑、无杂质者为佳。研粉或水飞用。

【处方用名】　滑石、滑石粉。

【性味归经】　甘、淡，寒。归膀胱、肺、胃经。

【功效】　利尿通淋，清热解暑；外用祛湿敛疮。

【应用】

1. **用于热淋、石淋、尿热涩痛**　本品味淡，性滑利窍，寒则清热，能清膀胱湿热而通利水道，是治湿热淋证常用药。治湿热淋证的八正散，常与木通、车前子、瞿麦等同用；治石淋则常与海金沙、金钱草、鸡内金等配伍。

2. **用于暑湿、湿温**　本品甘淡而寒，既能利水湿，又能解暑热，是夏季治疗暑湿热证常用药。治暑热烦渴、小便短赤，常与甘草配伍，即六一散。若湿温初起及暑温夹湿，常与薏苡仁、豆蔻、苦杏仁等配伍，如三仁汤。

3. **外用治湿疮、湿疹、痱子**　滑石粉外用有清热收湿敛疮作用。治疗湿疹、湿疮，可单用或与黄柏、煅石膏、枯矾等为末，撒布患处。治痱子，可与薄荷、甘草等配制成痱子粉外用。

【用法用量】　煎服，10~20g，宜先煎；滑石粉宜布包煎。外用适量。

【使用注意】　脾虚、热病伤津及孕妇忌用。

▶ 课堂活动

车前子与滑石在功效应用方面有何异同？

萆薢 Bixie
《神农本草经》

【来源】　为薯蓣科植物绵萆薢 *Dioscorea septemloba* J. Q. Xi，M. Mizuno et W. L. Zhao、福州薯蓣 *Dioscorea futschauensis* Uline ex R. Kunth（绵萆薢）或粉背薯蓣 *Dioscorea hypoglauca* Palibin（粉萆薢）的干燥根茎。秋、冬二季采挖。切片、晒干。生用。

【处方用名】　萆薢、绵萆薢、粉萆薢、川萆薢。

【性味归经】　苦，平。归肾、胃经。

【功效】　利湿去浊，祛风除痹。

【应用】

1. **用于膏淋、白浊**　善利湿而分清去浊,为治膏淋要药。治下焦湿浊所致的膏淋,小便浑浊,白如米泔,常与石菖蒲、乌药、益智等配伍,如萆薢分清饮。

2. **用于风湿痹证**　能祛风除湿,通络止痛。风寒湿痹,常与附子、牛膝等配伍;湿热痹痛,常与黄柏、防己等配伍。

【用法用量】煎服,9~15g。

【使用注意】利湿,易伤阴,故肾阴亏虚遗精滑泄者慎用。

海金沙 Haijinsha
《嘉祐本草》

【来源】为海金沙科植物海金沙 *Lygodium japonicum*(Thunb.)Sw. 的干燥成熟孢子。秋季孢子未脱落时采收,晒干。生用。

【处方用名】海金沙。

【性味归经】甘、咸,寒。归膀胱、小肠经。

【功效】清热利湿,通淋止痛。

【应用】

用于淋证　本品功专利尿通淋止痛,尤善止尿道疼痛,为治诸淋涩痛之要药。治热淋,常与滑石、木通等配伍;治石淋,常与金钱草、鸡内金等配伍;治血淋,常与石韦、小蓟等配伍;治膏淋,常与萆薢等配伍。

【用法用量】煎服,6~15g,包煎。

【使用注意】肾阴亏虚者慎用。

▶ **课堂活动**

在用作汤剂煎煮时,利水渗湿药里有哪些需要用包煎?

石韦 Shiwei
《神农本草经》

【来源】为水龙骨科植物庐山石韦 *Pyrrosia sheareri*(Bak.)Ching、石韦 *Pyrrosia lingua*(Thunb.)Farwell 或有柄石韦 *Pyrrosia petiolosa*(Christ)Ching 的干燥叶。四季均可采收。除去根茎及根,晒干或阴干。生用。

【处方用名】石韦。

【性味归经】甘、苦,微寒。归肺、膀胱经。

【功效】利尿通淋,清肺止咳,凉血止血。

【应用】

1. **用于热淋、血淋、石淋**　本品能清利膀胱而通淋,兼可止血,尤宜于血淋。如治疗下焦湿热所致石淋的常用成药排石颗粒中,石韦与连钱草、车前子、木通、滑石、瞿麦等同用,共奏清热利水,通淋排石之功。

2. **用于肺热咳喘** 本品能清肺热,止咳平喘。用于肺热咳喘气急,常与鱼腥草、黄芩、芦根等配伍。

3. **用于血热出血** 本品有凉血止血之效。治血热崩漏、吐血、衄血等,常与侧柏叶、蒲黄、牡丹皮、地黄等配伍。

【用法用量】煎服,6~12g。

点滴积累 ∨ ⋯⋯

1. 利尿通淋药性味多苦寒,苦能降泄,寒能清热,走下焦,尤能清利下焦湿热,善清利膀胱湿热,主治湿热淋证。

2. 车前子是治疗湿热淋证的常用药,其渗湿止泻作用是通过利小便以达到实大便的效果,此外除清热利尿通淋之外,车前子还长于治痰热咳嗽。 木通的作用上能清心降火,下能利水泄热,还有通利血脉、通经下乳的作用。 滑石即是治湿热淋证常用药也是夏季治疗暑湿热证常用药。 萆薢为治膏淋要药。 海金沙为治诸淋涩痛之要药。

第三节 利湿退黄药

茵陈 Yinchen
《神农本草经》

【来源】为菊科植物滨蒿 *Artemisia scoparia* Waldst. et Kit. 或茵陈蒿 *Artemisia capillaris* Thunb. 的干燥地上部分。春季幼苗高 6~10cm 时采收或秋季花蕾长成时采割。春季幼苗高 6~10cm 时采收或秋季花蕾长成时采割。春季采收的习称"绵茵陈",秋季采割的称"茵陈蒿"。除去杂质及老茎,晒干。生用。

【处方用名】茵陈蒿、茵陈、绵茵陈。

【性味归经】苦、辛,微寒。归脾、胃、肝、胆经。

【功效】清利湿热,利胆退黄。

【应用】

1. **用于黄疸证** 茵陈善清利脾胃肝胆湿热,使其从小便而下,故为治黄疸要药。治湿热黄疸,症见身目发黄,黄色鲜明,尿赤便秘者,常与栀子、大黄等配伍,即茵陈蒿汤;治疗急性、迁延性、慢性肝炎证属肝胆湿热者,常与黄芩、栀子等同用,共奏清热解毒,利湿退黄之功,如茵栀黄注射液。治寒湿黄疸,症见身目发黄,黄色晦暗,神疲畏寒,常与附子、干姜等配伍。

2. **用治湿疮瘙痒** 本品有清热利湿之功。可与黄柏、苦参、蛇床子、地肤子等同用,煎汤内服,或外洗。

【用法用量】煎服,6~15g。外用适量,煎汤熏洗。

【使用注意】血虚萎黄者慎用。

金钱草 Jinqiancao
《本草纲目拾遗》

【来源】　为报春花科植物过路黄 *Lysimachia christinae* Hance 的干燥全草。夏秋二季采收。晒干。生用。

【处方用名】　金钱草。

【性味归经】　甘、咸,微寒。归肝、胆、肾、膀胱经。

【功效】　利湿退黄,利尿通淋,解毒消肿。

【应用】

1. **用于湿热黄疸**　本品能清肝胆之火,又除下焦湿热,退黄疸,为治湿热黄疸常用之药,又因有排石作用,故治肝胆结石所致的黄疸尤宜。常与茵陈蒿、大黄、栀子等利湿退黄,疏肝利胆之品配伍,如利胆排石颗粒。

2. **用于石淋、热淋**　本品能利尿通淋,排出结石。治疗石淋,可单用大剂量煎汤代茶饮,或与海金沙、鸡内金、石韦等利尿通淋排石药配伍。如治疗湿热下注所致的热淋、石淋,可单用金钱草浸膏制成石淋通片。

3. **治疗痈肿疗疮、毒蛇咬伤,内服和外用均有清热解毒作用**　疮痈肿毒或毒蛇咬伤,可用鲜品捣取汁内服,或捣烂外敷;亦可与蒲公英、野菊花等同用,以增强疗效。

【用法用量】　煎服,15～60g。鲜品加倍。外用适量。

▶▶ 课堂活动

　　茵陈、金钱草在的功用方面有何异同?　二药有何作用特点?

虎杖 Huzhang
《名医别录》

【来源】　为蓼科植物虎杖 *Polygonum cuspidatum* Sieb. et Zucc. 的干燥根茎及根。春秋二季采挖。切片,生用或鲜用。

【处方用名】　虎杖。

【性味归经】　微苦,微寒。归肝、胆、肺经。

【功效】　利湿退黄,清热解毒,散瘀止痛,化痰止咳。

【应用】

1. **用于湿热黄疸、淋浊、带下**　本品有清热利湿之功。治湿热黄疸,常与茵陈蒿、金钱草、栀子等配伍。治湿热淋浊、带下,常与车前子、滑石、木通等配伍。

2. **用于水火烫伤、痈肿疮毒、毒蛇咬伤,有凉血清热解毒作用**　本品治水火烫伤,可单用研末,麻油调敷。治痈肿疮毒,单用鲜品捣烂外敷,或与连翘、紫花地丁等配伍,煎汤内服。用治毒蛇咬伤,可取鲜品捣烂敷肿胀处,或煎浓汤内服。

3. **用于血瘀经闭、痛经、跌打损伤,有活血散瘀止痛之功**　本品治血瘀痛经、经闭,常与桃仁、红花、益母草、延胡索等配伍。治跌打损伤疼痛,常与乳香、没药、当归、三七等配伍。

4. 用于肺热咳嗽　本品既能苦降泄热,又能化痰止咳。治肺热咳嗽、咯痰者,常与浙贝母、枇杷叶、苦杏仁等配伍。

【用法用量】煎服,9~15g。外用适量,制成煎液或油膏涂敷。

【使用注意】因有活血祛瘀作用,故孕妇忌服。略有泻下通便作用,脾虚便溏者不宜。

点滴积累　∨

1. 利湿退黄药多寒凉,入肝胆而清利肝胆湿热,以利湿退黄,主治湿热黄疸,部分药物还可用于湿疮痈肿等证。

2. 在本节药物中茵陈为治黄疸要药。 金钱草既能清肝胆之火,又能除下焦湿热而退黄疸,为治湿热黄疸常用之药,同时还有排除结石的作用。 虎杖能清热利湿,治湿热黄疸,还用于水火烫伤。 金钱草、虎杖均有凉血清热解毒作用,治疗痈肿疔疮、毒蛇咬伤。

本章其他利水渗湿药,见表 10-1。

表 10-1　其他利水渗湿药

分类	药名	性味归经	功效应用	用法用量
利水消肿药	泽漆	辛、苦,微寒;有毒;大肠、小肠、肺经	利水消肿,化痰止咳,解毒散结。用于水肿;咳喘;瘰疬、癣疮	5~10g
	冬瓜皮	甘,凉;脾、小肠经	利水消肿。用于水肿;暑热证	9~30g
	葫芦	甘,平;肺、肾经	利水消肿。用于水肿;淋证	15~30g
	玉米须	甘,平;膀胱、肝、胆经	利水消肿,利湿退黄。用于水肿;黄疸	30~60g
利尿通淋药	通草	甘、淡,微寒;肺、胃经	利尿通淋,通气下乳。用于淋证、水肿;产后乳汁不下	3~5g
	冬葵子	甘、涩,凉;大肠、小肠、膀胱经	利尿通淋,下乳,润肠。用于淋证;乳汁不通、乳房胀痛;便秘	3~9g
	萹蓄	苦,微寒;膀胱经	利尿通淋,杀虫止痒。用于淋证;虫证、湿疹、阴痒	9~15g
	瞿麦	苦,寒;心、小肠、膀胱经	利尿通淋,活血通经。用于淋证;血热瘀阻经闭,月经不调	9~15g
	灯心草	甘、淡,微寒;心、肺、小肠经	清心火,利小便。利尿通淋,清心降火。用于热淋;心烦失眠,小儿夜啼	1~3g
利湿退黄药	垂盆草	甘、淡,凉;肝、胆、小肠经	利湿退黄,清热解毒。用于黄疸;痈肿疮疡、喉痛、蛇伤、烫伤	15~30g

复习导图

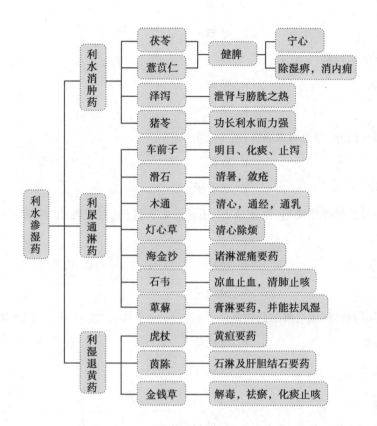

目标检测

一、单项选择题

1. 用治水肿、淋证、肝热目赤宜选(　　)

　　A. 车前子　　　　　　　　B. 泽泻　　　　　　　　C. 滑石

　　D. 薏苡仁　　　　　　　　E. 萹蓄

2. 治膏淋的要药是(　　)

　　A. 滑石　　　　　　　　　B. 石韦　　　　　　　　C. 萹蓄

　　D. 萆薢　　　　　　　　　E. 泽泻

3. 海金沙的药用部位是(　　)

　　A. 种子　　　　　　　　　B. 孢子　　　　　　　　C. 果实

　　D. 全草　　　　　　　　　E. 根

4. 车前子入汤剂须(　　)

　　A. 先煎　　　　　　　　　B. 后下　　　　　　　　C. 包煎

　　D. 另煎　　　　　　　　　E. 烊化

5. 茯苓的药用部位是(　　)

　　A. 孢子　　　　　　　　　B. 菌核　　　　　　　　C. 块根

　　D. 鳞茎　　　　　　　　　E. 种子

6. 功能利水渗湿,健脾安神的药是(　　)

    A. 猪苓   B. 泽泻   C. 茯苓

    D. 薏苡仁   E. 冬葵子

7. 善治血淋的药物是(　　)

    A. 金钱草   B. 草薢   C. 滑石

    D. 石韦   E. 猪苓

8. 下列除哪味药外,均为利水通淋药(　　)

    A. 泽漆   B. 萹蓄   C. 灯心草

    D. 金钱草   E. 冬葵子

9. 既能通经又能治湿热黄疸、淋浊带下,还可治水火烫伤、毒蛇咬伤、热结便秘等证的药物是
(　　)

    A. 益母草   B. 虎杖   C. 黄芩

    D. 连翘   E. 金钱草

10. 功能利湿退黄,利尿通淋的药物是(　　)

    A. 茵陈蒿   B. 金钱草   C. 茯苓

    D. 车前子   E. 虎杖

二、简答题

1. 简述利水渗湿药的分类,及各类的功效及适应证。

2. 比较茯苓与猪苓、茯苓与薏苡仁、车前子与滑石的功用异同点。

三、实例分析

    患者,男,53 岁,农民。于 2005 年 9 月 11 日就诊。1 周前淋雨后出现发热,周身乏困不适,在当地医生以感冒论治,输液打针数日无效。2 天前家人发现患者两目及皮肤发黄,遂来医院中医门诊就诊。自述全身乏力不支,不思饮食,食后欲呕,口苦口干,大便干燥,数日一行,小便赤如浓茶色,舌红苔黄腻,脉滑数有力。查其两目及皮肤黄染。

    请结合中医药理论分析患者应选用哪一类药物治疗。

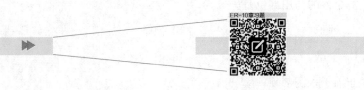

(傅　红)

第十一章

温里药

ER-11章PPT与重点

导学情景 ∨

情景描述：

由丁香、肉桂、荜茇三味中药组成的小儿脐贴是家庭常备的药物。该药健脾温中，散寒止泻，适用于小儿泄泻、腹痛的辅助治疗。

学前导语：

丁香、肉桂、荜茇三味药物均具有温中散寒之效，属于温里药，那么还有哪些药物属于温里药？温里药除温里散寒之用外，还有哪些效用呢？

以温里祛寒为主要功效，用以治疗里寒证的药物，称为温里药，又称祛寒药。

温里药多味辛而性温热，以其辛散温通，偏走脏腑而能温里散寒，温经止痛，故可以用治里寒证，即所谓"寒者热之"之意。个别药物还能助阳，回阳，用以治疗虚寒证，亡阳证。

温里药因主要归经之不同而具有多种效用。主入脾胃经者，能温中散寒止痛，可用治脾胃受寒或脾胃虚寒证，症见脘腹冷痛、呕吐泄泻、舌淡苔白等；主入肺经者，能温肺化饮而治肺寒痰饮证，症见痰鸣咳喘、痰白清稀、舌淡苔白滑等；主入肝经者，能温肝散寒而治疗肝经受寒少腹痛、寒疝作痛或厥阴头痛等；主入肾经者，能温肾助阳而治肾阳不足证，症见阳痿宫冷、腰膝冷痛、夜尿频多、滑精遗尿等；主入心肾两经者，能温阳通脉而治心肾阳虚证，症见心悸怔忡、畏寒肢冷、小便不利、肢体浮肿等，或能回阳救逆而治亡阳厥逆证，症见畏寒踡卧、汗出神疲、四肢厥逆、脉微欲绝等。

使用温里药时，应注意：①本章药物性多辛热燥烈，易耗阴助火，凡实热证、阴虚火旺、精血亏虚者忌用；②孕妇及气候炎热时慎用。

附子 Fuzi
《神农本草经》

【来源】为毛茛科植物乌头 *Aconitum carmichaeli* Debx. 子根的加工品。6月下旬至8月上旬采挖，除去母根、须根及泥沙。经加工炮制后入药。

【处方用名】附片、炮附片、淡附片。

【性味归经】辛、甘，大热；有毒。归心、肾、脾经。

【功效】回阳救逆，补火助阳，散寒止痛。

【应用】

1. **亡阳证** 本品能上助心阳，中温脾阳，下补肾阳，为"回阳救逆第一品药"。①久病体虚，阳气衰微,阴寒内盛,或大汗、大吐、大泻所致亡阳证,常与干姜、甘草同用,以回阳救逆,如四逆汤;②亡阳兼气脱者,可与人参配伍,如参附汤;③若寒邪入里,直中三阴而见四肢厥冷、恶寒蜷卧、吐泻腹痛者,可与干姜、肉桂、人参同用,如回阳急救汤。

2. **阳虚证**　本品辛甘温热,有峻补元阳,益火消阴之效,凡肾、脾、心诸脏阳气衰弱者均可应用。①肾阳不足,命门火衰所致阳痿宫冷、腰膝冷痛、夜尿频多等,配肉桂、山茱萸、熟地黄等,如右归丸;②脾肾阳虚,寒湿内盛所致脘腹冷痛、大便溏泻等,配党参、白术、干姜等,如附子理中丸;③心阳衰弱,心悸气短、胸痹心痛者,可与人参、桂枝等同用;④阳虚兼外感风寒者,常与麻黄、细辛同用。

3. **寒痹证**　本品气雄性悍,走而不守,能温经通络,逐经络中风寒湿邪,有较强的散寒止痛作用。凡风寒湿痹周身骨节疼痛者均可用之,尤善治寒痹痛剧者,常与桂枝、白术、甘草同用,如甘草附子汤。

【用法用量】煎服,3~15g。本品有毒,宜先煎30~60分钟,至口尝无麻辣感为度。

【使用注意】①本品辛热燥烈,凡热证、阴虚阳亢者及孕妇忌用;②反半夏、瓜蒌、贝母、白蔹、白及;③内服须经炮制;④若内服过量,或炮制、煎煮方法不当,可引起中毒。

案例分析

案例

医生给一脾胃虚寒证患者开了含有15g附子的中药,交待先煎附子30分钟后再放余药同煎。但患者忘记将医嘱告知家人,将1剂药煎煮30分钟后,滤出汤药喝下,略微感到咽喉麻痹。2小时后,出现呼吸困难、皮肤发冷、四肢抽搐、心悸乏力的症状,立即送往医院,医生诊断为乌头碱中毒,立即静脉注射阿托品抢救。

分析

该患者未先煎附子,致附子中毒。附子如炮制不当或剂量过大以及煎煮时间不够,均可引起中毒反应,中毒剂量为15~60g。中毒症状多在服药后10分钟至2小时出现,表现为发麻、震颤、心慌闷乱等。降低附子毒性最有效的方法是久煎,因为其毒性成分乌头碱在水中高温加热下易逐步降解,最终生成的乌头胺,毒性仅为乌头碱的1/4000~1/2000。而我国西南地区,冬天经常把附子作为一个食疗原料,用于炖牛羊肉、煮粥,每次用量5~10g,炖煮约3~5小时。从这个角度看,附子只要用得合理,安全性还是很高的,关键在于久煎,直至完全没有麻舌感。

干姜 Ganjiang
《神农本草经》

【来源】为姜科植物姜 *Zingiber officinale* Rosc. 的干燥根茎。冬季采收。切片晒干或低温烘干。生用。

【处方用名】干姜。

【性味归经】辛,热。归脾、胃、肾、心、肺经。

【功效】温中散寒,回阳通脉,温肺化饮。

【应用】

1. **脾胃寒证**　本品辛热燥烈,主入脾胃而长于温散中焦寒邪,凡脾胃寒证,无论虚实皆宜选用。①胃寒呕吐,脘腹冷痛,单用本品或配高良姜用;②脾胃虚寒,脘腹冷痛、呕吐泄泻,常与补气健脾药党参、白术等同用,如理中丸。

2. **亡阳证**　本品回阳以通脉,能增强附子的回阳救逆作用,古有"附子无干姜不热"之说,故常与附子相须为用,治疗亡阳证。

3. **寒饮喘咳**　本品入肺经,善能温肺散寒化饮。常与细辛、五味子、麻黄等同用,治寒饮喘咳、形寒背冷、痰多清稀之证,如小青龙合剂。

【用法用量】煎服,3~10g。

【使用注意】本品辛热燥烈,阴虚内热、血热妄行及孕妇慎用。

知识链接

附子与干姜相须为用

附子治疗亡阳证,常与干姜相须为用,附子助阳走而不守,干姜助阳守而不走,能增强附子回阳救逆的作用,回阳立效。 两药配伍尚有温肾暖脾,散寒止痛之功,如赤石脂丸、乌梅丸。

附子有毒,配伍干姜后能减低毒性,医圣张仲景在四逆汤中将干姜、附子、甘草同用,以温中散寒,回阳救逆。 因此干姜配伍附子属于增效减毒关系。

肉桂 Rougui
《神农本草经》

【来源】为樟科植物肉桂 *Cinnamomum cassia* Presl 的干燥树皮。多秋季剥取,阴干。切片,生用。

▶▶ **课堂活动**

肉桂和桂枝分别取材于樟科植物肉桂的何部位? 功效有何异同?

【处方用名】肉桂、油桂、筒桂。

【性味归经】辛、甘,大热。归肾、脾、心、肝经。

【功效】补火助阳,引火归元,散寒止痛,温经通脉。

【应用】

1. **阳虚证**　本品辛甘大热,能补火助阳,益阳消阴,作用温和持久,为治命门火衰之要药。常配附子、熟地黄、山茱萸等,用治肾阳不足,命门火衰的阳痿宫冷、腰膝冷痛、夜尿频多、滑精遗尿等,如桂附地黄丸、右归饮。

2. **腹痛、寒疝**　本品甘热助阳以补虚,辛热散寒以止痛,善去痼冷沉寒。①寒邪内侵胸痹心痛或脾胃虚寒的脘腹冷痛之证,可单用研末,酒煎服,或与干姜、高良姜、荜茇等同用;②寒疝腹痛,多与吴茱萸、小茴香等同用。

3. **寒痹腰痛、闭经、痛经**　本品辛散温通,能通行气血经脉,散寒止痛。①常与独活、桑寄生、杜仲等同用,治风寒湿痹,尤以治寒痹腰痛为主,如独活寄生丸;②与当归、川芎、小茴香等同用,可治冲任虚寒,寒凝血滞的闭经、痛经、产后瘀滞腹痛等证,如少腹逐瘀汤。

4. **虚阳上浮诸证**　用治元阳亏虚,虚阳上浮的面赤、虚喘、汗出、心悸、失眠、脉微弱者,常与山茱萸、五味子、人参、牡蛎等同用。

此外,久病体虚气血不足者,在补气益血方中少量加入肉桂,有鼓舞气血生化之效。

▶▶ **课堂活动**

附子、肉桂两药均有补火助阳,散寒止痛功效,在应用上有何区别?

【**用法用量**】煎服,1~5g,宜后下或开水泡服;研末冲服,每次1~2g。用时捣碎。

【**使用注意**】①本品辛热,耗阴动血,故阴虚火旺、里有实热、血热出血者忌用;孕妇慎用。②畏赤石脂。

吴茱萸 Wuzhuyu
《神农本草经》

【**来源**】为芸香科植物吴茱萸 *Evodia rutaecarpa* (Juss.) Benth. 、石虎 *Evodia rutaecarpa* (Juss.) Benth. var. *officinalis* (Dode) Huang 或疏毛吴茱萸 *Evodia rutaecarpa* (Juss.) Benth. var. *bodinieri* (Dode) Huang 干燥近成熟的果实。8~11 月果实尚未开裂时采收,晒干或低温烘干。生用或制用。

【**处方用名**】吴茱萸、吴萸、制吴茱萸。

【**性味归经**】辛、苦,热;有小毒。归肝、脾、胃、肾经。

【**功效**】散寒止痛,降逆止呕,助阳止泻。

【**应用**】

1. **寒凝疼痛证**　本品辛散苦泄,性热祛寒,主入肝经,既散肝经之寒邪,又疏肝气之郁滞,且有良好的止痛作用,故为治肝寒气滞诸痛之要药。①中焦虚寒,肝气上逆的厥阴头痛证,症见巅顶头痛、干呕吐涎沫、苔白脉迟等,每与生姜、人参等同用,如吴茱萸汤;②寒凝肝经,寒疝腹痛,常与小茴香、川楝子、木香等温经散寒、行气止痛药配伍,如导气汤;③寒凝肝经,肝气不舒,冲任不利,瘀血阻滞之痛经、经产腹痛,常与桂枝、当归、川芎等温经散寒,活血养血药同用,如温经汤。

2. **胃寒呕吐**　本品有温中散寒、疏肝降逆止呕、制酸止痛之效,尤以用治胃寒呕吐、肝郁化火、肝胃不和之呕吐吞酸为宜。常与半夏、生姜等温胃止呕药同用。

3. **虚寒泄泻**　本品性味辛热,能温脾益肾,助阳止泻,为治脾肾阳虚,五更泄泻之常用药,多与补骨脂、肉豆蔻、五味子等同用,如四神丸。

【**用法用量**】煎服,2~5g。外用适量。

【**使用注意**】①本品辛热燥烈,易耗气动火,故不宜多用、久服;②阴虚有热者忌用。

知识链接

配伍使用——黄连与吴茱萸

黄连与吴茱萸配伍属寒热配对。临证应用时，黄连、吴茱萸常按6:1配伍，方如左金丸。两药配伍，一主一辅，一寒一热，相反相成，既可泻肝降逆和胃，又能清火调气散结。此外，黄连与吴茱萸按2:1、1:1配伍则分别为甘露散、茱萸丸。现代临床多用于治疗胃溃疡等消化系统疾病。

小茴香 Xiaohuixiang
《新修本草》

【来源】 为伞形科植物茴香 *Foeniculum vulgare* Mill. 的干燥成熟果实。秋季果实成熟时采收，晒干。生用或盐水炙用。

【处方用名】 小茴香、小茴、茴香、盐茴香。

【性味归经】 辛，温。归肝、肾、脾、胃经。

【功效】 散寒止痛，理气和胃。

【应用】

1. **寒疝腹痛、睾丸偏坠胀痛、少腹冷痛、痛经** 本品辛温，能温肾暖肝，散寒止痛。①寒疝腹痛，常与乌药、青皮、高良姜等行气散寒止痛药配伍，如天台乌药散；②若肝气郁滞，睾丸偏坠胀痛，常与橘核、山楂、荔枝核等行气药同用，如香橘散；③肝经受寒之少腹冷痛，或冲任虚寒，气滞血瘀的痛经，可与当归、川芎、肉桂等同用。

2. **中焦虚寒，气滞腹痛** 本品辛温能温中散寒止痛，并善理脾胃之气而开胃，止呕。①胃寒气滞之脘腹胀痛，可与高良姜、香附、乌药等温中散寒，行气止痛药同用；②脾胃虚寒的脘腹胀痛、呕吐食少，可与白术、陈皮、生姜等同用。

【用法用量】 煎服，3~6g。外用适量。

【使用注意】 阴虚火旺者慎用。

▶ **课堂活动**

小茴香除了药用之外还可以用作调味香料，本章中还有哪些药物有此作用？

丁香 Dingxiang
《雷公炮炙论》

【来源】 为桃金娘科植物丁香 *Eugenia caryophyllata* Thunb. 的干燥花蕾。习称公丁香。当花蕾由绿色转红时采摘，晒干。生用。

【处方用名】 丁香、公丁香。

【性味归经】 辛，温。归脾、胃、肺、肾经。

【功效】 温中降逆，补肾助阳。

【应用】

1. **胃寒呕吐、呃逆** 本品辛温芳香，暖脾胃而行气滞，尤善降逆，故有温中散寒，降逆止呕、止呃之功,为治胃寒呕逆之要药。常与柿蒂、党参、生姜等同用,如丁香柿蒂汤。

2. **脘腹冷痛**　本品温中散寒止痛,可用治胃寒脘腹冷痛,常与延胡索、五灵脂、橘红等同用。

3. **阳痿、宫冷**　本品性味辛温,入肾经,有温肾助阳起痿之功,可与附子、肉桂、淫羊藿等补肾壮阳药同用。

【用法用量】　煎服,1~3g。内服或研末外敷。

【使用注意】　①热证及阴虚内热者忌用;②畏郁金。

知识链接

丁香的现代应用

丁香经过蒸馏提取所得的挥发油中主要成分为丁香酚,医学、工业均有广泛应用。丁香酚具有很强的杀菌力,作为局部镇痛药用于治疗龋齿,且兼有局部防腐作用,口腔科多用。工业上可用于香水、香精以及各种化妆品香精和皂用香精配方中,还可以用于食用香精的调配。

【附药】

母丁香　为丁香的成熟果实,又名鸡舌香。性味功效与公丁香相似,但气味较淡,功力较逊。用法用量与公丁香同。

高良姜 Gaoliangjiang
《名医别录》

【来源】　为姜科植物高良姜 *Alpinia officinarun* Hance 的根茎。夏末秋初采挖,除去须根和残留的鳞片,洗净,切段,晒干。生用。

【处方用名】　高良姜、良姜。

【性味归经】　辛,热。归脾、胃经。

【功效】　温胃止呕,散寒止痛。

【应用】

1. **胃寒冷痛**　本品辛散温通,能散寒止痛,为治胃寒脘腹冷痛之常用药,每与炮姜相须为用,如二姜丸;治胃寒肝郁,脘腹胀痛,多与香附合用,以疏肝解郁、散寒止痛,如良附丸。

2. **胃寒呕吐**　本品性热,能温散寒邪,和胃止呕。多与半夏、生姜等同用,治胃寒呕吐。

【用法用量】　煎服,3~6g。研末服,每次3g。

花椒 Huajiao
《神农本草经》

【来源】　为芸香科植物青椒 *Zanthoxylum schinifolium* Sieb. et Zucc. 或花椒 *Zanthoxylum bungeanum* Maxim. 的干燥成熟果皮。秋季采收,晒干,除去种子及杂质。生用或炒用。

【处方用名】　花椒、蜀椒、川椒、炒花椒、炒川椒。

【性味归经】　辛、温。归脾、胃、肾经。

【功效】温中止痛,杀虫止痒。

【应用】

1. **中寒腹痛、寒湿吐泻** 本品辛散温燥,入脾胃经,长于温中燥湿,散寒止痛,止呕止泻。常与生姜、豆蔻等同用。

2. **虫积腹痛、湿疹、阴痒** 本品有驱蛔杀虫之功。①虫积腹痛,常与乌梅、干姜、黄柏等同用,如乌梅丸;②妇人阴痒,与吴茱萸、蛇床子、藜芦、陈茶、烧盐同用,水煎熏洗;③湿疹瘙痒,单用或与苦参、蛇床子、地肤子、黄柏等,煎汤外洗。

【用法用量】煎服,3~6g。外用适量,煎汤熏洗。

知识链接

花椒的临床应用

我国应用花椒历史很早,花椒是辣椒传入之前我国主要的辛辣调料,马王堆汉墓出土文物中就有花椒实物。方药中常借助花椒温中止泻,暖胃止痛的功效,主要用于胃部及腹部冷痛、呕吐、腹泻等。另外,还可利用花椒的芳香驱虫作用,和部分动物药(如蕲蛇、土鳖虫等)同储,达到防虫目的。

点滴积累 ∨

1. 温里药多味辛而性温热,能温里散寒,温经止痛,可以用治里寒证。温里药的作用有温中,回阳(心阳),温肺,温肝和助阳(心、肾阳不足)五个方面,各药的功效可据此找出性能特点。如附子温肾、脾、心阳;干姜长于温中;肉桂偏于温肾;吴茱萸暖肝,温胃。

2. 在异同比较中掌握功用相似的药物。①附子长于回阳救逆,为治疗亡阳证第一要药;干姜温中散寒并能助附子回阳;肉桂温通经脉引火归元,可配伍附子治疗阳虚证。②肉桂与桂枝来源同一植物不同部位,两者均可助阳散寒,通经止痛,肉桂长于补脾肾阳气,偏走里,桂枝长于发汗解表,偏走表发散风寒。

3. 本章中药性质燥烈,实热证、阴虚火旺、精血亏虚者不宜使用。附子有毒,入药内服应经过炮制并且久煎。附子、丁香还要注意配伍禁忌。

本章其他温里药,见表11-1。

表11-1 其他温里药

药名	性味归经	功效应用	用法用量
荜茇	辛,热;胃、大肠经	温中散寒,下气止痛。用于脘腹冷痛、呕吐、泄泻、胸痹心痛、头痛、牙痛	1~3g
荜澄茄	辛,温;脾、胃、肾、膀胱经	温中散寒,行气止痛。用于胃寒呕逆、寒疝腹痛	1~3g
胡椒	辛,热;胃、大肠经	温中散寒,下气,消痰。用于胃寒呕吐、腹痛泄泻、食欲不振、癫痫痰多	0.6~1.5g

复习导图

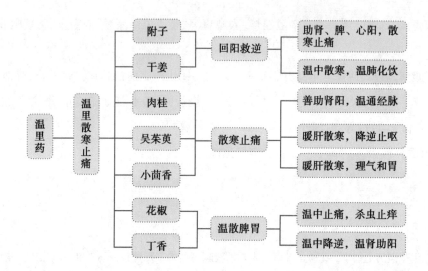

目标检测

一、单项选择题

1. 温里药主要适用于(　　)

 A. 里热证   B. 阳虚证   C. 里寒证

 D. 里实积滞证   E. 阴虚证

2. 能温中回阳,温肺化饮的药物是(　　)

 A. 干姜   B. 附子   C. 细辛

 D. 高良姜   E. 生姜

3. 下列哪一项不是肉桂的主治病证(　　)

 A. 寒饮郁肺证   B. 肾阳不足证   C. 脾肾阳虚证

 D. 寒凝血瘀之痛证   E. 虚寒吐泻

4. 治疗亡阳证,冷汗自出、四肢厥逆、脉微欲绝者当选用(　　)

 A. 附子配肉桂   B. 附子配干姜   C. 附子配高良姜

 D. 附子配人参   E. 肉桂配丁香

5. 上助心阳,中温脾阳,下补肾阳的药物是(　　)

 A. 干姜   B. 肉桂   C. 吴茱萸

 D. 小茴香   E. 附子

6. 善于温肺化饮,治疗寒饮伏肺,咳嗽气喘的药物是(　　)

 A. 附子、细辛   B. 附子、干姜   C. 吴茱萸、细辛

 D. 干姜、细辛   E. 附子、肉桂

7. 既能温中止痛,又能杀虫止痒的药物是(　　)

 A. 干姜   B. 吴茱萸   C. 砂仁

D. 花椒　　　　　　　　　E. 肉桂

8. 能祛寒止痛,理气和胃的药物是( )

　　A. 附子　　　　　　B. 肉桂　　　　　　C. 丁香

　　D. 小茴香　　　　　E. 干姜

9. 辛甘温热,为治疗下元虚冷之要药的是( )

　　A. 高良姜　　　　　B. 附子　　　　　　C. 肉桂

　　D. 吴茱萸　　　　　E. 干姜

10. 附子、干姜共同的功效是( )

　　A. 补火助阳　　　　B. 回阳救逆　　　　C. 温肺化饮

　　D. 温中止呕　　　　E. 引火归元

二、简答题

1. 温里药的性味有何共同特点? 主要用于哪些病证?

2. 比较附子与干姜、附子与肉桂、干姜与生姜、肉桂与桂枝功效主治、应用上的异同。

三、实例分析

张某,女,64 岁,素来形寒肢冷,常见腰膝酸冷、精神倦怠、脘腹绵绵作痛、便溏、舌淡苔白。前天出现寒湿天气后没注意保暖,脘腹胀满加剧,纳呆恶心欲吐,喜覆被蜷卧。

请结合中医药理论分析患者应选用什么药物治疗。

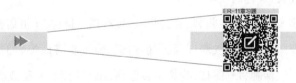

ER-11章习题

（王晓阁）

第十二章

理气药

ER-12章PPT与重点

导学情景 V

情景描述:

四磨汤是一种临床应用广泛的中成药,那么何为四磨汤呢? 能治疗何种病证呢? 四磨汤由木香、枳壳、乌药、槟榔四味药物组成,能顺气降逆,消积止痛。 用于婴幼儿乳食内滞证、食积证,症见腹胀、腹痛、啼哭不安、厌食纳差、腹泻或便秘;中老年气滞、食积证,症见脘腹胀满、腹痛、便秘;以及腹部手术后促进肠胃功能的恢复。

学前导语:

木香、枳壳、乌药、槟榔,均能疏理气机,用于脾胃气滞证。 那么在临床上,还有哪些中药可用于治疗气滞证呢?

以疏理气机,消除气滞或气逆证为主要作用,常用于治疗气滞证的药物,称为理气药,又谓行气药。其中行气力强者,又称破气药。

理气药性味多辛香苦温,主归脾、肝、肺经。具有理气健脾,疏肝解郁,理气宽胸,行气止痛,破气散结等功效。主要适用于脾胃气滞证、肝气郁滞证、肺气壅滞证等。①脾胃气滞:本类药物多归脾、胃经,可理气调中,主治脾胃气滞证,症见脘腹胀痛、呕恶泛酸、便秘或腹泻等。②肝气郁滞:本类药物多归肝经,能理气疏肝,主治肝气郁滞证,症见胸胁闷痛、乳房胀痛、疝气疼痛及月经不调等。③肺气壅滞:症见胸闷不畅、咳嗽气喘等。

使用理气药时,应注意:①本章药物性多辛燥,易耗气伤阴,故阴亏气虚者慎用;②作用峻猛的破气药孕妇慎用;③多含挥发油成分,入汤剂一般不宜久煎,以免影响疗效。

陈皮 Chenpi
《神农本草经》

【来源】 为芸香科植物橘 *Citrus reticulata* Blanco 及其栽培变种的干燥成熟果皮。以陈久者为佳,故称陈皮。秋季果实成熟时采收,晒干,切丝生用。

【处方用名】 陈皮、广陈皮、橘皮。

【性味归经】 辛、苦,温。归脾、肺经。

【功效】 理气健脾,燥湿化痰。

【应用】

1. **脾胃气滞证** 本品苦温而燥,有行气止痛,健脾和中之功,故寒湿阻中之气滞最宜。①中焦寒湿脾胃气滞之脘腹胀痛、恶心呕吐、泄泻等，常配伍苍术、厚朴等，如平胃散；②食积气滞之脘腹胀痛，常配伍山楂、神曲等，如保和丸；③外感风寒，内伤湿滞之腹痛、呕吐、泄泻，常配伍广藿香、苏叶等，如藿香正气散；④脾虚气滞之腹痛喜按、不思饮食、食后腹胀、便溏舌淡者，常配伍党参、白术、茯苓等，如异功散。

2. **呕吐、呃逆证**　本品辛行，善疏理气机，调畅中焦而使之升降有序。①呕吐、呃逆，常配伍蛇胆汁等，如蛇胆陈皮片、蛇胆陈皮胶囊等；②脾胃寒冷，呕吐不止，可配生姜、甘草等，如姜橘汤。

3. **湿痰、寒痰咳嗽**　本品既能燥湿化痰，又能温化寒痰，且辛行苦泄而能宣肺止咳，为治痰之要药。①湿痰咳嗽，常配伍半夏、茯苓等，如二陈汤；②寒痰咳嗽，常配伍干姜、细辛、五味子等，如苓甘五味姜辛汤；③脾虚失运而至痰湿犯肺者，可配党参、白术等，如六君子汤。

4. **胸痹证**　本品辛行温通，入肺走胸，而能行气通痹止痛。治疗胸痹胸中气塞短气，可配伍枳实、生姜等，如橘皮枳实生姜汤。

【**用法用量**】煎服，3～10g。

【**附药**】

橘核　为橘的种子。性味苦，平。归肝经。功能理气散结，止痛。适用于疝气疼痛、睾丸肿痛及乳房结块等。

橘络　为橘的中果皮及内果皮之间的纤维束群。性味甘、苦，平。归肝、肺经。功能行气通络，化痰止咳。适用于痰滞经络之胸痛、咳嗽、痰多等。

橘叶　为橘树的叶。性味辛、苦，平。归肝经。功能疏肝行气，散结消肿。适用于胁肋作痛、乳痈、乳房结块等。

化橘红　为芸香科植物化州柚或柚的未成熟或近成熟外层果皮。性味辛、苦，温。归肺、脾经。功能理气宽中，燥湿化痰。适用于湿痰或寒痰咳嗽、食积呕恶、胸闷等。

▶ **课堂活动**

陈皮与化橘红的功效应用有何异同？

知识链接

陈皮的现代研究

新鲜的橘皮味比较辛辣，气燥而烈，放置后的橘皮辛辣之味比较缓和，行而不峻，温而不燥，故临证多用陈久者，取名陈皮。但如果无限期地使之陈久多年，反失药效。陈皮中有较高含量的陈皮苷，它具有维持血管正常渗透压，降低血管脆性等作用。临床上采用橙皮苷片、复方橙皮苷胶囊，治疗或预防心血管系统疾病，还可制成复方咳宁醇片，用于治疗急、慢性支气管炎。

青皮 Qingpi

《本草图经》

【**来源**】为芸香科植物橘 *Citrus reticulata* Blanco 及其栽培变种的幼果或未成熟果实的干燥果

皮。5~6月间收集自落幼果,晒干,称"个青皮";7~8月间采收未成熟果实,在果皮上纵刮成四瓣至基部,晒干,称"四花青皮"。生用或醋炙用。

【处方用名】青皮、个青皮、四花青皮。

> **知识链接**
>
> 青皮的分类
>
> 中药青皮两个规格(个青皮、四花青皮)是同一品种经不同采收期、不同采收方法加工的药材。5~6月收集自落的幼果,晒干,习称"个青皮";7~8月采收未成熟的果实在果皮上纵剖成四瓣至基部,除尽瓤瓣,晒干,习称"四花青皮"。

【性味归经】苦、辛,温。归肝、胆、胃经。

【功效】疏肝破气,消积化滞。

【应用】

1. **肝郁气滞证**　本品辛散温通,苦泄下行,有疏肝理气,散结止痛之功,宜用于肝郁气滞之胸胁胀痛、疝气疼痛、乳房肿痛。①肝郁胸胁胀痛,常配伍柴胡、郁金、香附等;②乳房胀痛或结块,常配伍柴胡、浙贝母、橘叶等;③乳痈肿痛,常配伍瓜蒌皮、金银花、蒲公英等;④寒疝疼痛,常配伍乌药、小茴香、木香等,如天台乌药散。

2. **气滞脘腹疼痛**　本品辛行温通,入胃而行气止痛。①脘腹胀痛,可配大腹皮等,如青皮散;②脘腹冷痛,可配桂枝、陈皮等,如三皮汤。

3. **食积腹痛**　本品辛行苦降温通,有消积化滞,和降胃气,行气止痛之功。治食积气滞,脘腹胀痛,常配伍山楂、神曲、麦芽等,如青皮丸;气滞甚者,可配木香、槟榔或枳实、大黄等。

4. **癥瘕积聚、久疟痞块**　本品气味峻烈,苦泄力大,辛散温通力强,能破气散结。治气滞血瘀之癥瘕积聚、久疟痞块等,常配伍三棱、莪术、丹参等。

【用法用量】煎服,3~10g。醋炙疏肝止痛力强。

▶ **课堂活动**

为什么青皮醋炙后疏肝止痛作用增强?

枳实 Zhishi
《神农本草经》

【来源】为芸香科植物酸橙 *Citrus aurantium* L. 及其栽培变种或甜橙 *Citrus sinensis* Osbeck 的干燥幼果。5~6月间采收。横切为两半,晒干或低温干燥。切片,生用或麸炒用。

【处方用名】枳实、江枳实、炒枳实。

【性味归经】苦、辛、酸,微寒。归脾、胃经。

【功效】破气消积,化痰散痞。

【应用】

1. **胃肠积滞、湿热泻痢**　本品辛行苦降,善破气除痞,消积导滞。①饮食积滞,脘腹痞满胀痛,常配伍山楂、麦芽、神曲等,如曲麦枳术丸;②若胃肠积滞,热结便秘、腹满胀痛,常配伍大黄、芒硝、厚朴等,如大承气汤;③湿热泻痢,里急后重,常配伍黄芩、黄连等,如枳实导滞丸。

2. **胸痹、结胸**　本品能行气化痰以消痞,破气除满而止痛。①胸阳不振,痰阻胸痹之胸中满闷、疼痛,常配伍薤白、桂枝、瓜蒌等,如枳实薤白桂枝汤;②痰热结胸,常配伍黄连、瓜蒌、半夏等,如小陷胸加枳实汤;③心下痞满,食欲不振,常配伍半夏曲、厚朴等,如枳实消痞丸。

3. **气滞胸胁疼痛**　本品善破气行滞而止痛,治疗气血阻滞之胸胁疼痛,可与川芎等配伍,如枳芎散。

4. **产后腹痛**　本品行气以助活血而止痛,可与芍药等份为末服用,用治产后瘀滞腹痛、烦躁,如枳实芍药散,或与当归、益母草同用。

此外,本品尚可用治胃扩张、胃下垂、子宫脱垂、脱肛等脏器下垂病证,可单用本品,或配伍补中益气之品黄芪、白术等以增强疗效。

【用法用量】煎服,3~10g,大剂量可用至30g。炒后性较平和。

【使用注意】孕妇慎用。

【附药】

枳壳　为芸香科植物酸橙及其栽培变种的近成熟的果实(去瓤),生用或麸炒用。性味、归经、功用与枳实同,但作用较缓和,长于行气开胸,宽中除胀。用法用量同枳实,孕妇慎用。

▶▶ **课堂活动**

枳实与枳壳的功效应用有何异同?

案例分析

案例

患者,女,56岁,有慢性心功能不全史,发病时正在服用地高辛制剂。因大便不通、脘腹胀满、腹痛拒按5日就诊。医生诊断为阳明腑实证,给予大承气汤治疗。服用大承气汤后,患者出现心慌气喘等症状。

分析

大承气汤中含有枳实,枳实药物中含有羟福林等有效成分,具有兴奋 α 受体、β 受体的作用,可增强地高辛的作用,增加心肌收缩力,加剧其毒性,引起心律失常等不良反应。因此,凡含有枳实的中药制剂,不宜与洋地黄类药物联合应用。

木香 Muxiang
《神农本草经》

【来源】为菊科植物木香 *Aucklandia lappa* Decne. 的干燥根。秋、冬二季采挖,晒干。生用或煨用。

【处方用名】木香、煨木香。

【性味归经】辛、苦,温。归脾、胃、大肠、三焦、胆经。

【功效】行气止痛,健脾消食。

▶ 课堂活动

　　木香煨用与生品在功用方面有何区别?

【应用】

　　1. **脾胃气滞证**　本品辛行苦泄温通,芳香气烈而味厚,善通行脾胃之滞气,既为行气止痛之要药,又为健脾消食之佳品。①脾胃气滞,脘腹胀痛,可单用本品或配伍砂仁、广藿香等,如木香调气散;②脾虚气滞,脘腹胀满、食少便溏,常配伍党参、白术、陈皮等,如香砂六君子汤、健脾丸;③脾虚食少,兼食积气滞,可配伍砂仁、枳实、白术等,如香砂枳术丸。

　　2. **泻痢里急后重**　本品辛行苦降,善行大肠之滞气,为治湿热泻痢里急后重之要药。①湿热泻痢里急后重,常与黄连配伍,如香连丸;②饮食积滞之脘腹胀满、大便秘结或泻而不爽,常配伍槟榔、青皮、大黄等,如木香槟榔丸。

　　3. **腹痛胁痛、黄疸、疝气疼痛**　本品气香醒脾,味辛能行,味苦主泄,走三焦和胆经,故既能行气健脾又能疏肝利胆。①脾失运化,肝失疏泄而致湿热郁蒸,气机阻滞之脘腹胀痛、胁痛、黄疸,常配伍郁金、大黄、茵陈等;②若治寒疝腹痛及睾丸偏坠疼痛,常配伍川楝子、小茴香等。

　　4. **气滞血瘀之胸痹**　本品辛行苦泄,性温通行,能通畅气机,气行则血行,故可止痛。常配郁金、甘草等,治气滞血瘀之胸痹。

　　此外,本品气芳香能醒脾开胃,故在补益方剂中用之,能减轻补益药的腻胃和滞气之弊,有助于消化吸收,如归脾汤。

【用法用量】煎服,3~6g。生用行气力强,煨用行气力缓而实肠止泻,用于泄泻腹痛。

香附 Xiangfu
《名医别录》

【来源】为莎草科植物莎草 *Cyperus rotundus* L. 的干燥根茎。秋季采收,去毛,晒干。生用或醋炙用

【处方用名】香附、香附子、莎草根、醋香附。

【性味归经】辛、微苦、微甘,平。归肝、脾、三焦经。

【功效】疏肝解郁,理气宽中,调经止痛。

【应用】

　　1. **肝郁气滞胁痛、腹痛**　本品主入肝经气分,芳香辛行,善散肝气之郁结,味苦疏泄以平肝气之横逆,故为疏肝解郁,行气止痛之要药。①肝气郁结之胁肋胀痛,常配伍柴胡、川芎、枳壳等,如柴胡疏肝散;②寒凝气滞,肝气犯胃之胃脘疼痛,可配伍高良姜等,如良附丸;③寒疝腹痛,常配伍小茴香、

乌药、吴茱萸等。

2. 月经不调、痛经、乳房胀痛 本品辛行苦泄,善于疏理肝气,调经止痛,为妇科调经之要药。①月经不调、痛经,可单用,或与柴胡、川芎、当归等同用,如香附归芎汤;②乳房胀痛,常配伍柴胡、青皮、瓜蒌皮等。

3. 脾胃气滞腹痛 本品味辛能行而长于止痛,除善疏肝解郁之外,还能入脾经,而有宽中,消食下气等作用,故临床上也常用于脾胃气滞证。

【用法用量】煎服,6~10g。醋炙止痛力增强。

▶ 课堂活动

　　香附与木香在功用方面有何区别?

川楝子 Chuanlianzi
《神农本草经》

【来源】为楝科植物川楝 *Melia toosendan* Sieb. et Zucc. 的干燥成熟果实。冬季果实成熟时采收,除杂,干燥。生用或炒用。

【处方用名】川楝子、金铃子、炒川楝子。

【性味归经】苦,寒;有小毒。归肝、小肠、膀胱经。

【功效】疏肝泄热,行气止痛,杀虫。

【应用】

1. 肝郁化火所致诸痛证 本品苦寒降泄,能清肝火,泄郁热,行气止痛。①肝郁气滞或肝郁化火胸腹诸痛,常配伍延胡索等,如金铃子散;②疝气痛,以治疗热疝为宜,常配伍延胡索、香附、橘核、芒果核等。

2. 虫积腹痛 本品苦寒有毒,能驱杀肠道寄生虫,味苦又能降泄气机而行气止痛。可用治蛔虫等引起的虫积腹痛,常配伍槟榔、使君子等。

此外,本品苦寒有毒,能清热燥湿,杀虫而疗癣。可用本品焙黄研末,以油调膏,外涂治头癣、秃疮。

【用法用量】煎服,5~10g。用时捣碎。外用适量,研末调涂。炒用寒性减低。

【使用注意】本品有毒,不宜过量或持续服用,以免中毒。又因性寒,脾胃虚寒者慎用。

沉香 Chenxiang
《名医别录》

【来源】为瑞香科植物白木香 *Aquilaria sinensis* (Lour.) Gilg 含有树脂的木材。全年可采收。阴干。

【处方用名】沉香、沉水香。

【性味归经】辛、苦,微温。归脾、胃、肾经。

【功效】行气止痛,温中止呕,纳气平喘。

【应用】

1. **胸腹胀痛**　本品气芳香走窜,味辛行散,性温祛寒,善散胸腹阴寒,行气以止痛。①常配伍乌药、木香、槟榔等,治寒凝气滞之胸腹胀痛,如沉香四磨汤;②脾胃虚寒之脘腹冷痛,常配伍肉桂、干姜、附子等,如沉香桂附丸。

2. **胃寒呕吐**　本品辛温散寒,味苦质重性降,善温胃降气而止呕。①治寒邪犯胃,呕吐清水,可与陈皮、荜澄茄、胡椒等配伍;②脾胃虚寒,呕吐呃逆,经久不愈者,常配伍丁香、豆蔻、柿蒂等。

3. **虚喘证**　本品既能温肾纳气,又能降逆平喘。①下元虚冷,肾不纳气之虚喘证,常配伍肉桂、附子、补骨脂等,如黑锡丹;②上盛下虚之痰饮喘嗽,常配伍苏子、半夏、厚朴等。

【用法用量】　煎服,1~5g,宜后下,用时捣碎或研成细粉。磨汁冲服,或入丸散剂,每次0.5~1g。

知识链接

沉香的应用

　　沉香的密度越大,凝聚的树脂越多,其质量也越好。上乘之品入水则沉,名为"沉水"香。大多数沉香在常态下几乎闻不到香味,而在熏烧时则香气浓郁,是制造名贵香精油和天然香水的标志性香料。沉香香气典雅,具有畅通气脉,行气止痛,养生治病等功效,研成粉末内服,或以沉香片、沉香粉冲泡饮用,皆为传统的养生妙方。

薤白 Xiebai
《神农本草经》

【来源】　为百合科植物小根蒜 *Allium macrostemon* Bge. 或薤 *Allium chinensis* G. Don 的地下干燥鳞茎。夏、秋二季采挖,洗净,去须根,蒸透或沸水烫透,晒干。生用。

【处方用名】　薤白、薤根、小根蒜。

【性味归经】　辛、苦,温。归心、肺、胃、大肠经。

【功效】　通阳散结,行气导滞。

【应用】

1. **胸痹证**　本品辛散苦降,温通滑利,善散阴寒之凝滞,通胸阳之闭结,为治胸痹之要药。①寒痰阻滞,胸阳不振所致胸痹证,常配伍瓜蒌、半夏、枳实等,如瓜蒌薤白白酒汤、瓜蒌薤白半夏汤、枳实薤白桂枝汤等;②痰瘀胸痹,常配伍丹参、川芎、瓜蒌皮等。

2. **脘腹痞满胀痛、泻痢里急后重**　本品辛行苦降,有行气导滞,消胀止痛之功。①胃寒气滞之脘腹痞满胀痛,常配伍高良姜、砂仁、木香等;②胃肠气滞,泻痢里急后重,可单用本品或与木香、枳实配伍。

【用法用量】　煎服,5~10g。

乌药 Wuyao
《本草拾遗》

【来源】　为樟科植物乌药 *Lindera aggregata* (Sims) Kosterm. 的干燥块根。全年均可采挖,除去细根,洗净,趁鲜切片,晒干或直接晒干。生用或麸炒用。

【处方用名】乌药、台乌、天台乌药。

【性味归经】辛,温。归肺、脾、肾、膀胱经。

【功效】行气止痛,温肾散寒。

【应用】

1. **寒凝气滞之胸腹诸痛证** 本品味辛行散,性温祛寒,入肺而宣通,入脾而宽中,故能行气散寒止痛。①胸腹胁肋闷痛,常配伍香附、甘草等;②脘腹胀痛,常配伍木香、陈皮等;③寒疝腹痛,常配伍小茴香、青皮、高良姜等,如天台乌药散;④寒凝气滞痛经,常配伍当归、香附、木香等,如乌药汤。

2. **尿频、遗尿** 本品辛散温通,入肾与膀胱而温肾散寒,缩尿止遗。常配伍益智仁、山药等,如缩泉丸,治肾阳不足,膀胱虚冷之小便频数、小儿遗尿。

【用法用量】煎服,6~10g。

佛手 Foshou
《滇南本草》

【来源】为芸香科植物佛手 *Citrus medica* L. var. *sarcodactylis* Swingle 的干燥果实。秋季果实未变黄或变黄时采收,纵切成薄片,晒干或低温烘干。生用。

【处方用名】佛手、佛手柑、佛手片。

【性味归经】辛、苦、酸,温。归肝、脾、胃、肺经。

【功效】疏肝理气,和胃止痛,燥湿化痰。

【应用】

1. **肝郁胸胁胀痛** 本品辛行苦泄,善疏肝解郁,行气止痛。用于肝郁气滞及肝胃不和之胸胁胀痛、脘腹痞满等,常配伍柴胡、香附、郁金等。

2. **气滞脘腹疼痛** 本品辛行苦泄,气味芳香,能醒脾理气,和中导滞。用于脾胃气滞之脘腹胀痛、呕恶食少等,常配伍木香、香附、砂仁等。

3. **久咳痰多、胸闷作痛** 本品芳香醒脾,苦温燥湿而善健脾化痰,辛行苦泄又能疏肝理气。咳嗽日久痰多、胸胁作痛者,常配伍丝瓜络、瓜蒌皮、陈皮等。

【用法用量】煎服,3~10g。

大腹皮 Dafupi
《开宝本草》

【来源】为棕榈科植物槟榔 *Areca catechu* L. 的干燥果皮。

【处方用名】大腹皮、槟榔衣、大腹毛。

知识链接

大腹皮的分类

大腹皮有两个品种,在秋季至次春采收的未成熟果实,煮后干燥,纵剖两瓣,剥取果皮,习称"大腹皮";春末至秋初采收的成熟果实,煮后干燥,剥取果皮,打松,晒干,习称"大腹毛"。

【性味归经】辛,微温。归脾、胃、大肠、小肠经。

【功效】行气宽中,行水消肿。

【应用】

1. **湿阻气滞证**　本品辛能行散,主入脾胃经,能行气导滞。①用治湿阻气滞之脘腹胀满,可与藿香、陈皮、厚朴等同用;②用治食积气滞之脘腹痞胀、嗳气吞酸、大便秘结或泻而不爽等,可与山楂、麦芽、枳实等同用。

2. **水肿、脚气**　本品味辛,能开宣肺气而行水消肿。①用治水肿、小便不利,可与茯苓皮、五加皮等同用,如五皮散;②用治脚气肿痛,可与桑白皮、木通、牵牛子等同用。

【用法用量】煎服,5~10g。

柿蒂 Shidi
《本草拾遗》

【来源】为柿树科植物柿 *Diospyros kaki* Thunb. 的干燥宿萼。冬季果实成熟时采摘,收集,晒干。生用。

【处方用名】柿蒂。

【性味归经】苦、涩,平。归胃经。

【功效】降逆止呃。

【应用】

呃逆证　本品味苦降泄,专入胃经,善降胃气而止呃逆,为止呃要药。因其性平和,故凡胃气上逆所致各种呃逆均可以应用。①胃寒呃逆,常配伍丁香、生姜等,如柿蒂汤;②虚寒呃逆,常配伍人参、丁香等,如丁香柿蒂汤;③胃热呃逆,常配伍黄连、竹茹等;④痰浊内阻之呃逆,常配伍半夏、陈皮、厚朴等;⑤若命门火衰,元气暴脱,上逆作呃,则需配伍附子、人参、丁香等。

【用法用量】煎服,5~10g。

点滴积累 \/

1. 理气药性味辛温,主入脾、肝、肺经,主治气滞证。

2. 在异同比较中掌握功用相似的药物。　①陈皮与青皮均来自橘,但陈皮为橘的成熟果皮,青皮为橘的幼果或未成熟果实的果皮。　两药均可理中焦之气而健胃,用于脾胃气滞证。　但陈皮行气力缓,偏入脾肺,长于燥湿化痰;青皮行气力猛,偏入肝胆,能疏肝破气。　②木香与香附均能理气止痛,宽中消食,但木香药性偏燥,主入脾胃经,善治脾胃气滞之证,为理气止痛之要药;香附性质平和,主入肝经,以疏肝解郁,调经止痛见长,为妇科调经之要药。　③枳实与枳壳同出一物,前者为幼果,后者为接近成熟的果皮。　两者均能行气除满,化痰消积,但枳实性烈,有破气作用,枳壳性缓,偏于理气。

3. 枳实、青皮药性峻烈,川楝子有小毒,用量均需注意。

本章其他理气药,见表12-1。

表 12-1 其他理气药

药名	性味归经	功效应用	用法用量
檀香	辛,温;脾、胃、心、肺经	行气温中,开胃止痛。用于寒凝气滞,胸膈不舒、胸痹心痛、脘腹疼痛、呕吐食少	2~5g,后下
荔枝核	甘、微苦,温;肝、肾经	行气散结,祛寒止痛。用于寒疝腹痛、睾丸肿痛	5~10g,用时捣碎
香橼	辛、苦、酸,温;肝、脾、肺经	疏肝理气,宽中,化痰。用于肝胃气滞,胸胁胀痛、脘腹痞满、呕吐噫气、痰多咳嗽	3~10g
天仙藤	苦,温;肝、脾、肾经	行气活血,通络止痛。用于脘腹刺痛、风湿痹痛	3~6g
刀豆	甘,温;胃、肾经	温中,下气,止呃。用于虚寒呃逆、呕吐	6~9g
甘松	辛、甘,温;脾、胃经	理气止痛,开郁醒脾;外用祛湿消肿。用于脘腹胀满、食欲不振、呕吐;外用治牙痛、脚气肿毒	3~6g;外用适量
九香虫	咸,温;肝、脾、肾经	理气止痛,温中助阳。用于胃寒胀痛、肝胃气痛、肾虚阳痿、腰膝酸痛	3~9g
娑罗子	甘,温;肝、胃经	疏肝理气,和胃止痛。用于肝胃气滞,胸腹胀闷、胃脘疼痛	3~9g,用时捣碎
绿萼梅	微酸、涩,平;肝、胃、肺经	疏肝解郁,和中,化痰。用于肝胃气痛、梅核气	3~5g

复习导图

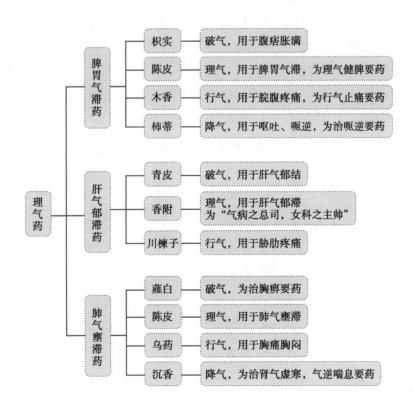

目标检测

一、单项选择题

1. 木香煨用可以( )
   A. 行气　　　　　　　　B. 止泻　　　　　　　　C. 止痛
   D. 调经　　　　　　　　E. 止呕

2. 治疗脾胃气滞,脘腹胀痛及泻痢里急后重,宜选用( )
   A. 青皮　　　　　　　　B. 木香　　　　　　　　C. 川楝子
   D. 香附　　　　　　　　E. 枳实

3. 下元虚冷,肾不纳气之虚喘证,可选用( )
   A. 乌药　　　　　　　　B. 沉香　　　　　　　　C. 肉桂
   D. 香附　　　　　　　　E. 陈皮

4. 肝气郁滞所致痛经,首选( )
   A. 青皮　　　　　　　　B. 木香　　　　　　　　C. 川楝子
   D. 香附　　　　　　　　E. 枳实

5. 脾胃气滞所致之食欲不振、脘腹胀痛、食少便溏,宜选用( )
   A. 木香　　　　　　　　B. 青皮　　　　　　　　C. 枳壳
   D. 香附　　　　　　　　E. 川楝子

6. 理气药中既具有破气消积,又具有化痰散痞的药物是( )
   A. 枳实　　　　　　　　B. 大黄　　　　　　　　C. 陈皮
   D. 香附　　　　　　　　E. 薤白

7. 具有通阳散结,行气导滞作用的是( )
   A. 佛手　　　　　　　　B. 沉香　　　　　　　　C. 薤白
   D. 乌药　　　　　　　　E. 木香

8. 既能治疗寒湿阻中之气滞,又能燥湿化痰,治疗湿痰、寒痰咳嗽的药物是( )
   A. 香附　　　　　　　　B. 佛手　　　　　　　　C. 陈皮
   D. 枳实　　　　　　　　E. 木香

9. 肝郁气滞或肝郁化火胸腹诸痛,宜选用( )
   A. 木香　　　　　　　　B. 川楝子　　　　　　　C. 香附
   D. 佛手　　　　　　　　E. 枳实

10. 适宜于治肝郁气滞之胸胁胀痛、疝气疼痛、乳房肿痛的药物是( )
    A. 青皮　　　　　　　　B. 木香　　　　　　　　C. 川楝子
    D. 香附　　　　　　　　E. 枳实

二、简答题

1. 简述理气药的功效及主要应用。

2. 青皮与陈皮来源于同一植物,应用如何区别?

3. 香附用治哪些病证? 其作用特点是什么?

三、实例分析

孙某,女,40 岁,半月前因与别人争吵而生气,逐渐出现胁肋疼痛、脘腹胀满、嗳气太息、舌淡苔白、脉弦。

处方 1:陈皮 6g,柴胡 6g,川芎 5g,香附 5g,枳壳 5g,芍药 5g,炙甘草 3g

处方 2:柴胡 9g,当归 9g,芍药 9g,白术 9g,茯苓 9g,炙甘草 3g

请针对给出的病例,在上述两个处方中选出合适的一个,并作简要分析。

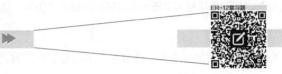

（王晓阁）

第十三章

止血药

ER-13章PPT与重点

导学情景 ∨ ···

情景描述:

生活中经常会见到有人因 "上火"流鼻血、甚或流血不止,这时,除要及时止血,如压迫止血外,可取单味白茅根煮水或新鲜白茅根取汁服用,会起到不错的效果。

学前导语:

白茅根是常用的止血药,性甘寒,入肺胃二经,有清火生津,凉血止血等功效。 主要用于因风、热、燥等外邪侵犯人体,邪热损伤脉络,迫血妄行,或久病或热病导致的鼻出血、鼻孔及嘴唇干燥等症。 临床常用的止血药有很多种,功能各异,可以有效防治咯血、吐血、衄血、便血、尿血、崩漏、紫癜及外伤出血等各种出血证,本章将进行详细介绍。

以制止体内外出血为主要作用,治疗出血证的药物,称为止血药。

本章药物大多味苦涩或甘,其性寒、温有异,均入血分,以归心、肝、脾经为主。味苦既可清泄血分之热,又能散瘀血之阻滞,味涩能收敛血流而止血,味甘可缓和药性,具有减缓血行,制止体内外出血之功,适用于各种出血病证,如咯血、吐血、衄血、便血、尿血、崩漏、紫癜及外伤出血等。

根据止血药药性寒、温、敛、散之不同特点,可分为凉血止血药、化瘀止血药、收敛止血药和温经止血药四类。使用时,应根据出血证的不同病因和病情,进行合理选择。

1. **凉血止血药** 味多苦甘,药性寒凉,主入心、肝、大肠经。有凉血止血之效,主要适用于血热妄行的各种出血病证,以出血量多而色鲜红,伴心烦、口渴、便秘、尿黄、舌红、苔黄、脉数等为特点。本类药物因其性寒凉,易于凉遏留瘀,当中病即止,不宜过量久服,原则上不宜用于虚寒性出血。

2. **化瘀止血药** 味多苦泄,主入肝经。功善止血又化瘀,有止血不留瘀的特点。适用于瘀血内阻,血不循经的出血病证,以出血色紫暗或夹有血块,或疼痛部位固定不移,或有包块,舌质紫暗或有紫斑、紫点,脉涩为特点。部分药物尚有消肿止痛作用,可用于跌打损伤、瘀滞心腹疼痛、经闭、痛经等证。本类药物多具行散之性,孕妇及出血无瘀者应慎用。

3. **收敛止血药** 大多味涩,或为炭类,或质黏,且大多性寒凉或平,主入肝、胃、肺经。长于收敛止血,广泛用于各种出血证,以虚损或外伤出血更为适宜。本类药味涩收敛,易留瘀恋邪,临床以出血而无瘀者为宜,若出血有瘀或出血初期邪实者,当慎用或配伍活血化瘀祛邪之品。

4. 温经止血药　性多温热,主入肝、脾二经。以温内脏,益脾阳,固冲脉而摄血为功用特点,适用于脾不统血,冲脉不固之虚寒性出血病证。以出血日久,色暗淡为特征。部分药物尚有温经散寒功效,可用于中、下焦虚寒之呕吐、泄泻、腹痛、痛经、月经不调等。本类药性温热,热盛火旺之出血者忌用。

使用止血药时,应注意:①部分止血药炒炭后可增强止血效果,但不可拘泥,有些药物生用止血效果更佳。临床应以提高疗效为用药原则。②对出血兼有瘀血或出血初期,不宜单独使用凉血止血药和收敛止血药,以防恋邪留瘀。

▶▶ **课堂活动**

古人有"红见黑即止"一说,应怎样理解?

第一节　凉血止血药

大蓟 Daji
《名医别录》

【来源】为菊科植物蓟 *Cirsium japonicum* Fisch. ex DC. 的干燥地上部分或根。夏秋割取地上部分,或秋末挖根,晒干。生用或炒炭用。

【处方用名】大蓟、大蓟炭。

【性味归经】甘、苦,凉。归心、肝经。

【功效】凉血止血,散瘀解毒消痈。

【应用】

1. **血热出血证**　本品寒凉而入血分,能凉血止血。治血热妄行之吐血、咯血、衄血、崩漏、尿血等,可单用浓煎服,或用鲜品捣汁服均可,亦可配小蓟、侧柏叶等同用,以增强凉血止血之效,如十灰散。

2. **热毒痈肿**　本品能散瘀解毒消痈,为痈肿疮毒常用之品。可单用鲜品捣汁服,或捣敷患处,亦可配其他清热解毒药同用。

【用法用量】煎服,9~15g。鲜品可用至30~60g。外用适量,捣敷患处。

小蓟 Xiaoji
《名医别录》

【来源】为菊科植物刺儿菜 *Cirsium setosum*(Willd.)MB. 的干燥地上部分。夏、秋二季花开时采割,除去杂质、晒干。生用或炒炭用。

【处方用名】小蓟、小蓟炭。

【性味归经】甘、苦,凉。归心、肝经。

【功效】凉血止血,散瘀解毒消痈。

【应用】

1. **血热出血证**　本品苦、甘,性凉,入心、肝二经。功似大蓟而稍逊,用于血热妄行之多种出血证。因兼能利尿,故治尿血、血淋尤宜,常配白茅根、大蓟等同用,如小蓟饮子。

2. **热毒痈肿**　本品又散瘀解毒消肿,为疮痈肿毒之常用药。可单用鲜品捣烂外敷,亦可配乳香、没药等同用。

【用法用量】煎服,5~12g。鲜品可用至30~60g。生用或炒炭用。外用适量。

地榆 Diyu
《神农本草经》

【来源】　为蔷薇科植物地榆 *Sanguisorba officinalis* L. 或长叶地榆 *Sanguisorba officinalis* L. var. *longifolia*(Bert.)Yü et Li 的干燥根。春季将发芽时或秋季植株枯萎后采挖,除去须根,洗净,干燥,或趁鲜切片,干燥。

【处方用名】地榆、地榆炭。

【性味归经】苦、酸、涩,微寒。归肝、大肠经。

【功效】凉血止血,解毒敛疮。

【应用】

1. **血热出血证**　本品味苦沉降,酸涩收敛,微寒凉血,主入肝、大肠经。为治下焦血热所致便血、痔血、崩漏等出血病证之要药。①便血、痔血,常与槐花相须为用;②崩漏下血,常配生地黄、蒲黄等同用;③下痢脓血、里急后重者,多配伍黄连、木香等同用。

2. **水火烫伤、湿疹、痈疽肿毒等证**　本品解毒敛疮,为治烫伤之佳品。①治烫伤,单用研末,或配大黄研末,麻油调敷;②湿疹及皮肤溃烂,多配苦参、大黄,以药汁湿敷,或配煅石膏、枯矾研末加凡士林调涂患处;③痈疽初起未成脓者,煎汁浸洗;已成脓者,单用其叶或配清热解毒药捣烂外敷。

【用法用量】煎服,9~15g。可入丸散剂。外用适量。解毒敛疮生用,止血炒炭用。

【使用注意】大面积烧伤,不宜外涂,以防引起中毒性肝炎。

案例分析

案例

某男,32岁,因被摩托车消音器烫伤下肢,面积约0.5%,有水疱,疱底鲜红湿润肿胀、剧痛,4天前用云南白药局部外敷,来院时患处已有脓苔,即给予清创后局部外敷以地榆炭粉,每日1次,连敷3天,1周后结痂治愈。

分析

研究表明,地榆的有效成分鞣质作用于黏膜、创面溃疡,既可使蛋白质沉淀凝固成为不溶解的保护膜,覆盖创面,预防细菌侵袭;又能抑制分泌细胞的分泌,减少局部炎症渗出。 地榆的有效成分维生素A类物质还可促进上皮生长,加速创面和溃疡愈合。

槐花 Huaihua
《日华子本草》

【来源】 为豆科植物槐 *Sophora japonica* L. 的干燥花及花蕾。前者习称"槐花",后者习称"槐米"。夏季花开放或花蕾形成时采收,及时干燥,除去枝、梗及杂质,生用、炒用或炒炭用。

【处方用名】 槐花、炒槐花、槐花炭、炒槐米。

【性味归经】 苦,微寒。归肝、大肠经。

【功效】 凉血止血,清肝泻火。

【应用】

1. **血热出血证** 本品功似地榆,善治下部血热出血。①治血热所致便血、痔血,常与地榆相须为用,如榆槐脏连丸;②大肠热盛,出血鲜红,多配栀子同用,如槐花散。

2. **目赤头痛** 本品能清肝明目,常配夏枯草、菊花、栀子等用于肝火上炎之目赤头痛。

此外,本品配伍夏枯草、桑寄生等,可治疗原发性高血压属于肝火上炎者,如清肝降压胶囊。

【用法用量】 煎服,5~10g。外用适量。清热降火多生用;止血多炒炭用。

知识链接

槐花的现代研究

医学研究证明,槐花中含有的芦丁和三萜皂苷等药用成分,具有增强毛细血管韧性,防止冠状动脉硬化,降低血压,改善心肌血液循环的功效。 此外还具有抗炎、抗菌、抗溃疡、解痉作用。 临床用以预防脑卒中,治疗银屑病、颈淋巴结核、暑疖等症都取得明显效果。

除药用方面,槐花中含有丰富的蛋白质、脂肪、多种维生素和矿物质。 通过科学调配,科学界已经研制出新型的槐花保健饮品。

▶▶ **课堂活动**

槐角与槐花在功效上有何不同?

白茅根 Baimaogen
《神农本草经》

【来源】 为禾本科植物白茅 *Imperata cylindrica* Beauv. var. *major* (Nees) C. E. Hubb. 的干燥根茎。春秋二季采挖,晒干,除去须根和膜质叶鞘,切段,生用或炒炭用。

【处方用名】 白茅根、茅根炭。

【性味归经】 甘,寒。归肺、胃、膀胱经。

【功效】 凉血止血,清热利尿。

【应用】

1. **血热出血证** 尤善治上部火热出血,因其性寒降火,能利尿,又为膀胱湿热之尿血、血淋常用。①治鼻出血,鲜品捣汁服用;②咯血,多与藕同取鲜品煮汁服;③尿血、血淋,可单味大剂量煎服,或配大蓟、小蓟等同用,如十灰散。

2. **水肿、小便不利及湿热黄疸**　①水肿、小便不利,单用或配车前子、赤小豆等同用;②湿热黄疸,多配茵陈、栀子等同用。

3. **胃热呕吐、肺热咳嗽**　①胃热呕吐,常配葛根同用,如茅根汤;②肺热咳嗽,常配桑白皮同用。

【用法用量】煎服,9~30g;鲜品加倍。以鲜品为佳,可捣汁服。多生用,止血亦可炒炭用。

侧柏叶 Cebaiye
《名医别录》

【来源】为柏科植物侧柏 *Platycladus orientalis*(L.) Franco 的干燥枝梢及叶。多在夏、秋二季采收,阴干。生用或炒炭用。

【处方用名】侧柏叶、侧柏炭、生柏叶。

【性味归经】苦、涩,寒。归肺、肝、脾经。

【功效】凉血止血,化痰止咳,生发乌发。

【应用】

1. **各种出血证**　本品苦涩性寒,兼收敛止血之功,为治各种出血病证之要药,尤以血热出血疗效最佳。①治血热妄行之吐血、衄血,常配鲜地黄、鲜艾叶等同用,如四生丸;②肠风、痔血或血痢,可配槐花、地榆等同用;③虚寒性出血,血色紫暗者,则与艾叶、炮姜等同用。

2. **肺热咳嗽痰多**　本品有清泄肺热,祛痰止咳之功效。肺热咳嗽可单用,或配黄芩、瓜蒌等同用。

3. **血热脱发及须发早白**　以本品为末,和麻油涂之,或制成酊剂外涂有生发黑发之效。

【用法用量】煎服,6~12g。外用适量。炒炭偏止血;生用偏祛痰止咳。

点滴积累 ∨

1. 凉血止血药性味多甘苦寒凉, 长于凉血止血, 用治血热出血证。

2. 在异同比较中掌握功用相似的药物。 ①大蓟与小蓟, 两者均有凉血止血、解毒消痈之功效, 然大蓟功力较强;小蓟药力较弱, 但兼利尿, 擅治尿血、血淋。 ②地榆与槐花, 两者均具有凉血止血, 多用于大肠火盛之便血、痔血, 常相须为用。 然地榆善清下焦血分之热, 且兼收敛之性, 善治妇女血热崩漏、月经过多;而槐花为清肝火上炎之头痛、目赤的佳品。

第二节　化瘀止血药

三七 Sanqi
《本草纲目》

【来源】为五加科植物三七 *Panax notoginseng*(Burk.) F. H. Chen 的干燥根和根茎。秋季花开前采挖,洗净,分开主根、支根及根茎,干燥。生用。

▶ 课堂活动

为何三七享有"金不换""南国神草"之美誉?

【处方用名】三七、参三七、田七、三七粉。

【性味归经】甘、微苦,温。归肝、胃经。

【功效】散瘀止血,消肿定痛。

【应用】

1. **体内外各种出血证** 本品甘微苦而性温,主入肝胃二经血分。有止血不留瘀,化瘀不伤正之特点。可广泛用于各种体内外出血证,兼瘀者尤为适宜。单用内服或外敷,即有良效,亦可配伍紫珠、重楼等,制成三七血伤宁胶囊,治疗多种出血证。

2. **跌仆瘀肿疼痛** 本品善活血消肿定痛,为外伤瘀滞肿痛第一要药。可单用内服或外敷,亦可配当归、红花等同用,如跌打丸。

【用法用量】煎服,3~9g。多研末吞服,每次1~3g。或入丸散剂。外用适量。

知识链接

三七的现代研究

三七具有止血、活血、补血、保护心肌、抗冠心病、保护脑组织、扩血管和降压、提高记忆力、消炎镇痛、镇静、保肝、抗衰老、滋补、强壮、免疫调节等多种药理作用,临床已广泛用于心脑血管疾病、神经性疾病、肿瘤及外科疾病等多种疾病的治疗。 三七集若干重要生理活性于一身,是一种具有多种功能且这些功效又都具有独立性的中药材,故三七又享有中药材中"瑰宝"之美誉。

茜草 Qiancao
《神农本草经》

【来源】为茜草科植物茜草 *Rubia cordifolia* L. 的干燥根和根茎。春、秋二季采挖,除去泥沙,干燥。生用或炒用。

【处方用名】茜草、茜草炭、茜草根。

【性味归经】苦,寒。归肝经。

【功效】凉血,祛瘀,止血,通经。

【应用】

1. **血热夹瘀出血证** 本品苦寒降泄,专入肝经,既善凉血止血,又活血通经,有止血不留瘀的特点。①血热妄行之吐血、衄血、便血、尿血,常配大蓟、侧柏叶等同用,如十灰散;②肠风便血,多配黄芩、槐角等同用;③血热崩漏,多与三七、生蒲黄等同用,如宫宁颗粒。

2. **血瘀经闭、跌打损伤、风湿痹痛等证** 本品为妇科调经之要药。①血瘀经闭,多配当归、红花等同用;②跌打损伤,可泡酒服,或配三七、乳香等同用;③风湿痹痛,可单用浸酒服,或配鸡血藤、延胡索等同用。

【用法用量】煎服,6~10g。炒炭长于止血;生用或酒炒长于活血通经。

蒲黄 Puhuang
《神农本草经》

【来源】　为香蒲科植物水烛香蒲 *Typha angustifolia* L.、东方香蒲 *Typha orientalis* Presl 或同属植物的干燥花粉。夏季采收,晒干,筛取细粉。生用或炒用。

【处方用名】　蒲黄、生蒲黄、蒲黄炭、炒蒲黄。

【性味归经】　甘,平。归肝、心包经。

【功效】　止血,化瘀,通淋。

【应用】

1. **各种出血证**　本品味甘性平,为止血化瘀之良药,无寒热之偏,不论寒热出血皆可选用,以实证出血夹瘀者尤宜。①血热出血,可单味冲服,或与白茅根、大蓟等同用;②虚寒性出血,血色暗淡者,配炮姜、艾叶等同用;③外敷可治创伤出血。

2. **瘀滞诸痛证**　本品治瘀滞胸痛、胃脘疼痛及产后瘀阻腹痛、痛经等证,常与五灵脂相须为用,如失笑散。

3. **血淋、尿血**　本品有化瘀止血、利尿通淋之功,血淋常用。属热结膀胱者,常配郁金同用,如蒲黄散。

【用法用量】　煎服,5~10g。包煎。外用适量。止血宜炒;化瘀利尿多生用。

【使用注意】　孕妇慎用。

点滴积累 ∨

1. 化瘀止血药味多苦泄,长于化瘀止血,有止血不留瘀之优点。适用于瘀血阻络之出血证。对具体药物可以重点把握其个性特点。

2. 在三七、茜草与蒲黄异同比较中掌握其功效与应用。三者均善化瘀止血,有止血不留瘀之优点,然三七性温为止血、化瘀、止痛之良药,又为伤科要药;茜草性寒,尤善血热夹瘀出血证,又能活血通经,为妇科调经之要药;而蒲黄性平,血瘀出血不论寒热均可用之;并兼利尿,尤善治尿血及血淋。

3. 注意药物三七、蒲黄的用量用法。蒲黄宜包煎。

第三节　收敛止血药

白及 Baiji
《神农本草经》

【来源】　为兰科植物白及 *Bletilla striata* (Thunb.) Reichb. f. 的干燥块茎。夏秋采挖,晒干。生用。

【处方用名】白及、白及粉。

【性味归经】苦、甘、涩,微寒。归肺、胃、肝经。

【功效】收敛止血,消肿生肌。

【应用】

1. **体内外诸出血证** 本品味苦甘涩,质黏而性寒。为收敛止血之要药,长于治肺、胃出血证。①体内外出血证,单用研末,糯米汤调服,如白及粉;②干咳咯血者,多配枇杷叶、阿胶等同用,如白及枇杷丸;③吐血、便血,常配乌贼骨同用,如乌及散;④外伤出血,研末外掺或水调外敷。

▶ 课堂活动

    白及为何长于治疗肺、胃出血?

2. **疮疡肿毒、烫伤及肛裂、手足皲裂等证** 本品有消肿生肌敛疮之功,为外疡消肿生肌之常用药。①痈肿初起,单用或与金银花、乳香等同用,如内消散;②痈肿已溃,久不收口,多与黄连、贝母等研粉外敷,如生肌干脓散;③烫伤、肛裂、手足皲裂,多研末外用,麻油调敷。

【用法用量】煎服,6~15g。研末吞服,每次 3~6g。外用适量。

【使用注意】不宜与川乌、制川乌、草乌、制草乌、附子同用。

知识链接

白及的现代研究

白及主要含黏液质,其主要成分为白及甘露聚糖。尚含淀粉、挥发油、蒽醌类等。能显著缩短出、凝血时间;对胃黏膜损伤有保护作用;能促进烫伤疮面愈合;对人型结核分枝杆菌、白念珠菌等有抑制作用。治肺结核咯血及胃、十二指肠溃疡出血有良效,能促进病灶愈合。与三七配伍,既加强止血之功,又避免留瘀之弊;外用为生肌敛疮之佳品。

仙鹤草 Xianhecao
《滇南本草》

【来源】 为蔷薇科植物龙芽草 *Agrimonia pilosa* Ledeb. 的干燥地上部分。夏秋采割,晒干。切段生用。

【处方用名】仙鹤草、龙牙草、脱力草。

【性味归经】苦、涩,平。归心、肝经。

【功效】收敛止血,截疟,止痢,解毒,补虚。

【应用】

1. **多种出血证** 其性平和,无论寒热虚实均可用。①血热妄行之出血证,常配鲜地黄、牡丹皮等同用;②虚寒出血证,配艾叶、党参等同用。

▶ 课堂活动

    仙鹤草为何又称脱力草?

2. **泻痢**　本品有收涩止泻、止血之效,尤宜于血痢及久病泻痢。①久泻久痢,单用即有效;②血痢,常配地榆等同用。

3. **脱力劳伤**　常与大枣同用,或配党参、龙眼肉等同用。

4. **疟疾、阴痒**　治疟疾可单用;治阴痒,可煎取浓汁,冲洗阴道。

此外,还可用于疮疖痈肿、痔疮肿痛,外用、内服均可。

【用法用量】煎服,6~12g,大剂量可用至30~60g。外用适量。

案例分析

案例

患者,男,51岁。主诉"形体消瘦,餐后不能久站3年余",既往有"胃下垂"病史。近来由于公务繁忙,症状加重,平日纳差、乏力、时有便溏、舌质淡、苔少、脉细弱。给以仙鹤草、白术、枳壳、鸡内金等组方。服5剂后诸症大减,原方续进5剂,爽然而愈。

分析

中医认为,胃下垂多为脾胃虚弱,中气下陷所致。仙鹤草有强壮补益之功效,善治脱力劳伤。本案仙鹤草与白术等品相配,强壮脾胃,补益气血而获良效。

棕榈 Zonglü
《本草拾遗》

【来源】为棕榈科植物棕榈 *Trachycarpus fortunei*(Hook. f.) H. Wendl. 的干燥叶柄。采棕时割取旧柄下延部分和鞘片,除去纤维状的棕毛,晒干。

【处方用名】棕榈炭、陈棕榈、棕榈。

【性味归经】苦、涩,平。归肺、肝、大肠经。

【功效】收敛止血。

【应用】

用于各种出血证　本品炒炭后收敛性强,为收敛止血要药,治多种出血证,崩漏多用,以无瘀滞者为宜。①血热妄行之咯血、吐血者,配大蓟、牡丹皮等同用,如十灰散;②脾不统血,冲任不固之崩漏下血者,多配黄芪、白术等同用;③便血,配艾叶等同用,如棕灰散。

【用法用量】煎服,3~9g。研末服1~1.5g。一般炮制后用。

【使用注意】出血兼有瘀滞,湿热下痢初起者慎用。

点滴积累　∨

1. 收敛止血药多具有苦涩之味,长于收敛止血,适用于因虚损或外伤出血证。

2. 在白及与仙鹤草异同比较中掌握其功效与应用。两者均有收敛止血的作用,可用于咯血、吐血等多种出血证。白及质黏而涩,为止血要药,尤长于肺、胃出血证;而仙鹤草又可止痢、杀虫、补虚。

第四节 温经止血药

艾叶 Aiye
《名医别录》

【来源】 为菊科植物艾 *Artemisia argyi* Lévl. et Vant. 的干燥叶。夏季花未开时采收,晒干。生用或制炭用。

【处方用名】 艾叶、艾绒、艾叶炭、陈艾叶。

【性味归经】 辛、苦,温;有小毒。归肝、脾、肾经。

【功效】 温经止血,散寒止痛,外用祛湿止痒。

【应用】

1. **虚寒性出血证** 本品辛香苦燥性温。为温经止血之要药,善治虚寒性出血。①崩漏、胎漏下血,常配阿胶、地黄等同用,如胶艾汤;②脾阳亏虚,统摄无权之吐衄、便血,多配党参、干姜等同用;③血热出血,可用鲜品配生地黄、生荷叶等同用,如四生丸。

2. **少腹冷痛,经寒不调,宫冷不孕** 本品长于温经脉、止冷痛,为妇科温经散寒、调经止痛之要药。①妇女宫寒不孕、经行腹痛,常配香附、吴茱萸等同用,如艾附暖宫丸;②脾胃虚寒引起的腹中冷痛,多配干姜、陈皮等同用,或单味煎服,或炒热后熨敷脐部。

3. **虚寒性的胎动不安** 常配阿胶、桑寄生等同用。

4. **泻痢、湿疹、疥癣** ①寒湿泻痢,单用即有效,或配干姜、苍术等同用;②皮肤湿疹、疥癣,单用或配黄柏、花椒等煎水外洗,或配枯矾研末外敷。

【用法用量】 煎服,3~9g。外用适量,供灸治或熏洗用。温经止血宜炒炭用。醋艾炭常用于虚寒性出血。

知识链接

醋艾炭的炮制方法

醋艾炭:取净艾叶,置锅内,用武火加热,炒至表面焦黑色,喷醋,炒干,取出凉透。每100kg艾叶,用醋15kg。成品为焦黑色不规则的碎片,可见细条状叶柄,具醋香气。

炮姜 Paojiang
《珍珠囊》

【来源】 为干姜的炮制加工品。干姜用砂烫至鼓起,表面棕褐色。

【处方用名】 炮姜、炮姜炭。

【性味归经】 辛、热。归脾、胃、肾经。

【功效】 温经止血,温中止痛。

【应用】

1. **虚寒性出血**　本品为治疗脾阳虚,脾不统血之出血证的要药。①治血痢不止,可单用为末,米汤送服;②吐血、便血,多配人参、附子等同用;③崩漏下血,多配棕榈炭、乌梅炭等同用。

2. **虚寒腹痛、腹泻**　①治寒凝腹痛,常与高良姜同用,如二姜丸;②寒邪直中之水泻,单用有效;③中焦虚寒,腹痛吐泻,多配人参、白术等同用;④脾肾阳虚,腹痛久泻,多配炮附子、煨肉豆蔻等同用,如火轮丸;⑤产后血虚寒凝,小腹疼痛,多与当归、川芎等同用,如生化汤。

【用法用量】煎服,3~9g。

知识链接

炮姜、干姜、姜炭不同炮制工艺

炮姜:先将净砂置炒制容器内,用武火加热,炒至灵活状态,再加入姜片或块,不断翻动,炒至鼓起,表面棕褐色,取出,筛去砂,晾凉。

干姜:取原药材,除去杂质,略泡,洗净,润透,切厚片或块,干燥,筛去碎屑。

姜炭:先将净砂置炒制容器内,用武火加热,使细砂至250℃以上时,置干姜于内,用砂掩埋4~6分钟后,不断翻动,炒至表面焦黑色,内部棕褐色,喷水灭火,取出筛去砂,晾凉。

点滴积累 V

1. 温经止血药性多温热,能温经止血,适用于虚寒性出血病证。

2. 在艾叶和炮姜异同比较中掌握其功效与应用。 两者均能温经止血,散寒止痛。 用治虚寒性出血及腹痛。 但艾叶味辛气香走窜,善于温经脉,暖胞宫,理气血,散寒湿,尤宜于下焦虚寒性的崩漏、胎动不安、月经过多;炮姜味涩,守而不走,善于温脾摄血,治中焦虚寒性的吐血、便血、脘腹冷痛。

3. 艾叶有毒,注意其用量用法。

本章其他止血药,见简表13-1。

表13-1　其他止血药

分类	药名	性味归经	功效应用	用法用量
凉血止血药	苎麻根	甘,寒;心、肝经	凉血止血,安胎,解毒。用于血热出血,胎动不安,热毒疮痈等	10~30g
化瘀止血药	花蕊石	酸、涩,平;肝经	化瘀止血。用于各种出血证	10~15g
收敛止血药	紫珠叶	苦、涩,凉;肝、肺、胃经	收敛止血,清热解毒。用于各种内外出血;烧烫伤及热毒疮疡	10~15g
	鸡冠花	甘、涩,凉;肝、大肠经	收敛止血,止带,止痢。用于吐血、崩漏、便血、痔血、赤白带下、久痢不止	6~12g

续表

分类	药名	性味归经	功效应用	用法用量
收敛止血药	血余炭	苦、涩，平；肝、胃、膀胱经	收敛止血，化瘀利尿。用于各种出血证；小便不利；黄疸	5～10g
	藕节	甘、涩，平；肝、肺、胃经	收敛止血，散瘀。用于各种出血证	10～15g
温经止血药	灶心土	辛，温；脾、胃经	温中止血，止呕，止泻。用于脾虚出血；虚寒性呕吐、腹痛、泄泻	15～30g，布包先煎

复习导图

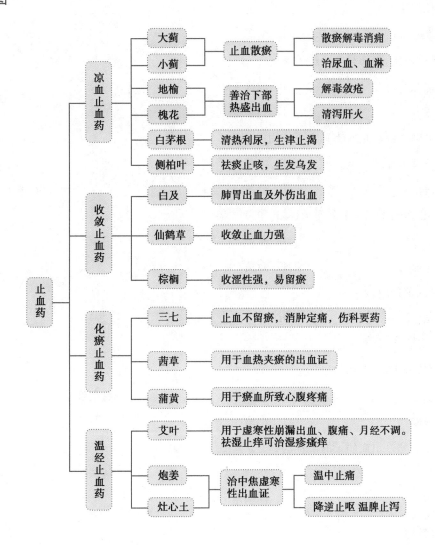

目标检测

一、单项选择题

1. 下列药物中，哪味是收敛止血药（　　）

　　A. 仙鹤草　　　　　　　　B. 白茅根　　　　　　　　C. 三七

　　D. 地榆　　　　　　　　　E. 侧柏叶

2. 下列药物中,善于治肺、胃出血证的是(　　)

　　A. 血余炭　　　　　　　　B. 小蓟　　　　　　　　　C. 棕榈炭

　　D. 仙鹤草　　　　　　　　E. 白及

3. 下列哪一组药均为凉血止血药(　　)

　　A. 大蓟、艾叶　　　　　　B. 三七、小蓟　　　　　　C. 地榆、槐花

　　D. 花蕊石、仙鹤草　　　　E. 白及、紫珠

4. 下列药物中,具有止血不留瘀,祛瘀不伤正之特点的药物是(　　)

　　A. 仙鹤草　　　　　　　　B. 三七　　　　　　　　　C. 地榆

　　D. 灶心土　　　　　　　　E. 炮姜

5. 能消肿定痛,为伤科之要药的是(　　)

　　A. 伏龙肝　　　　　　　　B. 地榆　　　　　　　　　C. 白及

　　D. 三七　　　　　　　　　E. 白茅根

6. 下列哪味药,以止血为其主要作用(　　)

　　A. 益母草　　　　　　　　B. 牛膝　　　　　　　　　C. 郁金

　　D. 茜草　　　　　　　　　E. 姜黄

7. 化瘀止血药不包括下列何项(　　)

　　A. 三七　　　　　　　　　B. 茜草　　　　　　　　　C. 白及

　　D. 花蕊石　　　　　　　　E. 蒲黄

8. 蒲黄入煎剂应(　　)

　　A. 先煎　　　　　　　　　B. 后下　　　　　　　　　C. 包煎

　　D. 烊化　　　　　　　　　E. 研末

9. 治疗痔疮出血,首选(　　)

　　A. 三七　　　　　　　　　B. 仙鹤草　　　　　　　　C. 血余炭

　　D. 地榆　　　　　　　　　E. 小蓟

10. 用于虚寒性出血病证的最佳药物是(　　)

　　A. 蒲黄　　　　　　　　　B. 艾叶　　　　　　　　　C. 紫珠

　　D. 茜草　　　　　　　　　E. 仙鹤草

二、简答题

1. 简述地榆与槐花的功效主治异同点。

2. 为什么说三七为化瘀止血之要药?

三、实例分析

　　江某,24 岁。2007 年 5 月 22 日初诊。患者妊娠 3 个月。因操劳家务,1 周前感腰酸神疲,近两

天小腹冷痛,阴道漏红,色褐量少,遂来就诊。诊见:患者面白、心悸、气短、神疲肢倦、舌淡、少苔、脉细滑。B超示宫腔内可见孕囊及胎心搏动。

请结合中医药理论分析患者应选用什么药物治疗?

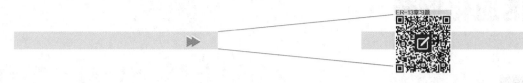

ER-13章习题

（吕建军）

第十四章

活血化瘀药

导学情景 ∨

情景描述：

在日常生活中，有些月经不调、量少、痛经的女性购买益母草膏或益母草颗粒等以益母草为主要成分的保健品或药品，以调理月经。

学前导语：

益母草能活血调经，利水消肿，清热解毒，是历代医家用来治疗妇科病的要药。 然而个体差异，月经不调之证各不相同，那么在临床上，哪种证型可用益母草调理呢？

以通畅血脉，促进血行，消散瘀血为主要作用，治疗瘀血证的药物，称活血化瘀药，其中作用强烈的药，又有破血药、逐瘀药之称。

本章药物多辛、苦、温，少数寒凉，主归肝、心二经，入血分，善走散通行。主要具有活血化瘀之功效，并通过活血化瘀而起到止痛、调经、疗伤、破血消癥等作用。

活血化瘀药主治瘀血证，如瘀血阻滞所致的刺痛、出血、积聚癥瘕、中风不遂、关节痹痛、肢体麻木、跌仆损伤、痈肿疮疡等各科病证。以痛如针刺，固定不移为疼痛特点。

根据活血祛瘀药作用的强弱及主治特点的不同，分为活血止痛药、活血调经药、活血疗伤药及破血消癥药四类。

1. 活血止痛药 大多具有辛散温通之性，以活血、行气为主要功效，且有良好的止痛作用。主要用于气滞血瘀所致的头痛、胸胁痛、心腹痛、痛经、产后腹痛、风湿痹痛及跌打损伤等各种瘀痛证。

2. 活血调经药 多辛散苦泄，药性或寒，或温，平，主入肝经血分，有活血祛瘀、调经止痛之功。主治瘀血阻滞所致月经不调、痛经、经闭及产后瘀滞腹痛等证，亦用于瘀血痛证、癥瘕及跌打损伤、疮痈肿毒等证。

3. 活血疗伤药 味多辛、苦、咸，药性或寒，或温，或平。主入肝、肾二经，除活血化瘀外，还长于消肿止痛，续筋接骨，止血生肌敛疮。主要适用于跌打损伤、金疮出血等骨伤科疾病，亦可用于其他瘀血病证。

4. 破血消癥药 味多辛、苦、咸，性温而药性强烈，以虫类药物为主。主归肝经血分。走而不守为其特点，功能破血消癥。适用于瘀血较重的癥瘕积聚证。亦可用于血瘀经闭、瘀肿疼痛、偏瘫等证。使用本类药物时，常配伍行气药以增强破血消癥之效，或配破气药、攻下药以增强攻逐瘀血之功。

使用活血化瘀药时,应注意:①本章药物易耗血动血,月经过多、出血无瘀血现象者忌用;②孕妇慎用或忌用。

第一节　活血止痛药

川芎 Chuanxiong
《神农本草经》

【来源】　为伞形科植物川芎 *Ligusticum chuanxiong* Hort. 的干燥根茎。夏季采挖,晒后烘干,切片。生用或酒炒用。

【处方用名】　川芎、酒川芎、大川芎。

【性味归经】　辛,温。归肝、胆、心包经。

【功效】　活血行气,祛风止痛。

【应用】

1. 血瘀气滞诸痛　本品辛散温通,能活血行气,为"血中气药"。治多种血瘀气滞证,尤善治妇科血瘀诸证,为妇科活血调经之要药。①治血瘀经闭、痛经,心脉瘀阻之胸痹心痛等,常与赤芍、红花等配伍,如血府逐瘀汤;②寒凝血瘀经闭、痛经、少腹冷痛等,常配肉桂、当归等同用,如少腹逐瘀汤;③产后恶露不尽,瘀滞腹痛,常配当归、炮姜等同用,如生化汤;④肝郁气滞,胁肋疼痛,常配柴胡、白芍等同用,如柴胡疏肝散;⑤跌仆损伤,常配三七、红花等同用,如跌打补骨丸;⑥疮疡脓成,体虚不溃,常配黄芪、穿山甲同用,如透脓散。

▶▶ **课堂活动**

为何临床有"头痛不离川芎"之说?

2. 头痛、痹痛　本品走而不守,既上行巅顶,又下达血海。①本品为治头痛之要药,风寒、风热、风湿、血虚、血瘀之头痛均可随证配伍应用,临床有"头痛不离川芎"之说;②风湿痹证,常配独活、桂枝等同用,如独活寄生汤。

【用法用量】　煎服,3~10g。研末服1.5~3g。酒炒后能增强活血行气,止痛作用。

【使用注意】　凡阴虚火旺、多汗、热盛及无瘀滞之出血证,孕妇以及月经过多者均应慎用。

知识链接

川芎的现代研究

川芎所含主要有效成分为川芎嗪和阿魏酸等,具有清除氧自由基、钙拮抗、扩血管、抗血小板聚集和血栓形成等多种作用,因此临床广泛应用于心脑血管疾病、支气管哮喘、肺心病、偏头痛、肾病综合征、慢性肾功能不全、糖尿病肾病。另据报道,川芎嗪还用于突发性耳聋、颈椎病、过敏性紫癜等。

延胡索 Yanhusuo
《雷公炮炙论》

【来源】 为罂粟科植物延胡索 *Corydalis yanhusuo* W. T. Wang 的干燥块茎。夏初采挖,晒干。切厚片或捣碎,生用或醋炙用。

【处方用名】 延胡索、玄胡索、元胡索、醋胡索、元胡。

【性味归经】 辛、苦,温。归肝、脾经。

【功效】 活血,行气,止痛。

【应用】

用于血瘀气滞诸痛 本品为活血行气止痛佳品,专治一身上下诸痛。①胸痹心痛,常与当归、蒲黄等配伍,如延胡索散;②肝郁气滞之胁肋胀痛,可与柴胡、郁金等配伍;③胃寒冷痛,常配桂枝、高良姜等同用,如安中散;④胃热灼痛泛酸,常与川楝子相使为用,如金铃子散;⑤胃痛偏气滞胀痛者,常配木香、砂仁等同用,如香砂六君子汤;⑥胃痛偏血瘀刺痛者,常配五灵脂、丹参等同用;⑦妇女痛经、产后瘀滞腹痛,常配当归、香附等同用,如膈下逐瘀汤;⑧寒疝腹痛,常配小茴香、乌药等同用,如橘核丸;⑨跌打损伤,常配五灵脂、没药等同用,如手拈散;⑩风湿痹痛,常与桂枝、秦艽等同用。

【用法用量】 煎服,3～10g;研末吞服,每次 1.5～3g。止痛多醋炙;活血多酒炙。

郁金 Yujin
《药性论》

【来源】 为姜科植物温郁金 *Curcuma wenyujin* Y. H. Chen et C. Ling、姜黄 *Curcuma longa* L.、广西莪术 *Curcuma kwangsiensis* S. G. Lee et C. F. Liang,或蓬莪术 *Curcuma phaeocaulis* Val. 的干燥块根。冬季采挖,蒸或煮至透心,干燥。切片或打碎,生用或明矾水炙用。

【处方用名】 郁金、川郁金、广郁金、黄丝郁金、绿丝郁金、醋郁金。

【性味归经】 辛、苦,寒。归肝、心、胆经。

【功效】 活血止痛,行气解郁,利胆退黄,凉血清心。

【应用】

1. **血瘀气滞诸痛证** 本品能活血行气,开郁止痛。①善治气血瘀滞证之痛证,常配木香同用,如颠倒木香散;②若为肝郁气滞之胸胁刺痛,配柴胡、白芍等;③治心血瘀阻之胸痹心痛,配瓜蒌、薤白等;④治肝郁有热,气血瘀滞之痛经,配柴胡、栀子、川芎、当归等,如宣郁通经汤;⑤治癥瘕痞块,配鳖甲、莪术、青皮、丹参等同用。

2. **热病神昏、癫痫** 本品能清心解郁开窍。①湿温病,湿浊蒙闭心窍者,常与石菖蒲相使,如菖蒲郁金汤;②痰火蒙心之癫痫、癫狂证,常配白矾同用,如白金丸。

3. **肝胆湿热证** 本品能清湿热而利黄疸。治湿热黄疸,常配茵陈、栀子等同用。

4. **血热出血证** 本品能顺气降火而凉血止血。①善治吐血、衄血及妇女倒经,常配生地黄、山栀子等同用,如生地黄汤;②尿血、血淋,常配小蓟、生地黄等同用,如槐花郁金散。

【用法用量】 煎服,3～10g。解郁止痛多醋炙。

【使用注意】 不宜与丁香同用。

案例分析

案例

某男,23 岁。 自述 1 天前胃脘胀痛恶心,不思饮食,到一个体诊所治疗,给予中药两副,服中药 1 小时后,出现胃脘胀痛加剧,恶心汗出,继而出现剧烈呕吐,解清水样便,遂到医院就诊。入院查体:体温 37.2℃,脉搏 112 次/分,呼吸 32 次/分,血压 12/6kPa,神志清楚,精神极差,大汗淋漓,呼吸急促,肺呼吸音正常,心率 112 次/分,律齐无杂音,心音低而弱,肠鸣音亢进,余无异常。 ECG 示心动过速。 经核实患者服用的中药处方中有郁金、丁香各 10g 属十九畏品种,余无催吐、致泻中药,亦无有毒中药,立即予参麦注射液等静滴,加用甘草汤口服。 住院 3 天病愈出院。

分析

《中国药典》(2015 年版)记载"丁香不宜与郁金同用,丁香用量为 1~3g"。 故可确认此病例一是郁金、丁香同用进而中毒,二是丁香用量过大所致。 据现代报道丁香主要成分为丁香酚。 丁香酚能使胃黏膜充血,促进胃液分泌,又能刺激胃肠蠕动。 故丁香的用量过大,又与郁金同用,是患者出现呕吐、出血的直接原因。

▶▶ **课堂活动**

香附与郁金的功效有何异同?

姜黄 Jianghuang
《新修本草》

【来源】 为姜科多年生草本植物姜黄 *Curcuma longa* L. 的干燥根茎。

【处方用名】 姜黄、色姜黄、宝鼎香。

【性味归经】 辛、苦,温。归肝、脾经。

【功效】 活血行气,通络止痛。

【应用】

1. **血瘀气滞诸痛** 本品辛散温通苦泄,能活血、行气、止痛。①胸阳不振之心胸疼痛难忍,常配当归、木香等同用,如姜黄散;②肝胃气滞寒凝之胸胁疼痛,常配枳壳、桂心等同用,如推气散;③气滞血瘀之痛经、经闭、产后腹痛,配川芎、当归等同用;④跌打损伤,常配苏木、乳香等同用。

2. **风湿痹痛** 本品外散风寒湿邪,内行气血,通经止痛。长于行肢臂而通痹止痛,多配羌活、防风等同用,如蠲痹汤。

【用法用量】 煎服,3~10g。外用适量。

> **知识链接**
>
> **姜黄素的现代研究**
>
> 　　姜黄素是从姜黄中提取得到的一种天然黄色素，着色力强，安全无毒，另姜黄素的抗氧化、清除自由基等特殊生理功能，能使食品质量保持不变，甚至有所提高，现广泛应用于糕点、方便面、咖喱饭、糖果、饮料、有色酒等食品，被认为是最有开发价值的食用天然色素之一。
>
> 　　近年来，大量研究发现姜黄素具有抗炎、抗氧化、降血脂、抗动脉粥样硬化、抗肿瘤、抗人免疫缺陷病毒等作用，具有广泛的生物学效应。作为一种安全、无残留的免疫增强药物和饲料添加剂，姜黄素在动物养殖领域也日益受到重视。

点滴积累 ∨

1. 活血止痛药性味多辛散温通，能活血行气止痛。主用于气滞血瘀所致诸痛证。
2. 在郁金与姜黄异同比较中掌握其功效与应用。两者同出一源，姜黄为根茎入药，郁金为块根入药。两药均能活血，但郁金苦寒降泄，行气力胜；姜黄辛温行散，祛瘀力强，还能通经止痹痛。

第二节　活血调经药

丹参 Danshen
《神农本草经》

【来源】为唇形科植物丹参 *Salvia miltiorrhiza* Bge. 的干燥根和根茎。秋季采挖，切厚片，晒干。生用或酒炙用。

【处方用名】丹参、红根、血参根、紫丹参、酒丹参。

【性味归经】苦，微寒。归心、肝经。

【功效】活血调经，凉血消痈，清心安神。

【应用】

1. **妇科瘀滞诸证**　本品苦寒降泄，善入心、肝经。祛瘀生新而不伤正，为妇科活血调经之要药，对血热瘀滞尤为适宜。①月经不调，单用即有效，亦常配当归、川芎、益母草等同用，如宁坤至宝丹；②血瘀经闭、产后恶露不尽，常配当归、赤芍等同用，如红花桃仁煎；③治寒凝血滞者，配肉桂、吴茱萸等同用。

2. **瘀血阻滞证**　本品为活血祛瘀之要药，广泛用于各种瘀血病证。①血脉瘀阻之心腹刺痛，配伍砂仁、檀香等同用，如丹参饮；②癥瘕积聚，多与莪术、三棱等同用；③风湿顽痹，常配当归、没药等同用；④跌打损伤、肢体瘀痛，常配当归、乳香等同用，如活络效灵丹。

3. **疮痈肿毒**　本品既凉血又活血，能清泄瘀热而消痈肿。治痈肿疮毒，常配金银花、连翘等同用,如消乳汤。

4. 热病烦躁神昏、心悸失眠　本品既能清热凉血以除烦清心,又能活血养血以安神定志。①治热病邪热入心营之心悸失眠,常配黄连、生地黄等同用,如清营汤;②阴血不足,虚热内扰之心悸失眠,常配生地黄、酸枣仁等同用,如天王补心丹。

▶▶ 课堂活动

前人有"一味丹参散,功同四物汤"之说,你是如何理解的?

【用法用量】煎服,10~15g。祛瘀活血多酒炒用。

【使用注意】反藜芦。孕妇慎用。

> **知识链接**
>
> 丹参的现代研究
>
> 研究表明,丹参能改善心、脑、肺、肝等多种组织器官的缺血再灌注损伤,调节免疫应答和抗感染等方面的作用显著。近代用丹参、降香制成的复方丹参注射液治疗脑卒中、脑供血不足、冠心病心绞痛、心肌梗死、肺心病、肾病综合征、急性肾炎、肾水肿等有效。丹参还可用于血栓闭塞性脉管炎,急、慢性肝炎,肝脾大,宫外孕等。

红花 Honghua
《新修本草》

【来源】为菊科植物红花 *Carthamus tinctorius* L. 的干燥花。夏季待花色鲜红时采收。阴干或晒干,生用。

【处方用名】红花、草红花、红蓝花、杜红花。

【性味归经】辛,温。归心、肝经。

【功效】活血通经,祛瘀止痛。

【应用】

1. 妇科瘀滞证　本品辛散温通,入心、肝二经血分,善活血祛瘀、通经止痛。为妇产科血瘀病证之常用药,多与桃仁相须为用。①痛经,可单用本品加酒煎服,如红蓝花酒,或配当归、肉桂等同用,如膈下逐瘀汤;②血瘀经闭,常配当归、赤芍等同用,如桃红四物汤;③产后瘀血腹痛,常配荷叶、蒲黄等同用,如红花散。

2. 血瘀诸痛证　本品能祛瘀止痛,善治瘀阻心腹胁痛。①癥瘕积聚,常与三棱、莪术等同用;②心血瘀阻之胸痹心痛,配伍川芎、桃仁等同用,如血府逐瘀汤;③跌打瘀痛,常与桃仁、乳香等同用,或制成红花油、红花酊涂擦;④胁肋刺痛,常配桃仁、大黄等同用,如复元活血汤。

3. 血热瘀滞,斑疹紫暗　本品有活血化斑之功,可疗血热瘀滞之斑疹紫暗,常与大青叶、紫草等同用,如当归红花饮。

【用法用量】煎服,3~10g。外用适量。

【使用注意】孕妇及月经过多者忌服;有出血倾向者慎用。

知识链接

红花的现代研究

红花具有兴奋心脏,增加冠脉血流量,降压,降脂,抑制血小板凝聚,兴奋子宫及肠道平滑肌的作用,且对人体有抗癌、杀菌、解毒及护肤的功效。 近代临床用红花注射液治疗缺血性脑血管病、冠心病心绞痛、血栓闭塞性脉管炎及神经性皮炎、多形性红斑等有一定的疗效;红花花冠还可提供天然食用的黄色素、红色素,是理想的食品添加剂,还是高档化妆品、纺织品的染色剂;红花油在国际上被作为"绿色食品",其亚油酸含量是所有已知植物中最高的,号称"亚油酸之王"。 在军事领域方面,红花在缓解和治疗高原病以及战士耐疲劳、抗应激、抗炎镇痛等方面也发挥很大的作用。

【附药】

西红花　为鸢尾科多年生草本番红花的花柱头,又名藏红花。甘,寒。归心、肝经。功用同红花而力较强,兼凉血解毒。常用于温热病发斑,热郁血瘀,斑疹紫暗者。煎服,1~3g。孕妇忌用。

桃仁 Taoren
《神农本草经》

【来源】 为蔷薇科落叶小乔木桃 *Prunus persica*（L.）Batsch 或山桃 *Prunus davidiana*（Carr.）Franch. 的成熟种子。6~7月采摘,取出种子,去皮晒干,生用或捣碎入药。

【处方用名】 桃仁、光桃仁。

【性味归经】 苦、甘,平;有小毒。归心、肝、大肠经。

【功效】 活血祛瘀,润肠通便,止咳平喘。

【应用】

1. **瘀血证**　本品苦泄入血分,活血祛瘀力强,为治疗瘀血阻滞诸证的常用药。①血瘀经闭、痛经,常与红花相须为用,如桃红四物汤;②产后瘀滞腹痛、恶露不尽,常配炮姜、川芎等同用,如生化汤,或与桂枝、茯苓、芍药等同用,如桂枝茯苓丸;③瘀血日久之癥瘕痞块,常配三棱、莪术等同用;④瘀滞较重,配大黄、芒硝等,如桃核承气汤;⑤跌打瘀痛,常配红花、穿山甲等同用,如复元活血汤。

2. **肠痈、肺痈**　本品善泄血分壅滞。①肠痈,常配大黄、丹皮等同用,如大黄牡丹汤;②肺痈,常配苇茎、冬瓜仁等同用,如苇茎汤。

3. **肠燥便秘**　本品质润多脂,能滑肠润燥。常配当归、火麻仁等同用,如润肠丸。

4. **咳嗽气喘**　本品味苦降气,有止咳平喘作用,治咳嗽气喘证,常与杏仁等同用,如双仁丸。

【用法用量】 煎服,5~10g。用时捣碎。

【使用注意】 孕妇忌用;便溏者慎用。有小毒,过量可出现头晕、心悸,甚至呼吸衰竭而死亡。

案例分析

案例

某村4名儿童,摘食路边的毛桃子,并将毛桃子的桃核打碎生食桃仁,食后不久(约2小时)4名儿童即出现口中苦涩、流涎、头晕、头痛、恶心、呕吐、心悸、四肢无力等中毒症状。1名男童出现意识不清、呼吸微弱、肢冷等休克症状,路人即护送卫生院抢救,途中男童死亡。另3名儿童经洗胃、催吐、补液、抗感染等治疗后,次日中毒患儿神志逐渐清醒,1周后痊愈出院。

分析

该4名儿童是由于误食含有苦杏仁苷的生桃仁引起的食物中毒。苦杏仁苷在口腔、食管、胃和肠中遇水,经水解产生氢氰酸。氢氰酸经胃肠吸收后,氰离子与细胞色素氧化酶的铁结合,阻止细胞色素氧化酶递送氧的作用,抑制细胞的正常呼吸,引起"细胞内窒息",进而组织缺氧,机体陷入窒息状态。口服大剂量苦杏仁后首先作用于延脑的呕吐、呼吸、迷走神经及血管运动等中枢,引起兴奋,随后进入昏迷、惊厥,继而整个中枢神经系统麻痹而死亡。

益母草 Yimucao
《神农本草经》

【来源】为唇形科一年生或二年生草本益母草 *Leonurus japonicus* Houtt. 的地上部分。夏季采割,切段,晒干。生用或熬膏用。

【处方用名】益母草、坤草、茺蔚草、酒益母草。

【性味归经】苦、辛,微寒。归心、肝、膀胱经。

【功效】活血调经,利水消肿,清热解毒。

【应用】

1. **妇科瘀滞证** 本品苦泄辛散性微寒,功善活血调经,为妇科血瘀经产诸疾之要药。①血瘀经闭、痛经、月经不调,常与丹参、当归、川芎等同用,如益母丸,亦可单用熬膏服,如益母膏;②产后腹痛、恶露不尽,或难产、胎死腹中,可单用煎汤或熬膏服,亦可配当归、川芎等同用,如送胞汤。

2. **水肿、小便不利** 本品活血兼利尿,尤长于治疗水瘀互结之水肿。可单用,或与白茅根、车前草等同用;亦可配伍车前、木通、石韦等治疗血热瘀滞之血淋尿血。

3. **跌打损伤、疮疡肿毒、皮肤痒疹** 本品能清热解毒疗疮,单用鲜品捣敷或煎汤外洗,或配苦参、黄柏等煎汤内服。

【用法用量】煎服,9~30g,鲜品可用至40g,亦可熬膏用。外用适量捣敷或煎汤外洗。

【使用注意】孕妇忌用;血虚无瘀者慎用。

牛膝 Niuxi
《神农本草经》

【来源】为苋科多年生草本牛膝 *Achyranthes bidentata* Bl. 的干燥根。冬季采挖,洗净,晒干。切片,生用或酒炙用。

【处方用名】牛膝、酒牛膝、怀牛膝。

【性味归经】苦、甘、酸,平。归肝、肾经。

【功效】逐瘀通经,补肝肾,强筋骨,利水通淋,引血下行。

【应用】

1. **瘀血阻滞证**　本品苦甘酸平,主入肝、肾二经。长于活血通经,有疏利降泄之特点,且性善下行,多用于妇科经产瘀血诸证及跌打损伤。①经闭、痛经、月经不调、产后腹痛等,常配桃仁、当归等同用,如血府逐瘀汤;②胞衣不下,常配当归、冬葵子等同用,如牛膝汤;③跌打损伤、腰膝瘀痛,常配续断、当归等同用,如舒筋活血汤。

2. **腰膝酸痛、痿软无力**　本品既活血通经,又补益肝肾,强筋健骨。为久痹肾虚腰膝疼痛之首选。①肝肾亏虚之腰痛,常配杜仲、补骨脂、续断等,如续断丸;②久痹,肝肾亏损,气血不足者,常配独活、杜仲等同用,如独活寄生汤;③本品兼能祛风除湿,治疗湿热痿证,常配苍术、黄柏等同用,如三妙丸。

3. **淋证、水肿、小便不利**　本品能利尿通淋。①热淋、石淋、血淋等,常配瞿麦、滑石等同用,如牛膝汤;②水肿、小便不利,常配泽泻、车前子等同用,如加味肾气丸。

4. **火热上炎诸证**　本品苦泄下行,能泻火清热,引血下行,善降上炎之火。①火热上炎,迫血妄行之吐血、衄血,常配白茅根、栀子等同用;②胃火上炎之齿龈肿痛、口舌生疮,常配地黄、石膏等同用,如玉女煎;③肝阳上亢之头痛眩晕、目赤,常配代赭石、龙骨等同用,如镇肝息风汤。

此外,尚能引诸药下行。

▶ **课堂活动**

牛膝“性善下行”主要体现在哪些方面?

【用法用量】煎服,5~12g。补肝肾,强筋骨多酒炙后用。

【使用注意】孕妇及月经过多者忌用;中气下陷,脾虚泄泻,下元不固遗精者慎用。

【附药】

川牛膝　为苋科植物川牛膝的干燥根。甘、微苦,平。归肝、肾经。逐瘀通经,通利关节,利尿通淋。用于经闭癥瘕、胞衣不下、跌仆损伤、风湿痹痛、足痿筋挛、尿血血淋。煎服,5~10g。孕妇慎用。

鸡血藤 Jixueteng
《本草纲目拾遗》

【来源】为豆科木质藤本密花豆 *Spatholobus suberectus* Dunn 的干燥藤茎。切片晒干。生用或熬制成鸡血藤膏用。

【处方用名】鸡血藤、血藤。

【性味归经】苦、甘,温。归肝、肾经。

【功效】活血调经,补血,通络。

【应用】

1. **月经不调、痛经、闭经等证**　本品性质和缓,苦而不燥,温而不烈,能行血散瘀,调经止痛,且能补血,凡血瘀及血虚之月经病证均可应用。治疗血阻滞之月经不调、痛经、闭经,可配伍红花、川芎、香附等同用;治血虚月经不调、痛经、闭经,则配当归、熟地、白芍等同用。

2. 风湿痹痛、手足麻木、肢体瘫痪及血虚萎黄　本品行血养血,舒筋活络,为治疗经脉不畅,络脉不和病证的常用药。①如治风湿痹痛、肢体麻木,可配伍祛风湿药,如独活、威灵仙、桑寄生等药;②治中风手足麻木、肢体瘫痪,常配伍益气活血通络药,如黄芪、丹参、地龙等;③治血虚,血不养筋之肢体麻木、血虚萎黄,多配益气补血药之黄芪、当归等同用。

此外,近代用鸡血藤糖浆治血细胞减少症有一定疗效。

▶ 课堂活动

鸡血藤为何享有"血分之圣药"的美誉?

【用法用量】煎服,9～15g。可浸酒服。熬膏名鸡血藤膏,补血作用更佳。

王不留行 Wangbuliuxing
《神农本草经》

【来源】为石竹科植物麦蓝菜 *Vaccaria segetalis*(Neck.) Garcke 的干燥成熟种子。夏季采收,晒干,取种子,生用或炒用。

【处方用名】王不留行、留行子、炒王不留行。

【性味归经】苦,平。归肝、胃经。

【功效】活血调经,下乳,消痈,利尿通淋。

【应用】

1. 血瘀经闭、痛经等证　本品味苦疏泄,入肝经血分,善通利血脉,走而不守。①经行不畅,痛经及闭经,常配当归、红花等同用;②妇人难产,或胎死腹中,常配五灵脂、刘寄奴等同用,如胜金散。

2. 产后乳汁不下或乳痈　本品走血分,行而不留,能行血脉,通乳汁。①产后乳汁不下,常与穿山甲相须,如涌泉散;②气血不足,乳汁稀少者,常配黄芪、当归或猪蹄同用;③乳痈初起,常与蒲公英、瓜蒌等同用。

3. 热淋、石淋、血淋　本品性善下行而通淋,常配石韦、瞿麦等同用。

【用法用量】煎服,5～10g。

【使用注意】孕妇慎用。

点滴积累　∨

1. 活血调经药味多辛、苦,主入肝经血分,有活血调经之功。　主治妇科瘀滞证。

2. 在桃仁与红花异同比较中掌握其功效与应用。　两者均能活血化瘀,治妇科瘀滞证、跌打损伤等,常相须为用。　但桃仁兼能润肠通便,治肠燥便秘之证;而红花兼活血化斑之功,治血热瘀滞所致的斑疹紫暗。

3. 牛膝应用有川、怀之分。　两者均具下行之性,然怀牛膝长于补肝肾,强筋骨;川牛膝长于活血通经,利关节。

第三节　活血疗伤药

乳香 Ruxiang
《名医别录》

【来源】为橄榄科小乔木卡氏乳香树 *Boswellia carterii* Birdw. 及其同属植物皮部渗出的树脂。春、夏采收,打碎,生用或炒用。

【处方用名】乳香、醋乳香、制乳香。

【性味归经】辛、苦,温。归心、肝、脾经。

【功效】活血定痛,消肿生肌。

【应用】

1. **瘀血阻滞诸痛证**　本品辛香走窜,味苦通泄,能活血行气止痛,用于一切气滞血瘀之痛证。①胸痹心痛,常配当归、丹参等同用;②痛经、经闭、产后腹痛,常配当归、丹参、没药等同用,如活络效灵丹;③血瘀气滞之胃脘痛,常配延胡索、没药等同用,如手拈散;④风寒湿痹,肢体麻木疼痛,多与独活、秦艽等同用,如蠲痹汤。

2. **跌打损伤、疮疡痈肿**　本品能活血止痛,消肿生肌,为外伤科之要药。①治跌打损伤,常与没药相须为用,如七厘散;②疮疡肿毒初起,红肿热痛,常配金银花、白芷等同用,如仙方活命饮;③痈疽、瘰疬、痰核,肿块坚硬不消等,常配没药、麝香等同用,如醒消丸;④疮疡溃后,久不收口,常配没药研末外用,如海浮散。

【用法用量】煎汤或入丸散,3~5g。宜炒后去油用。外用适量,研末调敷。

【使用注意】本品气浊味苦,胃弱者慎用;孕妇及无瘀滞者忌用。

没药 Moyao
《药性论》

【来源】为橄榄科灌木或乔木没药树 *Commiphora myrrha* Engl. 或哈地丁树 *Commiphora molmol* Engl. 皮部渗出的干燥树脂。11月至翌年2月采收,打碎后生用、炒用或醋制。

【处方用名】没药、制没药、醋没药。

【性味归经】辛、苦,平。归心、肝、脾经。

【功效】活血止痛,消肿生肌。

【应用】

瘀血阻滞诸痛、跌打损伤、疮疡痈肿　性能功效主治与乳香相似,常与之相须为用,如跌打活血散。两者的区别在于乳香偏于行气、伸筋;没药偏于散血化瘀。

【用法用量】煎服,3~5g。炮制去油,多入丸散用。外用适量。

【使用注意】同乳香。如乳香、没药同用,则两药用量均应相应减少。

案例分析

案例

刘某，女，56岁。因患腰腿痛半年，取中药5副，水煎服。服完第1剂药后，感觉胃脘部似有阵阵隐痛。服用第2剂药后又出现胃脘部隐痛不适，遂带药前来询问。查处方为独活寄生汤去党参，加制乳香没药各10g，鸡血藤20g。用药大多是草本植物药，不会出现对胃的不良反应，怀疑是否与乳香、没药有关。即将乳香、没药从药中捡出嘱患者继续服用，服后未再出现胃痛不适感。

分析

乳香、没药主要含树脂、树胶和挥发油，对胃肠道有较强的刺激性，可引起胃脘不适、呕吐、腹痛腹泻等。此外，还可能引起过敏反应，主要表现为乏力、发热、烦躁不安、皮肤潮红、红疹瘙痒、耳部红肿等。因此，孕妇、胃弱及痈疽已溃者忌用。

骨碎补 Gusuibu

《药性论》

【来源】 为水龙骨科多年生附生蕨类槲蕨 *Drynaria fortunei* (Kunze) J. Sm. 的干燥根茎。全年均可采挖，切片，干燥。生用或砂烫用。

【处方用名】 骨碎补、毛姜、石岩姜、炒骨碎补。

【性味归经】 苦，温。归肝、肾经。

【功效】 活血续筋，补肾强骨。

【应用】

1. **跌打骨折、瘀肿疼痛** 本品能活血止痛，续筋接骨，为骨伤科之要药。治骨折筋伤，内服外用均有效。可单用本品浸酒饮用，并外敷，或配自然铜、没药等同用，如骨碎补散。

2. **肾虚诸证** 本品有温补肾阳，强筋健骨，益虚损之功，治肾虚之证。①肾虚腰痛脚软，常配补骨脂、牛膝等同用，如神效方；②肾虚耳鸣、耳聋、牙痛，常配熟地黄、山茱萸等同用；③肾虚久泻，可单用本品研末，纳入猪肾中煨熟食用；或配补骨脂、吴茱萸、益智仁等，以加强温肾暖脾止泻之功。

【用法用量】 煎服，3~9g；可泡酒服。外用适量。

【使用注意】 阴虚内热、血虚风燥者慎用。

土鳖虫 Tubiechong

《神农本草经》

【来源】 为鳖蠊科昆虫地鳖 *Eupolyphaga sinensis* Walk. 或冀地鳖 *Steleophaga plancyi* (Boleny) 雌虫的全体。沸水烫死后，晒干或烘干。

【处方用名】 地鳖虫、土元、地乌龟。

【性味归经】 咸，寒；有小毒。归肝经。

【功效】 破血逐瘀，续筋接骨。

【应用】

1. **跌打损伤,筋伤骨折,瘀肿疼痛**　本品性善走窜,能活血消肿止痛,续筋接骨疗伤,为伤科常用药。①骨折筋伤,可单用研末调敷或黄酒冲服,亦可与自然铜、骨碎补、乳香等同用,如接骨紫金丹;②骨折筋伤后期,筋骨软弱,配续断、杜仲等同用,如壮筋续骨丸。

2. **血瘀经闭,产后瘀滞腹痛,积聚痞块**　本品能破血逐瘀、消积通经,常用于经产瘀滞之证。①血瘀经闭,产后瘀滞腹痛,配大黄、桃仁等同用,如下瘀血汤;②治干血成劳,经闭腹满,肌肤甲错者,则配伍大黄、水蛭等,如大黄䗪虫丸;③治积聚痞块,常配伍柴胡、鳖甲、桃仁等以化瘀消癥,如鳖甲煎丸。

【用法用量】　入丸散,3~10g。外用适量。

【使用注意】　孕妇禁用。

马钱子 Maqianzi
《本草纲目》

【来源】　为马钱科常绿乔木马钱 *Strychnos nux-vomica* L. 的干燥成熟种子。冬季采收,取种子,晒干,炮制后入药。

【处方用名】　马钱子、制马钱子、水炙马钱子、油炙马钱子。

【性味归经】　苦,温;有大毒。归肝、脾经。

【功效】　通络止痛,散结消肿。

【应用】

1. **跌打损伤、痈疽肿痛**　本品能散结消肿,通络止痛,为伤科疗伤止痛之良药。①跌打骨折、瘀肿疼痛,常配三七、西红花等同用,如三花接骨散;②喉痹肿痛,常配山豆根等研末吹喉,如番木鳖散;③痈疽肿毒,多单味为末香油调涂,或配炮山甲、制僵蚕为末,米糊为丸服,如青龙丸。

2. **风湿顽痹、拘挛麻木**　本品善搜筋骨间风湿,止痛力强,治风湿顽痹、拘挛麻木,常配麻黄、地龙、全蝎等同用。

【用法用量】　入丸散,0.3~0.6g。外用适量,研末调涂。

【使用注意】　①本品辛温燥烈毒大,服用过量,可引起肢体颤动、惊厥、呼吸困难,甚至昏迷等中毒症状,故内服应严格控制用量与炮制方法;②因其有毒成分能被皮肤吸收,故外用亦不可大面积涂敷;③孕妇禁用。

案例分析

案例

某男,43岁。因患类风湿关节炎,服用以马钱子(15mg)加麻黄、当归、五加皮等中药自制的蜜丸,约30分钟后出现头晕、恶心呕吐、四肢乏力、胸闷、呼吸增快、心率增快、大汗,抽搐。急诊入院。

分析

马钱子含有多种生物碱,主要为士的宁(番木鳖碱)与马钱子碱,而士的宁是马钱子的主要毒性成分,约占总生物碱的45%左右,其口服成人中毒量为5~10mg,口服致死量为30mg。士的宁对整个中枢神经系统均有兴奋作用,主要对脊髓有强烈兴奋作用,其次是延髓的呼吸中枢及血管运动中枢,并能提高大脑皮质的感觉中枢功能。中毒的早期表现为恶心、呕吐、腹痛、头晕、焦虑、烦躁不安、轻度抽搐、呼吸急促,继之出现全身抽搐、牙关紧闭、角弓反张、感觉器官敏感性增高,甚至引起心脏骤停。其治疗量与中毒量接近,剂量过大则可引起中毒,由于目前尚无特效解毒剂,需积极抢救方可脱离危险。

血竭 Xuejie
《雷公炮炙论》

【来源】 为棕榈科植物麒麟竭 *Daemonorops draco* Bl. 果实渗出的树脂经加工制成。打碎研末用。

【处方用名】 血竭、麒麟竭。

【性味归经】 甘、咸,平。归心、肝经。

【功效】 祛瘀定痛,止血生肌。

【应用】

1. 跌打损伤及瘀血心腹刺痛等证　本品为伤科之要药。治跌打损伤,常配乳香、没药、麝香等,如七厘散;血瘀痛经、经闭、产后瘀滞腹痛或瘀血心腹刺痛,常配当归、三棱等同用。

2. 外伤出血及疮疡不敛等证　本品既能散瘀,又能止血,治疗瘀血阻滞之出血证,常与乳香、没药等研末外用,如七厘散。本品外用能敛疮生肌,治疗疮疡久溃不敛,可单用研末外敷,或配乳香、没药同用,如血竭散。

【用法用量】 内服多研末用或入丸散剂,每次1~2g。

【使用注意】 本品气浊味苦,胃弱者慎用;孕妇及无瘀滞者忌用。

知识链接

血竭的现代研究

血竭主要成分为血竭素、血竭红素、去甲血竭素等。具有很强的活血化瘀和止血收敛双向调节作用,及明显的抗菌、抗炎镇痛、降糖、降脂和增加免疫等多种药理活性。临床除用于上述病证外,还应用于糖尿病、高脂血症、缺血性心脏病、急性心肌梗死、溃疡、压疮等很多病证的治疗。

点滴积累 ∨

1. 活血疗伤药多属树脂类中药，长于活血疗伤止痛。主要适用于跌打损伤、金疮出血等骨伤科疾病。
2. 在乳香与没药异同比较中掌握其功效与应用。两者药味归经相同，均有活血止痛、消肿生肌之功，还常相须为用，用于瘀血阻滞诸痛之证。但乳香性温，偏于行气、生肌；没药性平，偏于散血化瘀。
3. 注意总结本节药物的用量用法及马钱子的使用注意。

第四节　破血消癥药

莪术 Ezhu
《药性论》

【来源】为姜科多年生宿根草本蓬莪术 *Curcuma phaeocaulis* Val.、广西莪术 *Curcuma kwangsiensis* S. G. lee et C. F. Liang 或温郁金 *Curcuma wenyujin* Y. H. Chen et C. Ling 的干燥根茎。秋冬采挖，洗净蒸或煮至透心，晒干，切片，生用或醋炙用。

【处方用名】莪术、蓬莪术、醋莪术。

【性味归经】辛、苦，温。归肝、脾经。

【功效】破血行气，消积止痛。

【应用】

1. **癥瘕积聚、经闭、心腹刺痛等证**　本品苦泄辛散温通，破血逐瘀，行气止痛，为破血消癥之要药，善治癥瘕积聚及气滞、血瘀、食积等所致的诸痛证。①癥瘕痞块、经闭腹痛，常与三棱相须为用，如莪术散；②胁下痞块，常配柴胡、鳖甲等同用，如鳖甲煎丸；③胸痹心痛，常配丹参、川芎等同用；④体虚瘀血久留不去者，常配党参、黄芪等同用；⑤跌打瘀肿疼痛，常配三七、没药等同用。

2. **食积气滞腹痛**　本品可消积止痛，治宿食不化之脘腹胀痛重证。常配青皮、槟榔等同用，如莪术丸。

【用法用量】煎服，6~9g。外用适量。止痛多醋炙。

【使用注意】孕妇及月经过多者忌用。

知识链接

莪术的现代研究

研究表明，莪术具有较好的抗肿瘤、抗血栓、抗炎、抗病毒、抗早孕、抗菌、保肝、抗纤维组织增生等作用。目前莪术用于临床主要是莪术油的相关制剂，包括注射液、滴眼液、软膏剂、乳剂等。莪术油及其活性成分莪术醇、榄香烯等在抗肿瘤和抗病毒两方面的疗效确切。临床上除用于肝癌、白血病、结肠癌等癌肿治疗外，还常常用于治疗急性呼吸道感染、病毒性肺炎、病毒性肠炎、病毒性肝炎、手足口病、神经性皮炎、真菌性阴道炎、宫颈糜烂、皮肤溃疡、缺血性脑病等。

三棱 Sanleng
《本草拾遗》

【来源】　为三棱科多年生草本黑三棱 *Sparganium stoloniferum* Buch. -Ham. 的干燥块茎。冬季至次春采挖,削去外皮,晒干,生用或醋炙用。

【处方用名】　三棱、醋三棱、黑三棱、京三棱。

【性味归经】　辛、苦,平。归肝、脾经。

【功效】　破血行气,消积止痛。

【应用】

血瘀气滞及食积重证　本品功效主治与莪术相似,常与之相须为用。两者的区别在于三棱偏于破血,莪术偏于破气。

【用法用量】　煎服,5～10g。止痛多醋炙。

【使用注意】　孕妇及月经过多者忌用。

水蛭 Shuizhi
《神农本草经》

【来源】　为环节动物水蛭科蚂蟥 *Whitmania pigra* Whitman、水蛭 *Hirudo nipponica* Whitman 或柳叶蚂蟥 *Whitmania acranulata* Whitman 的干燥全体。生用或用滑石粉烫炒用。

【处方用名】　水蛭、蚂蟥、烫水蛭。

【性味归经】　咸、苦,平;有小毒。归肝经。

【功效】　破血逐瘀消癥。

【应用】

癥瘕积聚、跌打损伤、血瘀经闭等证　本品力峻效宏,为破血消癥之良药,善治血滞经闭、癥瘕积聚等。①癥瘕积聚、血瘀经闭,常与虻虫相须为用,亦可配桃仁、三棱等同用,如抵当汤;若兼体虚者,常配当归、人参等同用,如化癥回生丹;②跌打损伤,常配苏木、自然铜等同用,如接骨火龙丹;③瘀血内阻、大便不通、心腹疼痛者,配大黄、牵牛子同用,如夺命散。

【用法用量】　煎服,1～3g;入丸散,每次0.3～0.5g。或将活水蛭放于瘀肿局部以吸血消肿。

【使用注意】　月经过多者与孕妇忌服。

知识链接

水蛭的现代研究

国内外研究资料已证实,水蛭不仅具有抗凝、溶栓、抗纤维化的作用,而且还可以改善局部血液循环,提高免疫力,对肿瘤细胞也有一定抑制及杀灭作用。临床在防治脑出血、脑血栓形成,治疗心脑血管病、高脂血症、糖尿病肾病及周围神经病变等方面均有显效,如疏血通注射液、脑血康胶囊、水蛭胶囊。

穿山甲 Chuanshanjia
《名医别录》

【来源】 为脊椎动物鲮鲤科穿山甲 *Manis pentadactyla* Linnaeus 的鳞片。砂烫、醋淬用。

【处方用名】 穿山甲、炮山甲、醋山甲。

【性味归经】 咸,微寒。归肝、胃经。

【功效】 活血消癥,通经下乳,消肿排脓。

【应用】

1. **瘀血阻滞之癥瘕、经闭** 本品性善走窜,能活血祛瘀,消癥通经。①癥瘕积聚,常配赤芍、大黄、鳖甲等同用,如穿山甲散;②血瘀经闭,常配当归、桃仁等同用,如抵当汤。

2. **风湿痹痛** 本品善于走窜,内通脏腑,外透经络,可通利经络,透达关节。治疗风湿痹证,常配白花蛇、蜈蚣等同用。

3. **产后乳汁不下** 本品能疏通气血而下乳。①气血壅滞乳汁不下,常与王不留行相须,如下乳涌泉散;②气血亏虚而无乳者,常配黄芪、当归等同用,如滋乳汤。

4. **疮疡、瘰疬等** 本品能活血消痈排脓,能使脓未成者消散,脓已成者速溃。①痈肿初起,常配金银花、天花粉等同用,如仙方活命饮;②痈肿脓成不溃者,常配黄芪、当归等同用,如透脓散;③瘰疬,常配夏枯草、玄参等同用。

【用法用量】 煎服,5~10g;研末服,1~1.5g。研末服效果更好。

【使用注意】 孕妇及脓成已溃者忌用。

点滴积累 ╲

1. 破血消癥药味多辛苦咸,性温而药性强烈,以虫类药为主。 主入肝经血分,有破血消癥之功。 适用于瘀血较重的癥瘕积聚证。

2. 在莪术与三棱异同比较中掌握其功效与应用。 两者均能破血行气,消积止痛,治血瘀气滞及食积重证,常相须为用。 但莪术偏于破气,三棱偏于破血。

本章其他活血化瘀药,见表14-1。

表14-1　其他活血化瘀药

分类	药名	性味归经	功效应用	用法用量
活血止痛药	五灵脂	苦、甘,温;肝经	活血止痛,化瘀止血;用于瘀血阻滞诸痛证及出血证	3~10g,包煎
活血调经药	泽兰	苦、辛,微温;肝、脾经	活血调经,利水消肿。用于月经不调;瘀血肿痛;水肿	10~15g
	凌霄花	辛,微寒;肝、心包经	破血通经,凉血祛风。用于血瘀经闭、癥瘕;风疹瘙痒	3~10g
	月季花	甘、微苦,平;肝经	活血调经,解郁,消肿。用于肝气郁结之月经不调;血瘀肿痛	2~5g
	苏木	甘、咸、辛,平;心、肝、脾经	活血疗伤,逐瘀通经。用于跌打损伤;妇产科瘀滞诸证	3~9g

续表

分类	药名	性味归经	功效应用	用法用量
活血疗伤药	儿茶	苦、涩，凉；心、肺经	活血疗伤，止血生肌敛疮。用于外伤瘀肿；出血；疮痈；肺热咳嗽	1~3g
	北刘寄奴	苦，寒；脾、肾、肝、胆经	活血祛瘀，通经止痛，凉血，清热利湿。用于外伤出血；瘀血月经不调；血淋、血痢；湿热黄疸	6~9g
破血消癥药	干漆	辛，温；有小毒；肝、脾经	破瘀血，消积，杀虫。用于妇女闭经、瘀血癥瘕；虫积腹痛	2~5g
	斑蝥	辛，热；有大毒；肝、肾、胃经	破血逐瘀消癥，攻毒散结。用于癥瘕积聚、血瘀闭经；痈疽恶疮、顽癣	入丸散，0.03~0.06g

复习导图

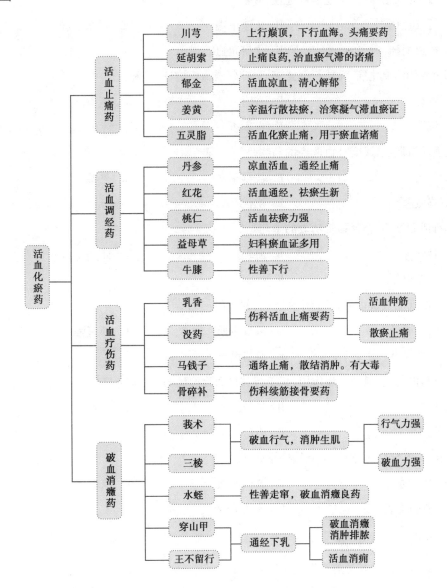

目标检测

一、单项选择题

1. 下列药物中,性善"上行头目",为治头痛的要药是(　　)
   A. 羌活　　　　　　　　B. 川芎　　　　　　　　C. 细辛
   D. 白芷　　　　　　　　E. 吴茱萸

2. "行血中气滞,气中血滞,专治一身上下诸痛"的药物是(　　)
   A. 川芎　　　　　　　　B. 郁金　　　　　　　　C. 延胡索
   D. 姜黄　　　　　　　　E. 乳香

3. 既能活血,又能凉血,并能养血的药物是(　　)
   A. 丹参　　　　　　　　B. 大黄　　　　　　　　C. 鸡血藤
   D. 郁金　　　　　　　　E. 生地黄

4. 桃仁既能活血祛瘀,又能润肠通便,并能(　　)
   A. 行气止痛　　　　　　B. 止咳平喘　　　　　　C. 利水消肿
   D. 凉血消痈　　　　　　E. 化瘀止血

5. 郁金既能活血止痛,又能行气止痛,治疗气滞血瘀痛证,常配伍(　　)
   A. 木香　　　　　　　　B. 香附　　　　　　　　C. 檀香
   D. 沉香　　　　　　　　E. 青木香

6. 既能活血调经,又能补血调经的药物是(　　)
   A. 红花　　　　　　　　B. 益母草　　　　　　　C. 丹参
   D. 鸡血藤　　　　　　　E. 桃仁

7. 具有活血续筋、补肾强骨功效的中药是(　　)
   A. 骨碎补　　　　　　　B. 血竭　　　　　　　　C. 北刘寄奴
   D. 土鳖虫　　　　　　　E. 牛膝

8. 刘寄奴既能散瘀止血,又能疗伤止痛,并能(　　)
   A. 破血通经　　　　　　B. 敛疮生肌　　　　　　C. 补肾强骨
   D. 利水通淋　　　　　　E. 通络散结

9. 具有活血行气,通经止痛作用,长于行肢臂而除痹痛的药物是(　　)
   A. 丹参　　　　　　　　B. 姜黄　　　　　　　　C. 乳香
   D. 红花　　　　　　　　E. 川芎

10. 西红花既能活血通经,又能祛瘀止痛,还能(　　)
    A. 利水通淋　　　　　　B. 散积消癥　　　　　　C. 凉血解毒
    D. 消肿生肌　　　　　　E. 续筋接骨

二、简答题

1. 活血药分几类? 各类的主要适应证是什么?

2. 独活、桑寄生、牛膝均可治疗腰膝疼痛,试根据功效加以区别。

3. 简述川芎的功效与应用。

4. 比较桃仁与红花的功用异同。

5. 简述姜黄的功效及主治病证。

三、实例分析

1. 刘某,女,22 岁,学生。患者自 14 岁月经初潮后 1 年开始每于经前数小时或行经时小腹阵发性、痉挛性疼痛,有时可放射至腰骶部、大腿内侧或阴道,严重时可伴面色苍白、恶心呕吐、肢冷,经血紫黯有块,就诊时月经将近,已有乳胀及疼痛,舌有瘀点,脉象弦滑。

处方 1:益母草 10g,桃仁 10g,红花 10g,赤芍 15g,细辛 3g,香附 10g,木香 10g,延胡索 15g,小茴香 10g,干姜 10g

处方 2:柴胡 10g,陈皮 9g,川芎 9g,香附 6g,枳壳 6g,甘草 3g

请针对给出的病例,在上述两个处方中选出合适的一个,并作简要分析。

2. 严某,男,61 岁,退休工人。患者因阵发性胸部刺痛 1 天来诊,1 天前患者因与家人生气后出现阵发性胸部刺痛,痛处固定不移,每次持续约 2~5 分钟,伴胸闷、心悸,时作时止。舌质紫暗,或有瘀斑,苔薄白,脉弦涩。通过心电图诊断出:心肌缺血。

请结合中医药理论分析患者应选用什么药物治疗。

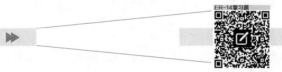

（王　燕）

第十五章

化痰止咳平喘药

ER-15章PPT与重点

导学情景 ∨

情景描述：

近代名医张锡纯曾治疗过一位患顽固性呕吐的英国医生，患者多日不能进食，日本医生和美国医生共同会诊，呕吐依然不止，以为不救，遂请名医张锡纯"一决其生死"。张锡纯查体诊脉，投以半夏加茯苓、生姜，一、二服后奇效忽显，数日竟恢复原有之康健，使得三位"洋大夫"赞叹不已。

学前导语

上方中起主要作用的药物是半夏，古人不但常以制半夏与冰糖、食盐冲服治疗咳嗽痰多清稀；而且治疗停饮呕吐，呕吐物为黏痰涎水，伴二便不利，脉象沉弦者效果尤佳。半夏广泛用于治疗呼吸系统、消化系统及精神神经系统疾病。本章将带领同学们学习化痰止咳平喘药的药性、功效、应用及使用注意，培养同学们问病荐药、审方调配及运用中药治疗疾病的能力。

凡以祛痰或消痰为主要作用，治疗痰证的药物，称化痰药；以制止或减轻咳嗽喘息为主要作用，治疗咳喘证的药物，称止咳平喘药。

化痰药主治痰证。痰既是病理产物，又是致病因素，其"随气升降，无处不到"。痰的病证甚多：如痰饮阻肺之痰多喘咳；痰蒙清窍之昏厥、癫痫；痰蒙清阳之眩晕；肝风夹痰之惊厥、中风；痰阻经络之肢体麻木，半身不遂；痰火互结之瘿瘤、瘰疬及痰凝肌肉、流注骨节的阴疽流注、麻木肿痛等病证，皆可用化痰药治之。止咳平喘药用于外感、内伤所致的各种咳嗽和喘息病证。

痰有寒痰、湿痰、热痰、燥痰之分，化痰药的药性又有温燥与凉润之别，故本章药可分为温化寒痰药、清化热痰药及止咳平喘药三类。

1. 温化寒痰药 性味多辛、苦、温，主归肺、脾、肝经。有温化寒痰，燥湿化痰之功，部分药物兼能消肿散结。主要用于寒痰、湿痰证，症见咳嗽气喘、痰多色白等；以及寒痰、湿痰引起的眩晕、肢体麻木、阴疽流注。

2. 清化热痰药 多为苦寒或甘寒质润之品，有清化热痰，润燥化痰之效，部分药味咸，兼能软坚散结。主要用于热痰、燥痰证，症见咳嗽气喘、痰黄质稠或痰稠难咯、唇舌干燥等；还可用治痰热、痰火郁结所致的癫痫、中风、瘿瘤、瘰疬等。

3. 止咳平喘药 主要归肺经，其味或苦或甘或辛，其性或温或寒，质地或润或燥，功效有宣肺、降肺、清肺、润肺、敛肺及化痰之别，主治咳喘证。咳喘证又有寒、热、虚、实之不同，临床应用时需根据不同的证型,选择适宜的药物,并作相应的配伍。

使用化痰止咳平喘药时,应注意:①使用本章药物除应根据病证不同,针对性地选择不同性能特点的化痰药及止咳平喘药外,并需根据痰、咳、喘之成因和证型作适当的配伍,化痰药常与止咳平喘药配伍同用。②因痰浊易阻滞气机,气滞又可使湿聚生痰,故常配伍理气药、降气药以增强化痰之功。③应用时,凡咳嗽兼咯血或痰中带血等有出血倾向者,温燥性强而有刺激性的化痰药不宜使用。④麻疹初起兼有表邪之咳嗽,不宜单投止咳药,尤其是具有收敛之性及温燥之性的药物应忌用,以免恋邪而影响麻疹之透发。⑤有毒性的药物,应注意其炮制、用法、用量及不良反应的防治。

第一节　温化寒痰药

半夏 Banxia
《神农本草经》

【来源】　为天南星科植物半夏 *Pinellia ternata*(Thunb.)Breit. 的干燥块茎。陈久者佳。夏秋采挖,晒干,为生半夏。一般用姜汁、明矾制过入药。陈久者佳。

▶▶ 课堂活动

　　哪些药物宜陈久入药? 为什么?

【处方用名】　半夏、生半夏、清半夏、姜半夏、法半夏、半夏曲、竹沥半夏。

【性味归经】　辛,温;有毒。归脾、胃、肺经。

【功效】　燥湿化痰,降逆止呕,消痞散结。外用消肿止痛。

【应用】

1. 湿痰、寒痰证　本品辛温而燥,为燥湿化痰,温化寒痰之要药,尤善治脏腑湿痰。①治湿痰阻肺,咳嗽痰白质稀,常配陈皮、茯苓等,如二陈汤;②湿痰上扰,头痛眩晕者,则配天麻、白术等同用,如半夏白术天麻汤;③寒痰咳嗽,形寒背冷者,常配干姜、细辛等同用,如小青龙汤;④痰浊内扰,胃气失和而夜寐不安,配伍秫米,如半夏秫米汤;⑤脾虚湿盛,痰阻头痛、眩晕,配伍天麻、人参、黄芪等,如半夏天麻丸。

2. 呕吐　本品味苦降逆和胃,为止呕要药。经配伍用于多种呕吐。尤宜于痰饮或胃寒呕吐。①痰饮或胃寒呕吐,常配生姜同用,如小半夏汤;②胃热呕吐,常配黄连、竹茹等同用,如黄连橘皮竹茹半夏汤;③胃气虚呕吐,常与人参同用,如大半夏汤;④胃阴虚呕吐,常配石斛、麦冬等同用;⑤妊娠呕吐,需与扶正安胎药同用。现制成注射液肌注,用于各种呕吐。

知识链接

半夏的现代研究

半夏古今皆有妊娠忌用之说,但亦有不少用半夏治妊娠呕吐的记载。 半夏止呕作用确切,但妊娠呕吐以少量久煎、暂用为宜。 动物实验研究显示:半夏有显著地胚胎毒性,对动物遗传物质有损害作用,可导致流产及致畸。

3. 胸痹,结胸,心下痞,梅核气 本品能燥湿化痰,辛开散结、化痰消痞。①治痰浊阻滞,胸阳不振之胸痹心痛,常配瓜蒌、薤白同用,如瓜蒌薤白半夏汤;②痰热结胸,常与瓜蒌、黄连同用,如小陷胸汤;③寒热互结心下痞满,配干姜、黄连等同用,如半夏泻心汤;④气郁痰凝之梅核气,常配厚朴、茯苓等同用,如半夏厚朴汤。

4. 瘰疬瘿瘤,痈疽肿毒及毒蛇咬伤等 本品内服能消痰散结,外用能消肿止痛。①治瘰疬瘿瘤,常与海藻、昆布等同用,如海藻玉壶汤;②痈疽发背、无名肿毒、毒蛇咬伤,可用生品研末调敷或鲜品捣敷。

现代有以本品生用研末局部外用,治疗子宫颈糜烂。

【用法用量】 煎服,3~9g。内服一般宜制用。炮制品不同,功用有别:法半夏长于燥湿化痰,且温性较弱;姜半夏长于温中化痰、降逆止呕;清半夏长于燥湿化痰;半夏曲功能消食化痰;竹沥半夏善清热化痰息风,主治热痰、风痰之证。生品用时捣碎,内服有毒,外用适量,磨汁涂或研末以酒调敷患处。

【使用注意】 ①不宜与川乌、制川乌、草乌、制草乌、附子同用;②阴虚燥咳,血证,热痰,燥痰应慎用。

案例分析

案例

李某,男,55岁,咳喘十余年,冬重夏轻,各医院诊断为:慢性支气管炎。近日患者气喘憋闷,耸肩提肚,咳吐稀白之痰,每到夜晚则加重,不能平卧,晨起则吐痰盈杯盈碗,背部恶寒,遂来医院就诊。中医诊断为:寒饮内伏,上射于肺。给予小青龙汤治疗,但药局投药时误将生半夏当成制半夏投入处方,患者服药后不久出现口麻,继而呕吐、腹泻、失音,速去医院救治,诊断为生半夏中毒,处以生姜30g,防风60g,甘草15g,煎汤,先含漱一半,再内服一半,而后中毒症状解除。

分析

生半夏对口腔、喉头和消化道黏膜有强烈的刺激性,可导致失音、呕吐、水泻等作用,严重的喉头水肿可致呼吸困难,甚至窒息。但这种刺激作用可通过炮制、煎煮而除去。误服生半夏中毒时,可给服姜汁、稀醋、浓茶或蛋白等。必要时给氧或作气管切开。或以生姜30g,防风60g,甘草15g,煎汤,先含漱一半,再内服一半;亦可以醋30~60ml加姜汁少许,漱口或内服。

天南星 Tiannanxing
《神农本草经》

【来源】 为天南星科植物天南星 *Arisaema erubescens*(Wall.)Schott、异叶天南星 *Arisaema heterophyllum* Bl. 或东北天南星 *Arisaema amurense* Maxim. 的干燥块茎。秋冬采挖,晒干,即为天南星;用姜汁、明矾制过用,为制南星。

【处方用名】 天南星、生南星、制南星。

【性味归经】 苦、辛,温;有毒。归肺、肝、脾经。

【功效】 燥湿化痰,祛风止痉,散结消肿。

【应用】

1. 湿痰、寒痰证 本品燥湿化痰功似半夏而温燥之性更甚,毒性更强,善治顽痰、老痰。①湿痰阻肺,咳喘痰多胸闷者,常配半夏、橘红,如导痰汤;②痰热咳嗽,常配伍黄芩、瓜蒌等,如小黄丸。

2. 风痰证 本品归肝经,走经络,尤善除经络风痰而止痉,为治风痰之要药。①治风痰眩晕,常与半夏、天麻等同用,如化痰玉壶丸;②风痰留滞经络半身不遂、手足顽麻、口眼㖞斜,常配半夏、川乌等,如青州白丸子;③痰蒙清窍之癫痫抽搐,常与半夏、全蝎等同用,如五痫丸;④破伤风之角弓反张、痰涎壅盛,常配防风、天麻等同用,如玉真散;⑤小儿惊厥属痰湿停滞者,配伍朱砂、神曲等,如保赤丸。

3. 痈疽肿痛,毒蛇咬伤 本品外用能散结消肿止痛。①治痈疽肿痛、痰核,研末醋调敷;②毒蛇咬伤,配雄黄为末外敷。

▶ 课堂活动

半夏与天南星的功效应用有何异同?

【用法用量】煎服,3~9g。多制用。外用生品适量。生天南星长于散结消肿;制天南星毒性降低,长于燥湿化痰。

【使用注意】孕妇慎用;生品内服宜慎。

【附药】

胆南星 为天南星的细粉与牛、羊或猪的胆汁经加工而成。苦、微辛,凉;归肺、肝、脾经。能清热化痰,息风止痉,主要用于痰热咳嗽、中风、癫痫、惊风等证。煎服,3~6g。

知识链接

天南星的副作用

天南星对皮肤、黏膜均有强刺激性,人口嚼生天南星,可使舌、咽、口腔麻木和肿痛,出现黏膜糜烂、音哑、张口困难,甚至呼吸缓慢、窒息,皮肤接触也可致过敏瘙痒。有报道说长期使用天南星可引起智力发育障碍。

白附子 Baifuzi
《中药志》

【来源】为天南星科植物独角莲 *Typhonium giganteum* Engl. 的干燥块茎。秋季采挖,除去须根和外皮,晒干。

【性能】辛、甘,温;有毒。归胃、肝经。

【功效】祛风痰,定惊搐,解毒散结,止痛。

【应用】

1. 中风口眼㖞斜、惊风癫痫、破伤风 本品辛温,善祛风痰而解痉止痛,故适用于上述诸证。

①治中风口眼㖞斜,常配全蝎、僵蚕,如牵正散;与胆南星、炒僵蚕等配伍,用治中风、脑血栓恢复期及后遗症见神志不清、半身不遂、言语謇涩者,如醒脑再造胶囊。②治风痰壅盛之惊风、癫痫,多与南星、半夏等同用。③治破伤风,配天麻、防风等药用。

2. 瘰疬痰核、毒蛇咬伤　有解毒散结之功,可鲜品捣烂外敷,或配其他解毒药外敷、内服。亦可与三棱、重楼等配伍,治疗Ⅱ期原发性肝癌属瘀毒气虚者,如软坚口服液。

3. 痰厥头痛、眩晕　本品祛风痰止痛,其性上行,尤擅治头面诸疾。①治痰厥头痛、眩晕,配半夏、天南星等;②治偏头痛,可与白芷、川芎等配伍。

【用法用量】煎服,3~6g;研末服 0.5~1g,内服宜炮制后用。外用适量,生品捣烂外敷。

【使用注意】①本品辛温燥烈,阴虚血虚动风或热盛动风者、孕妇均不宜用;②生品一般不内服。

芥子 Jiezi
《名医别录》

【来源】为十字花科植物白芥 Sinapis alba L. 或芥 Brassica juncea(L.)Czern. et Coss. 的干燥成熟种子。前者习称"白芥子",后者习称"黄芥子"。夏末秋初采割,晒干,打下种子。生用或炒用。

【处方用名】芥子、白芥子、黄芥子、炒芥子。

【性味归经】辛,温。归肺经。

【功效】温肺豁痰利气,散结通络止痛。

【应用】

1. 寒痰喘咳,悬饮　本品辛温气锐,性善走散,能散肺寒,利气机,通经络,化寒痰,逐饮邪。①治寒痰喘咳胸闷,痰多清稀,常配紫苏子、莱菔子,如三子养亲汤;②悬饮咳喘胁痛,常配甘遂、大戟等同用,如控涎丹;③冷哮日久者,可配细辛、麝香、甘遂等为末,于夏季外敷于肺俞、膏肓等穴。

2. 阴疽流注,肢体麻木,关节肿痛　本品善温通经络,消肿散结,尤善治"皮里膜外之痰"。①痰滞经络肢体麻木或关节肿痛,常配马钱子、没药等,如白芥子散;②痰湿流注,阴疽肿毒,常与肉桂、鹿角胶等同用,如阳和汤。

【用法用量】煎服,3~9g。外用适量,研末入散剂或膏剂外敷。炒后药性缓和。

【使用注意】①本品辛温走散,耗气伤阴,久咳肺虚及阴虚火旺者忌用;②内服用量不宜过大,过量易致胃肠炎,产生呕吐、腹痛、腹泻;③外用对皮肤和黏膜有刺激性,能引起充血、灼痛,甚至发疱,有消化道溃疡、出血及皮肤过敏者忌用。

旋覆花 Xuanfuhua
《神农本草经》

【来源】为菊科植物旋覆花 Inula japonica Thunb. 或欧亚旋覆花 Inula britannica L. 的干燥头状花序。夏秋花开放时采收,阴干或晒干。生用或蜜炙用。

【处方用名】旋覆花、蜜旋覆花。

【性味归经】苦、辛、咸,微温。归肺、脾、胃、大肠经。

【功效】降气,消痰,行水,止呕。

【应用】

1. 咳喘痰多,胸膈痞满 本品辛开苦降,能降气化痰而平喘咳,消痰行水而除痞满。①寒痰喘咳,痰多清稀,常配苏子、半夏等;②痰热者,常配桑白皮、瓜蒌等;③痰饮蓄结,胸膈痞满者,多配海浮石、海蛤壳等同用。

2. 噫气,呕吐 本品善降胃气而止呕噫。治痰浊中阻、胃气上逆之噫气、呕吐,胃脘胀满不适者,常配伍赭石、半夏、生姜等同用,如旋覆代赭汤。

【用法用量】煎服,3~9g。宜布包煎。蜜旋覆花长于润肺止咳。

【使用注意】阴虚劳嗽,津伤燥咳者忌用。

点滴积累 ∨

1. 本节药物多辛、苦,温,能温化寒痰、燥湿化痰主要用于寒痰、湿痰证及其所致眩晕、阴疽流注等。

2. 在半夏与天南星异同比较中掌握其功效与应用。 二者药性辛温有毒,入脾、肺经,均能燥湿化痰,消肿止痛,善治湿痰、寒痰。 然半夏重在治脏腑湿痰,且止呕;天南星入肝经,走经络,偏于祛风痰而解痉,善治风痰。

3. 本节药物部分有毒,注意半夏、天南星、芥子、旋覆花、白附子的用量用法及使用注意。

4. 巧记药名:脏腑湿痰用半夏,寒湿风痰南星擅,皮里膜外白芥子,头面风痰白附添,降气行水旋覆花,温而不燥是白前。

第二节 清化热痰药

川贝母 Chuanbeimu
《神农本草经》

【来源】为百合科植物川贝母 *Fritillaria cirrhosa* D. Don、暗紫贝母 *Fritillaria unibracteata* Hsiao et K. C. Hsia、甘肃贝母 *Fritillaria przewalskii* Maxim. 或梭砂贝母 *Fritillaria delavayi* Franch. 、太白贝母 *Fritillaria taipaiensis* P. Y. Li 或瓦布贝母 *Fritillaria unibracteate* Hsiao et K. C. Hsia var. *Wabuensis* (S. Y. Tang et S. C. Yue)Z. D. Liu,S. Wang et S. C. Chen 的干燥鳞茎。按性状不同分别称为"松贝""青贝""炉贝"和"栽培品"。夏秋二季采挖,晒干或低温干燥。生用。

【处方用名】川贝母、川贝、贝母。

【性味归经】苦、甘,微寒。归肺、心经。

【功效】清热润肺,化痰止咳,散结消痈。

【应用】

1. 肺热、肺燥及阴虚咳嗽 本品甘润而寒凉,善清肺、润肺,化痰止咳,可用于多种原因之咳嗽,尤宜于肺虚久咳、肺热燥咳之证。①治阴虚久咳,肺痨久嗽者,常配麦冬,如养阴清肺汤;或配伍地黄、百合、麦冬等,如百合固金汤;②肺热、肺燥咳嗽,与知母相须为用,即二母散,亦可配伍枇杷叶、苦杏仁、沙参等,如川贝枇杷膏。

2. **瘰疬、乳痈、肺痈、疮痈**　本品能清热化痰,散结消肿。①治痰火郁结之瘰疬,常配玄参、牡蛎等,如消瘰丸;②热毒壅结之乳痈、肺痈、疮痈,多配以蒲公英、鱼腥草等。

【用法用量】　煎服,3～10g。研末服,每次1～2g。

【使用注意】　①不宜与川乌、制川乌、草乌、制草乌、附子同用。②脾胃虚寒及寒痰、湿痰者不宜用。

浙贝母 Zhebeimu
《本草正》

【来源】　为百合科植物浙贝母 *Fritillaria thunbergii* Miq. 的干燥鳞茎。初夏植株枯萎时采挖,大者除去芯芽,习称"大贝";小者不去芯芽,习称"珠贝"。生用。

【处方用名】　浙贝母、浙贝、象贝母、大贝、大贝母。

【性味归经】　苦,寒。归肺、心经。

【功效】　清热化痰止咳,解毒散结消痈。

【应用】

1. **风热、痰热咳嗽**　本品功似川贝,但苦寒较重而无甘润,开泄力强,长于清热化痰,尤宜于痰热郁肺或风热犯肺之咳嗽。①痰热咳嗽,配瓜蒌、知母等同用;②风热咳嗽,则配伍桑叶、牛蒡子等同用;③风热外束、痰热内盛之咽喉肿痛,声音嘶哑,配伍薄荷、桔梗、连翘等,如黄氏响声丸。

2. **瘰疬、瘿瘤、乳痈、肺痈**　本品清热化痰,散结消肿之效与川贝母相似,但功更胜之,故较川贝母更为常用。①治痰火郁结之瘰疬,常配玄参、牡蛎等,如消瘰丸;②瘿瘤,配海藻、昆布;③热毒壅结之乳痈、肺痈、疮痈,多配以蒲公英、鱼腥草、桔梗等;④肝郁痰郁之乳房胀痛,乳癖,配伍郁金、丹参、牡蛎等,如消核片。

▶ **课堂活动**

川贝母与浙贝母的功效应用有何异同?

【用法用量】　煎服,5～10g。研末服,每次1～2g。

【使用注意】　①不宜与川乌、制川乌、草乌、制草乌、附子同用;②脾胃虚寒及寒痰、湿痰者不宜用。

瓜蒌 Gualou
《神农本草经》

【来源】　为葫芦科植物栝楼 *Trichosanthes kirilowii* Maxim. 或双边栝楼 *Trichosanthes rosthornii* Harms 的干燥成熟果实。秋季采收,将壳与种子分别干燥。生用或炒用。

【处方用名】　瓜蒌、瓜蒌实、全瓜蒌、瓜蒌皮、瓜蒌子、栝楼。

【性味归经】　甘、微苦,寒。归肺、胃、大肠经。

【功效】　清热涤痰,宽胸散结,润燥滑肠。

【应用】

1. **热痰,燥痰,咯痰不利**　本品甘寒清润,善于清肺润燥化痰。①治痰热阻肺,咳痰黄稠,常配黄芩、胆南星等,如清气化痰丸;②治燥热伤肺,干咳少痰,配川贝母、天花粉等,如贝母瓜蒌散;③外感风寒,痰湿阻肺之咳喘痰多,配伍桂枝、龙骨、苦杏仁等,如桂龙咳喘宁胶囊;④肺虚痰阻咳喘,配伍蛤蚧、麻黄等,如蛤蚧定喘丸;临床用瓜蒌注射液治喘息性气管炎及肺心病哮喘。

2. **胸痹,结胸**　其皮长于利气开郁,导痰浊下行而宽胸散结,为治胸痹、结胸证的要药。①治痰气互结,胸阳不通之胸痹,常配薤白,如瓜蒌薤白白酒汤;现用瓜蒌制片或注射液治疗冠心病,亦可配伍香附、淫羊藿治疗痰浊闭阻型冠心病,如解心痛片;②痰热结胸,胸膈痞满,按之则通,配半夏、黄连,如小陷胸汤。

3. **肺痈、肠痈、乳痈等**　本品清热散结消痈。①治肺痈咳吐脓血,常配鱼腥草、芦根等;②肠痈,常配败酱草、薏苡仁等;③乳痈初起,多与蒲公英、金银花等同用。

4. **肠燥便秘**　其仁能润燥滑肠。常配火麻仁,郁李仁等同用。

【用法用量】煎服,全瓜蒌 9~15g,瓜蒌皮 6~10g,瓜蒌子 9~15g,用时捣碎。瓜蒌皮长于清热化痰,利气宽胸;瓜蒌子长于润肺化痰,滑肠通便。蜜炙长于润燥;炒用寒滑性减。

【使用注意】①不宜与川乌、制川乌、草乌、制草乌、附子同用;②脾虚便溏及湿痰、寒痰者忌用。

桔梗 Jiegeng
《神农本草经》

【来源】为桔梗科植物桔梗 *Platycodon grandiflorum*（Jacq.）A. DC. 的干燥根。春秋二季采挖,干燥。切片,生用。

【处方用名】桔梗、苦桔梗。

【性味归经】苦、辛,平。归肺经。

【功效】宣肺,利咽,祛痰,排脓。

【应用】

1. **咳嗽痰多,胸闷不畅**　本品辛散苦泄,善开宣肺气,祛痰利气,有较好的祛痰止咳之功,性平,无论外感内伤,寒热虚实之咳嗽痰多皆宜。①咳嗽痰多,常配远志、甘草等,如复方桔梗片;②风寒者,与苦杏仁、紫苏等相配,如杏苏散;③风热者,配桑叶、菊花等,或配伍紫菀、鱼腥草等,如桑菊饮或急支糖浆;④痰阻气滞,痰黏不易咯出者,常配枳壳同用。

知识链接

桔梗的现代研究

桔梗所含主要成分为桔梗皂苷。①桔梗皂苷对口腔、咽喉、胃黏膜的直接刺激,反射性地增加支气管黏膜分泌亢进从而使痰液稀释,易于排出;②桔梗有镇咳作用,能增强抗炎和免疫作用;③桔梗皂苷有很强的溶血作用,不宜注射给药,但口服能在消化道中分解而失去溶血作用;④桔梗为药食两用之品,除含糖量较高外,还含较丰富的维生素 B_1、维生素 C 以及多种桔梗皂苷、远志皂苷、前胡皂苷和桔梗聚果糖等。

2. **咽痛失音**　本品善宣肺利咽开音。①治风热犯肺,咽痛失声者,常与甘草相须,如桔梗汤,或单用,如桔梗丸;②热毒壅盛之咽喉肿痛者,常配射干、板蓝根等同用;③外感风热,咽喉发干,声音嘶哑,配伍薄荷、黄芩、胖大海等,如清喉利咽颗粒。

3. **肺痈吐脓**　本品性善上行,长于利肺气而排壅肺之脓痰。常配鱼腥草、冬瓜仁等同用。

此外,取其开宣肺气而通利二便之功,用治癃闭、便秘。又为舟楫之品,专走肺经,载药上行,常作上部病变的引经药。

【用法用量】　煎服,3~10g。

【使用注意】　①本品性升散,凡气机上逆之呕吐、呛咳、眩晕、阴虚火旺咳血等不宜用;②用量不宜过大,过量易致恶心呕吐;③胃、十二指肠溃疡者慎服。

竹茹 Zhuru
《名医别录》

【来源】　为禾本科植物青秆竹 *Bambusa tuldoides* Munro、大头典竹 *Sinocalamus beecheyanus*（Munro）McClure var. *pubescens* P. F. Li 或淡竹 *Phyllostachys nigra*（Lodd.）Munro var. *henonis*（Mitf.）Stapf ex Rendle 的茎秆的干燥中间层。全年均可采制,阴干。生用或姜汁炙用。

【处方用名】　竹茹、姜竹茹。

【性味归经】　甘,微寒。归肺、胃、心、胆经。

【功效】　清热化痰,除烦,止呕。

【应用】

1. **痰热咳嗽**　本品甘寒清润,善清热化痰。治肺热咳嗽,痰黄质稠,常与瓜蒌、桑白皮等同用。

2. **心烦不眠**　本品甘寒,清心火而除热痰,痰火清除,则心神自安,烦热自解。①治胆火夹痰,犯肺扰心之心烦不寐,胸闷痰多,常配枳实、半夏、茯苓等,如温胆汤;②阴虚痰火所致虚烦不眠,配伍麦冬、小麦、大枣等,如淡竹茹汤。

3. **胃热呕吐**　本品能清胃降逆止呕,为治疗热性呕逆之要药。①胃热呕吐,常与黄连、半夏、陈皮同用,如黄连竹茹橘皮半夏汤;②胃虚有热之呕吐,配人参、陈皮等,如橘皮竹茹汤;③妊娠恶阻,胎动不安,配伍砂仁、生姜等同用。

本品有凉血止血作用,用于衄血、吐血、崩漏。

【用法用量】　煎服,5~10g。竹茹长于清化痰热,姜竹茹止呕作用强。

竹沥 Zhuli
《名医别录》

【来源】　来源同竹茹。为竹新鲜的茎秆经火烤灼而流出的淡黄色澄清液汁。

【处方用名】　竹沥、淡竹沥。

【性味归经】　甘,寒。归心、肺、肝经。

【功效】　清热豁痰,定惊利窍。

【应用】

1. **痰热咳喘**　本品甘寒滑利,祛痰力强,尤其对:①热咳痰稠,顽痰胶结难咯者具有卓效,常配半夏、黄芩等同用,如竹沥达痰丸;②痰热壅肺咳嗽、痰多喘促,配伍鱼腥草,如祛痰灵口服液。

2. **中风痰迷,惊痫癫狂** 本品善涤痰泄热而开窍定惊。中风口噤,与姜汁灌服或鼻饲。近年以本品频饮,治乙脑、流脑之高热、痰迷、呕吐。

【用法用量】冲服,15~30ml。现一般用安瓿密封保存备用。也可熬膏瓶贮,称竹沥膏。

【使用注意】寒痰及脾胃虚寒便溏者忌用。

胖大海 Pangdahai
《本草纲目》

【来源】为梧桐科植物胖大海 *Sterculia lychnophora* Hance 的干燥成熟种子。4~6 月采收种子,晒干。生用。

【处方用名】胖大海、大海子。

【性味归经】甘,寒。归肺、大肠经。

【功效】清热润肺,利咽开音,润肠通便。

【应用】

1. **咽痛音哑,咳嗽** 本品能清肺化痰,利咽开音,但药力较弱,宜用于:①肺热所致轻证,单味泡服或配桔梗、蝉蜕等,如海蝉散;②风热上攻,咽喉发干,声音嘶哑,配伍黄芩、桔梗、薄荷等,如清喉利咽颗粒。

2. **肠燥便秘,头痛目赤** 本品既可润肠通便,又清大肠之热,用于热结肠道,便秘轻证。单味泡服或配清热通便之品。

【用法用量】沸水泡服或煎服,2~3 枚。

海藻 Haizao
《神农本草经》

【来源】为马尾藻科植物海蒿子 *Sargassum pallidum*(Turn.) C. Ag. 或羊栖菜 *Sargassum fusiforme*(Harv.) Setch. 的干燥藻体。夏秋二季采捞,晒干,生用。

【处方用名】海藻。

【性味归经】苦、咸,寒。归肝、胃、肾经。

【功效】消痰软坚散结,利水消肿。

【应用】

1. **瘿瘤,瘰疬,乳癖,睾丸肿痛** 本品味咸性寒,能清热消痰,软坚散结。①治瘿瘤,常配昆布、浙贝母等,如海藻玉壶汤;②瘰疬,常配夏枯草、玄参等;③肝郁气滞、痰瘀互结之乳癖,配伍昆布、柴胡、丹参等,如乳疾灵颗粒;痰热互结之乳癖、乳痈,则配伍昆布、连翘、蒲公英等,如乳癖消片;④痰凝气滞之睾丸肿痛,多与橘核、川楝子等同用。

2. **水肿,脚气** 本品能利水消肿,但单用力薄,可配泽泻、猪苓等。

【用法用量】煎服,6~12g。

【使用注意】反甘草。

昆布 Kunbu
《名医别录》

【来源】 为海带科植物海带 *Laminaria japonica* Aresch. 或翅藻科植物昆布 *Ecklonia kurome* Okam. 的干燥叶状体。夏秋二季采捞,晒干。生用。

【处方用名】 昆布。

【性味归经】 咸,寒。归肝、胃、肾经。

【功效】 消痰软坚散结,利水消肿。

【应用】 功用似海藻常与之相须为用,但药力较之为强。

【用法用量】 煎服,6~12g。

【使用注意】 反甘草。

点滴积累 ⋁

1. 本节药物多甘寒质润,能清热化痰,润燥化痰,主要治疗热痰、燥痰及瘿瘤、瘰疬等。

2. 在川贝母与浙贝母的异同比较中掌握其功效与应用。 二药均能清热化痰,散结,用治热痰咳嗽及瘰疬,瘿瘤,疮痈,肺痈等。 但川贝母甘润寒凉,有润肺之功,多用于肺热燥咳、虚劳咳嗽;浙贝母苦寒清泄力强,偏清热化痰止咳,尤宜于外感风热及痰热郁肺之咳嗽。 二者均有散结消痈之功,但以浙贝母强。

3. 巧记药名:清化热痰性寒润,热痰燥痰咳喘尝。 川贝润燥浙散结,清心定惊天竺黄,竹茹枇杷清肺胃,竹沥寒滑祛痰强。 瓜蒌宽胸消痈肿,桔梗载药归肺乡。 前胡散热消痰喘,昆藻软坚利水良。 礞石浮石海蛤壳,化痰软坚力更强。

第三节　止咳平喘药

苦杏仁 Kuxingren
《神农本草经》

【来源】 为蔷薇科落叶乔木山杏 *Prunus armeniaca* L. var. *ansu* Maxim.、西伯利亚杏 *Prunus sibirica* L.、东北杏 *Prunus mandshurica*(Maxim.)Koehne 或杏 *Prunus armeniaca* L. 的干燥成熟种子。夏季采收成熟果实,除去果肉及核壳,晒干。生用。

【处方用名】 苦杏仁、杏仁、光杏仁、炒杏仁。

【性味归经】 苦,微温;有小毒。归肺、大肠经。

【功效】 降气止咳平喘,润肠通便。

【应用】

1. **咳嗽气喘,胸满痰多** 本品入肺经,苦降肺气,又略兼宣肺之功,有良好的止咳平喘功效,为治咳喘要药。凡咳嗽喘满,无论新久、寒热、虚实,均可配伍应用。①风寒咳喘,配伍麻黄、甘草,如三拗汤;②风热咳嗽,常配桑叶、菊花等,如桑菊饮或杏苏感冒颗粒;③燥热咳嗽,常配桑叶、沙参,如桑杏汤;④肺热咳喘,常配石膏、麻黄等,如麻杏甘石汤、止咳定喘口服液。临床常用杏仁露、杏仁止咳糖浆治疗咳嗽痰多,气逆喘促。

2. 肠燥便秘　本品质润多脂,味苦下气,作用平和,能润肠通便。常配其他润肠药同用。

【用法用量】煎服,5~10g。用时捣碎。生用有小毒,制后可降低毒性,炒后性温,能温肺散寒。

【使用注意】①有小毒,内服不宜过量,婴儿慎用;②阴虚咳嗽、大便溏泄者忌用。

知识链接

苦杏仁的现代研究

①本品含苦杏仁苷,口服经消化道分解后产生少量氢氰酸,能抑制咳嗽中枢而镇咳平喘,但氢氰酸能抑制细胞色素氧化酶,使细胞氧化反应停止,人若过量服用(儿童10~20粒,成人40~60粒),会引起组织窒息,抢救不当可致死亡;②杏仁油是一种高级化妆品原料,具有美白、滋润、防皱、抗衰老功效,同时能防治痤疮和色斑。膏霜、奶蜜、香皂都用它做天然添加剂。

紫苏子 Zisuzi
《名医别录》

【来源】为唇形科一年生草本紫苏 *Perilla frutescens*(L.)Britt. 的干燥成熟果实。秋季果实成熟时采收,晒干。生用或微炒,用时捣碎。

【处方用名】紫苏子、苏子、炒紫苏子。

【性味归经】辛,温。归肺经。

【功效】降气化痰,止咳平喘,润肠通便。

【应用】

1. 痰壅气逆,咳嗽气喘　本品辛温不燥,味苦性降,长于降肺气,化痰涎,气降痰消则喘咳自平,为治咳喘痰多之良药。①痰壅气逆,咳喘不能平卧者,配芥子、莱菔子,如三子养亲汤;或配伍葶苈子、白芥子、麻黄等,如降气定喘丸;②痰涎壅盛,上盛下虚之久咳痰喘,常配肉桂、厚朴等,如苏子降气汤。

2. 肠燥便秘　本品含丰富的油脂,能润肠通便,又降泄肺气以助大肠传导。配苦杏仁等同用。

知识链接

紫苏子的现代研究

本品含有脂肪油(45.30%)、蛋白质,维生素 B_1 及氨基酸类,为药食两用之品。其脂肪油中所含的不饱和脂肪酸、亚油酸及亚麻酸,具有降低血脂、软化血管、降低血压、促进微循环、保肝护肝、提高记忆力、保护视力等作用,为保健品佳品。

【用法用量】煎服,3~10g。或入丸、散。生用降气化痰,润肠;炒后性缓,长于降气平喘。

【使用注意】阴虚咳喘及脾虚便溏者慎用。

百部 Baibu
《名医别录》

【来源】为百部科植物直立百部 *Stemona sessilifolia*(Miq.)Miq.、蔓生百部 *Stemona japonica*(Bl.)Miq. 或对叶百部 *Stemona tuberosa* Lour. 的干燥块根。春秋二季采挖,晒干。切厚片生用或蜜炙用。

【处方用名】百部、蜜百部。

【性味归经】甘、苦,微温。归肺经。

【功效】润肺下气止咳,杀虫灭虱。

【应用】

1. **新久咳嗽、百日咳、肺痨咳嗽**　本品性平质润,甘以润肺,苦以降气,微温不燥,功善润肺止咳。无论外感内伤、寒热虚实之新咳久嗽,皆可配伍应用,尤为治肺痨咳嗽、久咳虚嗽之要药。①治风寒咳嗽,常配荆芥、桔梗等,如止嗽散;②风热咳嗽,常配伍葛根、浙贝母等,如百部散;③气阴两虚,久咳者,常配黄芪、沙参等,如百部汤;④肺虚劳嗽,常配阿胶、川贝母等,如月华丸;⑤治小儿顿咳,咳嗽连声,配桔梗、苦杏仁等,如小儿百部止咳糖浆。

2. **蛲虫,阴道滴虫,头虱及疥癣**　本品能杀虫灭虱。单用或配伍使用。

【用法用量】煎服,3~9g。外用适量。蜜百部长于润肺止咳。

知识链接

百部的现代研究

　　本品所含生物碱,能对抗组胺对气管的致痉作用,能降低呼吸中枢的兴奋性,抑制咳嗽反射,达到止咳之功,其强度与氨茶碱相似,但作用缓慢而持久。因其能抑制呼吸中枢,降低呼吸中枢兴奋性,过量服用可引起胸闷灼热感,口鼻咽发干、胸闷气急、头晕、呼吸困难,严重者可致呼吸中枢麻痹而死亡。

紫菀 Ziwan
《神农本草经》

【来源】为菊科植物紫菀 *Aster tataricus* L.f. 的干燥根及根茎。春秋采挖,晒干。切段生用或蜜炙用。

【处方用名】紫菀、蜜紫菀。

【性味归经】辛、苦,温。归肺经。

【功效】润肺下气,消痰止咳。

【应用】

痰多喘咳,新久咳嗽,劳嗽咳血　本品甘润苦泄,辛而不燥,微温不热,润而不寒,补而不滞。长于润肺下气,开肺郁,化痰浊而止咳。凡咳嗽痰多,不论外感内伤,寒热虚实,病程长短、咳嗽有痰或咳痰不爽均可用之。①风寒咳痰,常配荆芥、桔梗等,如止嗽散;②风热咳嗽,配伍前胡、金荞麦等,如急支糖浆;③痰热咳嗽,痰黄稠,配浙贝、石膏等,如橘红丸;④阴虚劳嗽,痰中带血者,则配阿胶、川贝母等;⑤肺气虚之咳嗽喘促、痰涎壅盛,配伍黄芩、天冬、黄芪等,如润肺止嗽丸;⑥治妊娠咳嗽,胎动不安,配伍桔梗、桑白皮、天冬等同用,如紫菀汤。

【用法用量】煎服,5~10g。紫菀生用长于降气化痰,外感暴咳多用;蜜炙紫菀长于润肺止咳,肺虚久咳者多用。

款冬花 Kuandonghua
《神农本草经》

【来源】为菊科植物款冬 *Tussilago farfara* L. 的干燥花蕾。12月或地冻前当花尚未出土时采挖,阴干。生用或蜜炙用。

【处方用名】款冬花、款冬、蜜款冬花。

【性味归经】辛、微苦,温。归肺经。

【功效】润肺下气,止咳化痰。

【应用】

新久咳嗽,喘咳痰多,劳嗽咳血 本品味辛而润,苦降肺气,温而不燥,为润肺下气,化痰止咳之良药。凡一切咳嗽,无论外感内伤,寒热、虚实、新久皆可,尤宜肺寒咳嗽,常与紫菀相须为用。①外感风寒,咳嗽痰多,配伍射干、麻黄等,如射干麻黄汤;②治寒邪伤肺,久咳不止,常与紫菀相须为用,如紫菀散;③肺热咳喘,配伍贝母、桑白皮等,如款冬花汤;④阴虚燥咳,配沙参、麦冬等;⑤咳喘日久,痰中带血,配伍百合制成百花膏;⑥肺痈咳吐浓痰,配桔梗、薏苡仁等同用,如款花汤。

▶▶ 课堂活动

紫菀与款冬花的功效应用有何异同?

【用法用量】煎服,5~10g。款冬花生用长于散寒止咳,外感暴咳者多用;蜜炙款冬花长于润肺止咳,宜于内伤久咳者。

枇杷叶 Pipaye
《名医别录》

【来源】为蔷薇科植物枇杷 *Eriobotrya japonica*(Thunb.)Lindl. 的干燥叶。全年均可采收,晒干。切丝生用或蜜炙用。

【处方用名】枇杷叶、蜜枇杷叶。

【性味归经】苦,微寒。归肺、胃经。

【功效】清肺止咳,降逆止呕。

【应用】

1. **肺热咳嗽,气逆喘急** 本品长于清降肺气而止咳喘,兼清肺化痰。①风热犯肺,痰热内阻,咳痰黄稠,配伍川贝、桔梗等,如川贝枇杷膏,或配桑白皮、黄芩等同用,如琵琶清肺饮;②燥热伤肺,干咳少痰,单用,如枇杷膏,或配桑叶、麦门冬等;③肺虚久咳,多配阿胶、百合等同用。

2. **胃热呕逆,烦热口渴** 本品体清气香,味厚性降,能醒脾胃,下逆气,清胃热,止吐逆。①治胃热

203

呕吐呃逆,烦热口渴,配竹茹、黄连、陈皮等,以清胃止呕;或配白茅根、淡竹叶等,以清胃除烦止渴,如枇杷叶饮子;②治中寒气逆,哕逆不止,饮食不入,配生姜、陈皮、甘草等,以温胃散寒、和中止呕,如枇杷叶汤。

【用法用量】煎服,6~10g。鲜品加倍。生用长于清肺止咳,降逆止呕;蜜炙长于润肺止咳。

桑白皮 Sangbaipi
《神农本草经》

【来源】　为桑科植物桑 *Morus alba* L. 的干燥根皮。秋末叶落时至次春发芽前采挖根部,剥取根皮,晒干。生用或蜜炙用。

【处方用名】　桑白皮、蜜桑皮。

【性味归经】　甘,寒。归肺经。

【功效】　泻肺平喘,利水消肿。

【应用】

1. **肺热咳喘**　本品甘寒泄降,能清泻肺热兼泻肺中水气而平喘,性较缓而不伤正。①治肺有伏火郁热,咳喘蒸热,常配地骨皮、甘草等,如泻白散;②肺虚有热之咳喘气短,常配人参、五味子等,如补肺汤;③痰涎壅肺,咳嗽痰多,气逆喘促,与麻黄、葶苈子、紫苏子等配伍,如降气定喘丸。

2. **水肿胀满,肌肤浮肿**　本品能肃降肺气,通调水道而利水消肿。宜于水肿实证。治全身水肿,面目肌肤浮肿,小便不利者,常配大腹皮、茯苓皮、生姜皮等,如五皮饮。

此外,本品有清肝降压及止血之功,治肝阳上亢,肝火偏旺之高血压症及衄血、咳血。

【用法用量】　煎服,6~12g。生用长于泻肺行水,平肝清火;蜜炙长于润肺止咳。

葶苈子 Tinglizi
《神农本草经》

【来源】　为十字花科植物独行菜 *Lepidium apetalum* Willd. 或播娘蒿 *Descurainia sophia*（L.）Webb. ex Prantl. 的干燥成熟种子。前者习称"北葶苈子",后者习称"南葶苈子"。夏季采收,晒干。生用或炒用。

【处方用名】　葶苈子、炒葶苈子。

【性味归经】　苦、辛,大寒。归肺、膀胱经。

【功效】　泻肺平喘,行水消肿。

【应用】

1. **痰涎壅肺,喘咳痰多,胸胁胀满,不得平卧**　本品降泄之力较桑白皮强,长于泻肺中水饮,兼泻痰火而平喘咳。①痰涎壅盛,肺气上逆之咳喘痰多胸胁胀满,喘息不得卧,常佐大枣以缓其峻性,如葶苈大枣泻肺汤;②肺痈痰热壅肺,热毒炽盛,咳吐脓痰腥臭,配伍金银花、薏苡仁、桔梗等,如葶苈薏苡泻肺汤。

2. **胸腹水肿,小便不利**　本品能泄肺气之壅闭而通调水道,利水消肿,因其性寒,多用于热证。①治水肿,单用即有效;②痰热结胸之胸胁积水,常配苦杏仁、大黄等同用,如大陷胸丸;③湿热蕴阻之腹水,多配防己、大黄等,如己椒苈黄丸。

【用法用量】　包煎,3~10g。炒葶苈子药性较缓。

▶ **课堂活动**

桑白皮与葶苈子的功效应用有何异同?

知识链接

葶苈子的现代研究

本品主含强心苷类物质,有强心作用,能增强心肌收缩力,减慢心率,增加衰弱心脏的排血量,降低静脉压;炒制可使其芥子苷溶出量增高,增强止咳作用;葶苈子苄基芥子油具有广谱的抗菌作用;本品在低剂量时即可发挥显著抗癌效果,对宫颈癌细胞株和腹水癌有抑制作用;尚有利尿作用。

白果 Baiguo
《日用本草》

【来源】 为银杏科植物银杏 *Ginkgo biloba* L. 的干燥成熟种子。秋季种子成熟时采收,除去肉质外种皮,烘干。除去硬壳,生用或炒用。

【处方用名】 白果、炒白果、银杏。

【性味归经】 甘、苦、涩,平;有毒。归肺、肾经。

【功效】 敛肺定喘,止带缩尿。

【应用】

1. **痰多喘咳**　本品涩敛苦降,药性平和,能敛肺定喘,兼有化痰之功。寒热虚实之哮喘痰咳,随证配伍均可用之,尤适于日久无邪者。①风寒引发的哮喘痰嗽,配麻黄,一散一收,既敛肺定喘,又宣肺散邪;②外感风寒,内有痰热之咳喘气急,痰多黄稠,配麻黄、黄芩等,如定喘汤;③肺肾两虚之虚喘,配五味子、胡桃肉等;④肺虚痰滞,咳喘气促,痰稠难咳,配伍麻黄、黄芩、苦参等,如银黄平喘气雾剂。

2. **带下白浊,遗尿尿频**　本品能收涩而固下焦。①治脾肾亏虚之带下量多质稀,常配山药、莲子等;②湿热带下,色黄腥臭者,常配黄柏、车前子等;③小便白浊,需配萆薢、益智仁等,以分清泌浊;④遗精、遗尿、尿频,则配熟地黄、山茱萸等同用。

【用法用量】 煎服,5~10g。用时捣碎。生用有毒,炒后可降低毒性。

【使用注意】 ①有毒,忌生食。不可多用,小儿尤当注意;②过食白果可致中毒,出现吐泻、腹痛、发热、发绀及昏迷,严重者可致呼吸麻痹而死亡。

【附药】

银杏叶　为银杏科植物银杏的干燥叶。性味甘、苦、涩,平。归心、肺经。功效为敛肺平喘,活血化瘀,通络止痛,化浊降脂。用于肺虚咳喘,瘀血阻络,胸痹心痛,中风偏瘫,高脂血症。现代临床用于治疗高脂血症、高血压病、冠心病心绞痛、脑血管痉挛、老年性脑功能障碍、脑损伤后遗症及中风后遗症等。煎服9~12g,或制成片剂、注射剂。有实邪者忌用。

点滴积累 ∨ ....

1. 本节药物具有止咳平喘之功,治疗各种原因导致的咳喘。

2. 在紫菀与款冬花、桑白皮与葶苈子的异同比较中掌握其功效与应用。 ①紫菀与款冬花均温而不燥,既化痰又润肺,咳嗽无论寒热虚实,病程长短皆可用之。 紫菀长于祛痰;款冬花长于止咳。 临床治咳喘,二者常相须为用。 ②桑白皮与葶苈子均有泻肺平喘,利水消肿之功,治痰涎壅肺咳嗽喘满、水肿、小便不利等实证。 然桑白皮甘寒性缓,善泻肺中邪热,常用于肺热咳喘及风水皮水之证;而葶苈子苦寒力猛,专泻肺中痰火及水饮,善治痰水阻肺,肺气不降之咳逆痰多、喘息不得卧及胸腹积水。

3. 个别药物药性峻猛,甚至有毒,注意用量用法及使用注意。 如苦杏仁、白果、葶苈子等。

4. 巧记药名:止咳平喘性不同,寒热虚实须辨明,气逆痰壅紫苏子,杏仁润肠咳喘灵,水饮犯肺葶苈子,各种咳嗽百部平,泻肺平喘桑白皮,降压清肺马兜铃,紫菀润肺又化痰,下气止咳用款冬,白果敛肺定喘嗽,平喘止痛金花宁。

其他化痰止咳平喘药,见表15-1。

表 15-1　其他化痰止咳平喘药

分类	药名	性味归经	功效应用	用法用量
温化寒痰药	皂荚	辛、咸,温;有小毒。归肺、大肠经	祛顽痰,通窍开闭,祛风杀虫。用于顽痰胶结阻肺,咳喘痰多中风、癫痫、喉痹等痰涎壅盛之闭证	1.5~5g。孕妇、有出血倾向者忌用
	白前	辛、苦,微温。归肺经	降气,消痰,止咳。用于咳嗽痰多,胸满喘急	3~10g
清化热痰药	前胡	苦、辛,微寒。归肺经	降气化痰,散风清热。用于痰热喘满;咳痰黄稠,风热咳嗽,痰多	3~10g
	天竺黄	甘、寒。归心、肝经	清热豁痰,清心定惊。用于热病神昏,中风痰迷,小儿痰热惊痫抽搐	3~9g
	马兜铃	苦,微寒。归肺、大肠经	清肺降气,止咳平喘,清肠消痔。用于肺热咳喘,痰中带血,肠热痔血,痔疮肿痛	3~9g。孕妇、婴幼儿及肾功能不全者慎用
	瓦楞子	咸,平。归肺、胃、肝经	消痰化瘀,软坚散结,制酸止痛。用于顽痰胶结,瘰疬,瘿瘤;癥瘕痞块;肝胃不和,胃痛泛酸	9~15g。碾碎先煎
	礞石	甘、咸,平。归肺、肝经	坠痰下气,平肝镇惊。用于顽痰、老痰胶固,气逆咳喘之实证;痰火内盛之癫狂、惊风	9~15g。捣碎先煎
	海浮石	咸,寒。归肺、肾经	清热化痰,软坚散结,利尿通淋。用于痰热咳喘;瘿瘤,瘰疬;血淋,石淋	6~9g。捣碎先煎。孕妇忌用
	海蛤壳	咸,寒。归肺、胃经	清肺化痰,软坚散结,利尿消肿。用于痰热咳喘;瘿瘤,瘰疬;水肿胀满;胃痛泛酸	9~15g。捣碎先煎

续表

分类	药名	性味归经	功效应用	用法用量
清化热痰药	洋金花	辛，温；有毒。归肺、肝经	平喘止咳，解痉定痛。用于哮喘咳嗽，脘腹冷痛，风湿痹痛，小儿慢惊风；外科麻醉	0.3~0.6g，入丸、散；外用适量。孕妇、青光眼、高血压及心动过速者禁用

复习导图

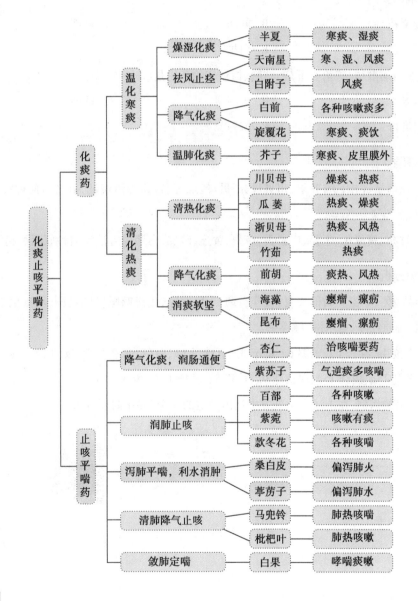

目标检测

一、单项选择题

1. 燥湿化痰，温化寒痰的要药是(　　　)

    A. 半夏　　　　　　　　　B. 天南星　　　　　　　　C. 白附子

    D. 芥子　　　　　　　　　E. 旋覆花

2. 善于引药上行入肺,利咽,祛痰排脓的药物是(　　)

    A. 桔梗　　　　　　　　　B. 白附子　　　　　　　　C. 胖大海

    D. 川贝母　　　　　　　　E. 竹茹

3. 旋覆花入汤剂宜(　　)

    A. 先煎　　　　　　　　　B. 后下　　　　　　　　　C. 另煎

    D. 包煎　　　　　　　　　E. 烊化

4. 止咳喘的要药是(　　)

    A. 旋覆花　　　　　　　　B. 前胡　　　　　　　　　C. 百部

    D. 苦杏仁　　　　　　　　E. 白果

5. 能化痰消痞散结,善治心下痞、结胸、梅核气的药物是(　　)

    A. 半夏　　　　　　　　　B. 天南星　　　　　　　　C. 桔梗

    D. 川贝母　　　　　　　　E. 海藻

二、简答题

1. 半夏、天南星、白附子、芥子、川贝母、浙贝母、瓜蒌、竹茹均治痰证,各善治何种痰证? 其作用机制是什么?

2. 半夏、竹茹、旋覆花、生姜、广藿香、芦根、黄连、砂仁、白茅根可治疗何种原因引起的呕吐?

三、实例分析

病例:李某,女,45 岁。时值炎夏,夜开空调,当风取凉,遂患咳嗽气喘甚剧,用抗生素无效,现咳逆倚息,心烦,舌质红绛,苔水滑,脉浮弦。

处方 1:麻黄 4g、桂枝 6g、干姜 6g、细辛 3g、五味子 6g、白芍 6g、炙甘草 4g、半夏 12g、生石膏 20g

处方 2:半夏 15g、橘红 15g、白茯苓 9g、甘草 5g、乌梅 1 个、生姜 7 片

请针对给出的病例,在上述两个处方中选出合适的一个,并作简要分析。

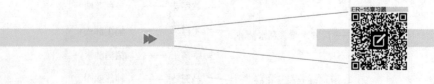

ER-15章习题

(姜　醒)

第十六章

平肝息风药

导学情景 ∨

情景描述：

　　药茶是日常生活中人们常用的食疗方法，将中药像茶叶一样随冲随饮，借以治病和养生，十分方便。如高血压患者出现头晕、头痛、失眠多梦，就可以服用罗布麻茶。

学前导语：

　　罗布麻茶是中药罗布麻叶经过加工而成。罗布麻叶具有平肝安神，清热利水之效，可降压、降脂、软化血管、安神助眠，治疗高血压、心悸、失眠。那么在临床上，还有哪些中药具有相似功效呢？

　　凡以平肝潜阳，息风止痉为主要功效，治疗肝阳上亢或肝风内动病证的药物，称平肝息风药。

　　本类药物主入肝经，性多寒凉，多为介类、昆虫等动物药物及矿石药物。介类及矿物药多为沉降之品，功效以平肝潜阳为主，虫类等动物药功效以息风止痉为主。部分平肝潜阳药物以其质重，性寒沉降而兼有镇惊安神，清肝明目，降逆凉血等功效；某些息风止痉药物兼有祛风通络之功用。

　　此类药物依性能特点和功效、主治分为平肝潜阳药、息风止痉药两类。

　　1. **平肝潜阳药**　多为介类或矿石药物，性寒味咸，质重潜镇，具有平肝、凉肝的作用。适用于肝阳上亢之头晕目眩、头痛、耳鸣等症；肝火上炎之面红目赤、烦躁易怒、头痛头昏等症。亦用于肝风内动等病证，常与息风止痉药配伍使用。

　　2. **息风止痉药**　主入肝经，性多偏寒凉，以息肝风，止痉抽为主要功效。适用于温病热极动风，肝阳化风，血虚生风等所致之眩晕欲仆、项强肢颤、痉挛抽搐等症；风阳夹痰，痰热上扰之癫痫、惊风抽搐等症；风毒侵袭之破伤风抽搐、角弓反张等症；风中经络之口眼㖞斜、肢麻痉挛以及痹证。

　　使用平肝息风药时，应注意：①本章药物有性偏寒凉或偏温燥之不同，故当区别使用。②若脾虚慢惊者，不宜用寒凉之品；阴虚血亏者，当忌用温燥之品。

第一节　平肝潜阳药

石决明 Shijueming

《名医别录》

【来源】为鲍科动物杂色鲍 *Haliotis diversicolor* Reeve、皱纹盘 *Haliotis discus hannai* Ino、羊鲍 *Hali-*

otis ovina Gmelin、澳洲鲍 *Haliotis ruber*（Leach）、耳鲍 *Haliotis asinina* Linnaeus 或白鲍 *Haliotis laevigata*（Donovan）的贝壳。夏、秋二季捕捉，去肉洗净，晒干。

【处方用名】　石决明、九孔决明、生石决明、煅石决明。

【性味归经】　咸，寒。归肝经。

【功效】　平肝潜阳，清肝明目。

【应用】

1. **肝阳上亢，头痛眩晕**　本品咸寒清热，质重潜阳，专入肝经，而有潜肝阳，清肝热之功，为凉肝、镇肝之要药。适宜于肝阳上亢及肝火上炎之头晕头痛等证。①治疗肝阳偏亢，肝风上扰所致头痛、目眩、失眠等，常用中成药天麻钩藤颗粒，方中石决明配天麻、钩藤平肝潜阳，清热息风；②本品又兼有滋养肝阴之功，故对肝肾阴虚，肝阳上亢之头晕目眩者，尤为适宜。常与白芍、牡蛎等药配伍，如阿胶鸡子黄汤。

2. **目赤、翳障、视物昏花**　本品专入肝经，其性寒善清肝火而明目退翳，为治目疾之常用药。无论肝热、肝虚所致均可应用。①治疗肝火目赤肿痛、羞明流泪、胬肉攀睛可与黄连、夜明砂等配伍；②治疗风热目赤、翳膜遮睛、迎风流泪，常与蝉蜕、菊花等配伍；③若肝虚血少，目涩昏暗、视物不清、迎风流泪，每与熟地黄、枸杞相配伍。

此外，煅石决明还有收敛制酸、止痛、止血等作用。可用于胃酸过多之胃脘痛；研末外敷，可用于外伤出血。

【用法用量】　煎服，6~20g。应打碎先煎。平肝、清肝宜生用，外用点眼宜煅用、水飞。

【使用注意】　本品咸寒伤脾胃，故脾胃虚寒、食少便溏者慎用。

牡蛎 Muli
《神农本草经》

【来源】　为牡蛎科动物长牡蛎 *Ostrea gigas* Thunberg、大连湾牡蛎 *Ostrea talienwhanensis* Crosse 或近江牡蛎 *Ostrea rivularis* Gould 的贝壳。全年均可捕捉。去肉，洗净，晒干。

【处方用名】　牡蛎、生牡蛎、煅牡蛎。

【性味归经】　咸，微寒。归肝、胆、肾经。

【功效】　重镇安神，潜阳补阴，软坚散结；煅用收敛固涩，制酸止痛。

【应用】

1. **心神不安、惊悸失眠**　本品质重潜镇，能安神定惊。治疗心神不安、惊悸怔忡、多梦失眠等症，常与龙骨相须重镇安神，如桂枝甘草龙骨牡蛎汤。亦常配伍柏子仁、五味子、人参等同用，如柏子仁丸。

2. **肝阳上亢，头晕目眩**　本品咸寒质重沉降，入肝肾经，有平肝潜阳，益阴之功。适用于水不涵木，阴虚阳亢者，常配伍龙骨、牛膝等药，如镇肝熄风汤。若治热病日久，灼烁真阴，虚风内动，四肢抽搐之症，常与地黄、龟甲等药配伍以养阴潜阳，息风止痉。

3. **痰核、瘰疬、癥瘕积聚等证**　牡蛎味咸，软坚散结。①治痰火郁结之痰核、瘰疬等，常与浙贝母、玄参等配伍以清火消痰，软坚散结，如消瘰丸；②治气滞血瘀癥瘕积聚，常配伍鳖甲、丹参、莪术等药以破血软坚消癥。

4. **滑脱诸证**　本品煅后味涩，长于收敛固涩。常与煅龙骨相须为用，治疗多种正虚不固的滑脱之证。①肾虚腰膝酸软,遗精、滑精等,常配沙苑子、龙骨、芡实等益肾固精止遗。②自汗、盗汗,常与麻黄根、浮小麦同用以敛阴止汗,如牡蛎散。亦可用牡蛎粉扑撒汗处,有止汗作用。③治疗崩漏、带下证,常配伍山药、芡实等。

此外,煅牡蛎有制酸止痛作用,可与高良姜、延胡索相配伍以温中散寒,健胃止痛。

▶▶ 课堂活动

如何区别应用牡蛎的生品与煅制品?

【用法用量】煎服,9~30g。宜打碎先煎。除收敛固涩,制酸止痛煅用外,余皆生用。

赭石 Zheshi
《神农本草经》

【来源】为氧化物类矿物刚玉族赤铁矿,主含三氧化二铁(Fe_2O_3)。开采后,除去泥土,打碎生用或醋淬研粉用。

【处方用名】赭石、代赭石、生赭石、煅赭石。

【性味归经】苦,寒。归肝、心、肺、胃经。

【功效】平肝潜阳,重镇降逆,凉血止血。

【应用】

1. **肝阳上亢之头晕目眩** 本品为矿类药物,质重沉降,入肝经,长于镇潜肝阳,性味苦寒,善清降肝火。适用于肝阳上亢,肝阴不足所致的头晕目眩、目胀耳鸣等症,常与怀牛膝、生牡蛎等滋阴潜阳药同用。

2. **呕吐、呃逆、噫气、气逆喘息** 本品质重性降,为重镇降逆要药。尤善降上逆之胃气而止呕、止呃、止噫。常配旋覆花、半夏等,如旋覆代赭汤。亦可单用本品研末,米醋调服,治哮喘有声,卧睡不得者。

3. **血热吐血、衄血、崩漏下血** 本品甘寒,归心、肝经,入血分。有凉血止血之效。又善于降气、降火,尤适宜于气火上逆,迫血妄行之吐血、衄血等症。常与白芍、竹茹配用,如寒降汤。治血热崩漏下血者,常与禹余粮、赤石脂相伍,如震灵丹。

【用法用量】煎服,9~30g,宜打碎先煎。入丸散,每次1~3g。降逆、平肝宜生用,止血宜煅用。

【使用注意】孕妇慎用。因含微量砷,故不宜长期服用。

案例分析

案例

患者,女,70岁,有胃下垂病史。刻诊:周身无力,头晕,舌黯红、舌边水滑,脉结代。医生诊断为高脂血症,给予洛伐他汀、脑立清胶囊治疗。服药后症状无改善。

分析

该患者中气下陷致胃下垂,服用的脑立清胶囊中含赭石等矿物类成分,性寒质重,药性趋下,导致中气进一步下陷。清阳不升,脑髓无所依,致神昏健忘,故应用此类药物无效。

211

蒺藜 Jili
《神农本草经》

【来源】 为蒺藜科植物蒺藜 *Tribulus terrestris* L. 的干燥成熟果实。秋季果实成熟时采收。割下全株,晒干,打下果实。

【处方用名】 蒺藜、刺蒺藜、白蒺藜、炒蒺藜。

【性味归经】 辛,苦,微温;有小毒。归肝经。

【功效】 平肝解郁,活血祛风,明目,止痒。

【应用】

1. **肝阳上亢,头痛眩晕**　本品苦降辛散,入肝经,有平抑肝阳之功效。治疗肝阳上亢之头痛眩晕者,可配钩藤、珍珠母、菊花等,以增强疗效。

2. **肝郁气滞证**　本品辛散苦泄,专入肝经,有疏肝解郁、调理气机之功效,用治多种肝郁气滞证。①肝气郁结之胸胁疼痛,常配伍柴胡、青皮、香附等。②产后肝郁乳汁不通、乳房胀痛,可单用研末服,或配伍穿山甲、青皮、王不留行等。

3. **风热目赤翳障**　本品辛散,能疏散风热而明目。治疗风热上犯之目赤肿痛、多泪多眵、翳膜遮睛等,常配伍决明子、菊花、蔓荆子等。

4. **风疹瘙痒**　本品轻扬外散,功善祛风止痒。治疗风疹瘙痒,常配伍荆芥、防风、地肤子等;治疗白癜风,可单用研末服。

【用法用量】 煎服,6~10g。

珍珠母 Zhenzhumu
《本草图经》

【来源】 为蚌科动物三角帆蚌 *Hyriopsis cumingii*(Lea)、褶纹冠蚌 *Cristaria plicata*(Leach)或珍珠贝科动物马氏珍珠贝 *Pteria martensii*(Dunker)的贝壳。全年均可采收。去肉晒干。

【处方用名】 珍珠母、煅珍珠母。

【性味归经】 咸,寒。归肝、心经。

【功效】 平肝潜阳,安神定惊,明目退翳。

【应用】

1. **肝阳上亢,头晕目眩**　本品咸寒入肝经,有平肝潜阳,清肝泻火之功效。治疗肝阳上亢头晕目眩、耳鸣、心烦难寐者,配赭石、磁石等以增强平肝潜阳,醒脑安神之功。

2. **目赤翳障、视物昏花**　本品性寒清热,入肝经,有清肝明目之效,可治肝热目赤、翳障。若治肝虚目暗、视物昏花等,则配枸杞子、女贞子等养肝明目。

3. **惊悸失眠、心神不宁**　本品质重入心,有镇惊安神之效,常与朱砂、龙骨等相伍。

此外,本品研细末外用,还有燥湿敛疮作用,适用于湿疮瘙痒、溃疡久不收口、口疮等。治疗湿疮瘙痒,可用珍珠母配蛇床子、炉甘石清热解毒,收湿敛疮。

【用法用量】 煎服,10~25g,宜打碎先煎。或入丸散剂。外用适量。

罗布麻叶 Luobumaye
《救荒本草》

【来源】 为夹竹桃科植物罗布麻 *Apocynum venetum* L. 的干燥叶。夏季采收。干燥。

【处方用名】 罗布麻叶。

【性味归经】 甘、苦,凉。归肝经。

【功效】 平肝安神,清热利水。

【应用】

1. 头晕目眩 本品味苦性凉,专入肝经,既有平抑肝阳之功,又有清肝泄热之效。适用于肝阳上亢及肝火上攻之头晕目眩,单用本品煎服或开水泡代茶饮;或配伍钩藤、珍珠母等药同用。

2. 水肿、小便不利 本品具有良好的清热利尿作用,可单用,或配伍车前子、木通、猪苓等清热利尿。

【用法用量】 水煎服或开水泡服,6~12g。

【使用注意】 不宜过量和长期服用,以免中毒。

知识链接

罗布麻叶的毒副作用

罗布麻制剂内服可出现恶心、呕吐、腹泻、上腹不适,也可出现心动过缓和期前收缩。 罗布麻中毒的主要原因:一是使用剂量过大,二是配伍用药不合理。 中毒救治:早期催吐、洗胃、导泻;服蛋清、维生素 C,大量饮浓茶及对症处理。

点滴积累 ∨

1. 平肝潜阳药多为质重的介类或矿石类药材,质重下潜,具有平肝潜阳的作用,主要用于肝阳上亢证。

2. 在石决明与珍珠母异同比较中掌握其功效与应用。 两者均有平肝潜阳,清肝明目之功效,同治肝阳上亢、肝火上炎或风热上攻等证,入汤剂均宜先煎。 其中石决明作用较强,为重镇平肝,凉肝泄热的良药,兼能清肺热,也可用治骨蒸劳热。 珍珠母作用较石决明为缓,有镇惊安神之功,煅后研细末外用,可燥湿敛疮。

3. 石决明、牡蛎、赭石、珍珠母质重下潜,用法用量需注意;蒺藜有小毒、罗布麻叶的副作用较大,需注意其用量。

第二节 息风止痉药

羚羊角 Lingyangjiao
《神农本草经》

【来源】 为牛科动物赛加羚羊 *Saiga tatarica* Linnaeus 的角。全年均可捕捉,以秋季猎取最佳。

猎取后锯取其角,晒干。

【处方用名】羚羊角、羚羊角粉、羚羊角片。

【性味归经】咸,寒。归肝、心经。

【功效】平肝息风,清肝明目,散血解毒。

【应用】

1. **肝风内动,惊痫抽搐**　本品咸寒质重,主归肝经,善清肝泄热,平肝息风,镇惊止痉;故为治惊痫抽搐之要药,尤宜于热极生风者。①治疗温病热邪炽盛之高热神昏、烦躁、惊痫抽搐者,常与钩藤等同用,如羚角钩藤汤;②治疗温病初起高热恶风、头晕头痛、咽喉肿痛、咳嗽胸闷等,配以银花、连翘等清热解表。③治疗癫痫发狂者,与珍珠、牛黄等同用化痰开窍,清热除烦,安神定痫。

2. **肝阳上亢,头晕目眩**　本品味咸质重主降,有显著的平肝潜阳作用。若治肝阳上亢之头晕目眩、烦躁失眠、头痛等,常与石决明等同用。

3. **肝火上炎,目赤头痛**　本品性寒,善清肝泻火而明目。适用于肝火上炎之头痛、目赤肿痛、羞明流泪等,常与决明子、龙胆等配伍,如羚羊角散。

4. **温热病壮热神昏、热毒发斑**　本品咸寒善于退热,近年用羚羊角水解注射液治疗多种外感发热病证均有疗效。若治温热病壮热神昏、躁狂抽搐、热毒发斑,常用一味羚羊角清肝散血,解毒消斑。

【用法用量】煎服,1~3g。宜另煎2小时以上,取汁服。磨汁或研粉服,每次0.3~0.6g。

【使用注意】脾虚慢惊者忌用。

【附药】

山羊角　为牛科动物青羊的角。性味咸寒,功能平肝,镇惊。适用于肝阳上亢之头目眩晕、肝火上炎之目赤肿痛以及惊风抽搐等证。功用近似羚羊角,可替代羚羊角使用。用量宜大。煎服10~15g。

钩藤 Gouteng
《名医别录》

【来源】为茜草科植物钩藤 *Uncaria rhynchophylla*(Miq.)Miq. ex Havil. 、大叶钩藤 *Uncaria macro-phylla* Wall. 、毛钩藤 *Uncaria hirsuta* Havil. 、华钩藤 *Uncaria sinensis* (Oliv.) Havil. 或无柄果钩藤 *Uncaria sessilifructus* Roxb. 的干燥带钩茎枝。秋、冬二季采收。切段,晒干。

【处方用名】钩藤、双钩藤、嫩钩藤。

【性味归经】甘,凉。归肝、心包经。

【功效】息风定惊,清热平肝。

【应用】

1. **头痛、眩晕**　本品性凉,主入肝经,既能清肝热,又能平肝阳。适用于肝阳上亢或肝火上攻所致病证,常与天麻相须,如天麻钩藤饮。①治疗肝阳上亢,肝风上扰所致头痛、目眩等症,与石决明、牛膝等同用平肝潜阳,息风定惊;②若肝火上攻之头痛、眩晕目胀,多配夏枯草、龙胆、栀子等清肝泻火抑阳;③治疗肝肾阴虚,肝阳上亢之头目眩晕等症,配首乌、石决明等滋肾益阴,平肝潜阳。

2. **肝风内动,惊痫抽搐**　本品性凉清热,甘缓不峻,入肝经,有和缓的息风止痉作用,为治肝风内动,惊痫抽搐的常用药,尤适宜治小儿热极生风。①治疗小儿急惊风高热、抽搐、牙关紧闭等症,配全蝎、牛黄等清热息风,定惊止痉;②治疗温病热极生风,痉挛抽搐,多与羚羊角相须为用,如羚羊钩藤汤。

此外,本品常与蝉蜕、薄荷同用,有凉肝止惊之效,用治小儿惊啼、夜啼等。

【用法用量】煎服 3~12g。入煎剂宜后下。

【使用注意】钩藤有效成分钩藤碱加热后易破坏,故不宜久煎,一般不超过 20 分钟。

知识链接

钩藤的现代研究

钩藤主要含有钩藤碱、异钩藤碱等。 钩藤、钩藤总碱及钩藤碱,常有良好的降压作用。 水煎剂对小鼠有明显的镇静作用,但无催眠作用。 钩藤乙醇浸液可制止动物癫痫发作,有抗惊厥作用;钩藤碱有抑制心肌收缩性作用。 钩藤还有抑制血小板聚集及抗血栓、降血脂、护肝作用。

天麻 Tianma
《神农本草经》

【来源】为兰科植物天麻 *Gastrodia elata* Bl. 的干燥块茎。冬季茎枯时采挖者名"冬麻",春季发芽时采挖者名"春麻"。洗净,蒸透,晒干或烘干。

【处方用名】天麻、明天麻、定风草、冬天麻、春天麻。

【性味归经】甘,平。归肝经。

【功效】息风止痉,平肝抑阳,祛风通络。

【应用】

1. 肝风内动,惊痫抽搐 本品味甘质润,药性平和,主入肝经。长于息风止痉,不论寒热虚实均可配伍应用,为治内风之圣药。故用治各种病因之肝风内动,惊痫抽搐之证。①若治疗小儿急惊风高热、抽搐、牙关紧闭、烦躁不安等,常与全蝎、牛黄等配伍息风止痉,豁痰开窍;②治疗小儿脾虚慢惊则与人参、白僵蚕等相伍,如醒脾丸;③若治疗金创受风所致破伤风痉挛抽搐、角弓反张等,常与天南星、白附子等同用以息风镇痉解毒。

2. 眩晕、头痛 本品入肝经,既息肝风,又平肝阳,为治眩晕、头痛之良药。不论虚实之证皆可应用。①治疗肝阳上亢,肝风上扰之眩晕头痛病证,常与钩藤、石决明等同用,如天麻钩藤饮;②若治疗风邪上攻,瘀血阻滞的偏头痛、头部胀痛或刺痛、头晕目眩等,常配川芎、羌活等活血化瘀,祛风止痛;③治疗肝肾亏虚头晕目眩、头痛耳鸣、腰膝酸软等症,常辅以当归、熟地黄等滋阴补肾,养血息风。

3. 肢体麻木、手足不遂、风湿痹痛 本品既能息内风,又可祛外风,通络止痛。①可治疗风中经络引起手足不遂、筋脉挛痛、顽固性头痛等症;②治疗风湿瘀阻,肝肾不足引起肢体拘挛、手足麻木、腰腿酸痛等症,常配以牛膝、杜仲等,如天麻丸;③治疗风湿痹痛、关节屈伸不利者,与马钱子、白花蛇相伍祛风除湿,通络止痛。

【用法用量】煎服,3~10g。研末冲服,每次 1~1.5g。

地龙 Dilong
《神农本草经》

【来源】 为钜蚓科动物参环毛蚓 *Pheretima aspergillum*（E. Perrier）、通俗环毛蚓 *Pheretima vulgaris* Chen、威廉环毛蚓 *Pheretima guillemi*（Michaelsen）或栉盲环毛蚓 *Pheretima pectinifera* Michaelsen 的干燥体。前者药材称"广地龙"，后三者药材称"沪地龙"。广地龙春季至秋季捕捉，沪地龙夏季捕捉，剖开腹部，去内脏泥沙，洗净干燥。

【处方用名】 地龙、广地龙、蚯蚓。

【性味归经】 咸，寒。归肝、脾、膀胱经。

【功效】 清热定惊，通络，平喘，利尿。

【应用】

1. **高热惊痫、癫狂** 本品咸寒，入肝经，既能息风止痉，又善于清热定惊。适用于热极生风高热神昏、痉挛抽搐等症。可单用或与钩藤、牛黄、全蝎等同用。①治疗小儿急惊风之高热抽搐，以本品研烂，与朱砂为丸服用。②治疗狂证或癫痫，单用鲜地龙洗净，与食盐化水服用。

2. **气虚血滞，半身不遂** 本品性善走窜，长于通行经络，每与黄芪、当归等配伍，如补阳还五汤。

3. **痹证** 本品长于通经活络止痛，适用于多种原因导致的经络阻滞、血脉不畅、肢节不利之痹证。①因其性寒清热，尤适用于关节红肿疼痛、屈伸不利之热痹，常与防己、秦艽、络石藤等除湿热、通经络止痛；②治疗风寒湿邪闭阻，肢体关节麻木、疼痛尤甚、屈伸不利等症，可与川乌、草乌相伍，如小活络丸。

4. **肺热咳喘** 本品咸寒降泄，长于清肺平喘。治疗痰热阻肺，咳嗽气喘、胸胁胀痛、吐痰黄稠等症，多与石膏、麻黄相伍。

5. **小便不利、尿闭不通** 本品咸寒下行入膀胱经，能清热结，利水道。适用于热结膀胱小便不通，可单用或与车前子、泽泻、木通等同用。

此外，内服本品有降压作用，常用治肝阳上亢头晕头痛。外用治疗烫伤、痄腮、慢性下肢溃疡等病，可用蚯蚓浸出液或活蚯蚓与白糖共捣烂涂敷。

【用法用量】 煎服，5~10g，鲜品 10~20g；研末吞服，每次 1~2g。

全蝎 Quanxie
《蜀本草》

【来源】 为钳蝎科动物东亚钳蝎 *Buthus martensii* Karsch 的干燥体。春末至秋初捕捉。捕捉后，先浸入清水中，待其吐出泥土，置沸水或沸盐水中，煮至全身僵硬，捞出，置通风处，阴干。

【处方用名】 全蝎、全虫、蝎尾。

【性味归经】 辛，平；有毒。归肝经。

【功效】 息风镇痉，通络止痛，攻毒散结。

【应用】

1. **痉挛抽搐** 本品味辛行散，性善走窜，既平肝息风，又搜风通络，为治痉挛抽搐之要药。用治各种原因之惊风、痉挛抽搐，常与蜈蚣相须。

2. **疮疡肿毒、瘰疬痰核**　本品味辛，有毒，既能攻毒散结，又能通络止痛。①治疗疮疡肿毒，可用全蝎、栀子各7个，麻油煎黑去渣，入黄蜡为膏外敷；②治疗流痰、瘰疬、瘿瘤等病证，可配马钱子、五灵脂等同用。现代用本品配伍蜈蚣、当归、土鳖虫等药，治疗妇科癥积包块、小腹经行腹痛诸症。

3. **风湿顽痹**　本品善于通络止痛。用于治疗风湿寒痹关节疼痛，久治不愈，甚则关节变形之顽痹。如全蝎配伍马钱子等药组成的成药风湿马钱片。

4. **顽固性偏正头痛**　本品搜风通络止痛之力较强，用治偏正头痛，单味研末吞服有效；治顽固性偏正头痛，与天麻、蜈蚣等同用其效更佳。

【用法用量】煎服，3~6g；研末吞服，每次0.6~1g。外用适量。

【使用注意】本品有毒，用量不宜过大。血虚生风者慎用，孕妇禁用。

案例分析

案例

患儿，女，2岁。因呕吐伴哭闹不安1天，经某医生给服用中药汤剂治疗，内含全蝎6g，分3日频饮。次日饮后约6小时，患儿即出现嗜睡、呼吸浅表、节律不整、鼻翼翕动、口唇发绀、四肢末端发凉症状。

分析

全蝎味辛性平，有毒，具有息风镇痉作用，为治疗小儿急、慢惊风之良药。其主要成分全蝎毒素对呼吸中枢有麻痹作用，但加热至100℃，经30分钟，毒素即可消除。成人用量为3~6g，小儿用量为成人量的1/4。以上患儿平均每日全蝎用量达2g，超出小儿的安全用药剂量而出现中毒症状。故全蝎应用于小儿应严格控制剂量，谨慎应用。

蜈蚣 Wugong
《神农本草经》

【来源】为蜈蚣科动物少棘巨蜈蚣 *Scolopendra subspinipes mutilans* L. Koch 的干燥体。春、夏二季捕捉，用竹片插入头尾，绷直，干燥。

【处方用名】蜈蚣、大蜈蚣、全蜈蚣、赤足蜈蚣。

【性味归经】辛，温；有毒。归肝经。

【功效】息风镇痉，通络止痛，攻毒散结。

【应用】

1. **痉挛抽搐**　本品辛温有毒，性善走窜，通内达外，其息风、搜风定搐力比全蝎更强。两药常相须为用。

2. **疮疡肿毒、瘰疬痰核**　①本品以毒攻毒，味辛散结，与猪胆汁、雄黄等药制膏外敷，治恶疮肿毒，效果颇佳，如不二散；②治痰瘀互结腹部包块，疼痛部位固定等，多与莪术等相伍；③治骨结核，以蜈蚣配全蝎、土鳖虫共研细末内服；④治蛇咬伤，可单用本品焙黄研末，温开水送服，或与黄连、大黄、生甘草同用。

3. **风湿顽痹**　本品善行走窜,有良好的通络止痛功效。适用于风寒湿痹、关节疼痛、痛势剧烈等,常与草乌、川乌等配伍;若疼痛部位游走不定,多与威灵仙等合用。

4. **顽固性头痛**　本品辛散温通,善搜风通络止痛,可用治久治不愈之顽固性头痛,或偏正头痛,多与天麻、川芎、僵蚕等同用。

【用法用量】煎服,3~5g。研末吞服,每次 0.6~1g。外用适量。

【使用注意】本品有毒,用量不宜过大。孕妇禁用。

僵蚕 Jiangcan
《神农本草经》

【来源】为蚕蛾科昆虫家蚕 *Bombyx mori* Linnaeus 4~5 龄的幼虫感染(或人工接种)白僵菌 *Beauveria bassiana*(Bals.) Vuillant 而致死的干燥体。多于春、秋季生产,将感染白僵菌病死的蚕干燥。

【处方用名】白僵蚕、僵蚕、制僵蚕、炙僵蚕、天虫。

【性味归经】咸、辛,平。归肝、肺、胃经。

【功效】息风止痉,祛风止痛,化痰散结。

【应用】

1. **惊痫抽搐**　本品咸辛平,入肝、肺经,既能息风止痉,又能化痰定惊,故对惊风癫痫而夹痰热者,尤为适宜。①治疗小儿痰热惊风、高热、手足抽搐、痰喘发痉者,常与牛黄、全蝎等配伍,如牛黄千金散;②治疗小儿脾虚久泻、慢惊抽搐者,当与党参、全蝎等配伍,如醒脾散;③治疗破伤风痉挛、角弓反张,常与全蝎、蜈蚣等同用,如撮风散。

2. **风中经络,口眼㖞斜**　本品味辛行散,能祛外风而通络止痉,常与全蝎、川牛膝同用。

3. **风热头痛、目赤、咽痛、风疹瘙痒**　本品辛散,能祛外风,散风热,止痛,止痒。①治疗肝经风热上攻之头痛、目赤肿痛、迎风流泪等,常与桑叶、荆芥相伍,如白僵蚕散;②治疗风热上攻,咽喉肿痛、咽干音哑、两腮肿痛,多与板蓝根、金银花合用,如利咽解毒颗粒;③治疗风疹瘙痒,可单味研末服,或与蝉蜕、薄荷等疏风止痒药同用。

4. **瘰疬、痰核**　本品味咸,既能软坚散结,又兼化痰。若治疗瘰疬、痰核,多配伍浙贝母、夏枯草等清热化痰,软坚散结。

【用法用量】煎服,5~10g。研末吞服,每次 1~1.5g。散风热宜生用,余多制用。

点滴积累 ∨ ··

    1. 息风止痉药主入肝经,有息肝风止抽搐之功效,主治肝风内动证。

    2. 在异同比较中掌握功用相似的药物。①钩藤与天麻均能息风止痉,平抑肝阳,用治肝风内动或肝阳上亢证,相须为用。但天麻作用平和,无论寒热虚实均可应用,且为止眩晕良药,兼能祛除外风;钩藤性凉,尚能清热平肝。②全蝎与蜈蚣皆为虫类药,味辛,性善走窜,归肝经。均能息风镇痉,攻毒散结,通络止痛,临床常相须为用。其中全蝎性平,作用较蜈蚣为缓;蜈蚣性温,作用较猛。

3. 注意本节贵重药物羚羊角及有毒药物全蝎、蜈蚣的用药剂量、使用注意，以及羚羊角的入药方法、钩藤的煎煮方法。

复习导图

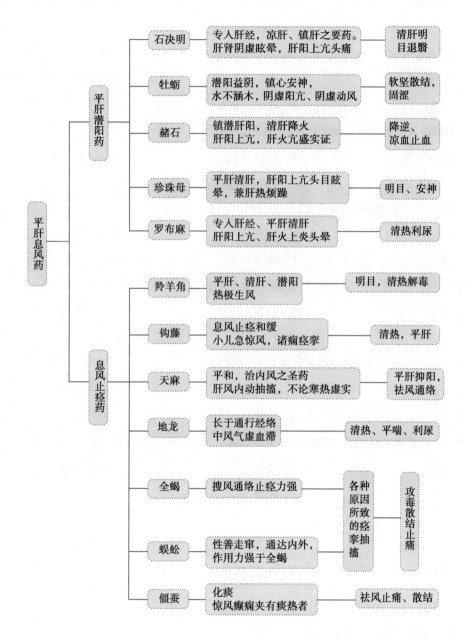

目标检测

一、单项选择题

1. 平肝潜阳，重镇降逆宜生用，止血宜煅用的是(　　　)

　　A. 牡蛎　　　　　　　　B. 石决明　　　　　　　　C. 珍珠母

　　D. 赭石　　　　　　　　E. 朱砂

2. 不为地龙的功效的是(　　　)

A. 清热定惊　　　　　　　　B. 软坚散结　　　　　　　　C. 通络

D. 平喘　　　　　　　　　　E. 攻毒散结

3. 既可治疗急惊风高热抽搐,也可用于脾虚慢惊的药物是(　　)

A. 羚羊角　　　　　　　　　B. 天麻　　　　　　　　　　C. 钩藤

D. 地龙　　　　　　　　　　E. 蜈蚣

4. 具有"息风止痉,平肝抑阳,祛风通络"功效的是(　　)

A. 蜈蚣　　　　　　　　　　B. 僵蚕　　　　　　　　　　C. 牡蛎

D. 天麻　　　　　　　　　　E. 地龙

5. 羚羊角粉入丸散剂的用量是(　　)

A. 0.1~0.3g　　　　　　　　B. 0.2~0.5g　　　　　　　　C. 0.3~0.6g

D. 0.5~1.0g　　　　　　　　E. 0.5~1.2g

6. 具有息风止痉,攻毒散结的药物是(　　)

A. 全蝎　　　　　　　　　　B. 石决明　　　　　　　　　C. 羚羊角

D. 牡蛎　　　　　　　　　　E. 赭石

7. 治疗温病热邪炽盛之高热神昏、烦躁、惊痫抽搐可选用(　　)

A. 天麻　　　　　　　　　　B. 僵蚕　　　　　　　　　　C. 羚羊角

D. 地龙　　　　　　　　　　E. 石决明

8. 治疗风寒湿痹、关节屈伸不利,可选(　　)

A. 钩藤　　　　　　　　　　B. 天南星　　　　　　　　　C. 羚羊角

D. 天麻　　　　　　　　　　E. 蒺藜

9. 患者近日感受风热之邪,咽喉肿痛、头痛目赤,可选荆芥、桑叶等配伍(　　)

A. 地龙　　　　　　　　　　B. 僵蚕　　　　　　　　　　C. 羚羊角

D. 全蝎　　　　　　　　　　E. 蜈蚣

10. 用治顽固性头痛,宜选(　　)

A. 全蝎、蜈蚣　　　　　　　B. 荆芥、薄荷　　　　　　　C. 天麻、钩藤

D. 麝香、冰片　　　　　　　E. 地龙、僵蚕

二、简答题

1. 简述平肝息风药的分类及各类的性能主治。

2. 简述羚羊角的功效和适应证。

三、实例分析

病例:王某,男,52岁,10天前因淋雨受寒而感冒,因工作忙而疏于治疗,导致出现高热不退、烦闷躁扰、手足抽搐、神昏谵语、舌质绛而干、脉弦而数。

处方1:羚羊角3g,钩藤9g,桑叶6g,菊花9g,地黄15g,白芍9g,甘草3g

处方 2：怀牛膝 30g，赭石 30g，龙骨 15g，牡蛎 15g，龟甲 15g，白芍 15g，甘草 3g

请针对给出的病例，在上述两个处方中选出合适的一个，并作简要分析。

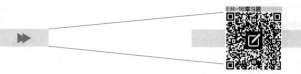

（赵增强）

第十七章

安神药

导学情景 ∨

情景描述：

朱砂，颜色鲜红，人类早期开始使用朱砂，主要是作为彩绘的颜料，古人崇尚红色，认为红色有富贵、吉祥、盛美之意。春秋战国以后，朱砂被用来炼制"长生不老"的"仙丹"，很多帝王都服用过朱砂炼制的丹药。

学前导语：

朱砂主要含硫化汞（HgS），虽能镇静安神，但长期服用也可引起汞中毒。本章将与同学们一起学习安神药的性味、功效、应用等知识，为今后从事中药相关岗位奠定基础。

凡以安神定志为主要功效，常用以治疗神志不安病症的药物，称为安神药。

人体神志的病理变化与心肝两脏的功能活动有着密切的关系，心藏神，主神明，肝藏魂，主疏泄，故本类药物多入心经和肝经。

安神药根据其药性及功效应用的不同，可分为重镇安神药与养心安神药两类。

1. **重镇安神药** 多为矿石、贝壳类药物，质重沉降，多具有重镇安神作用。主要用于心火炽盛、痰火扰心、惊吓等引起心神不宁、心悸失眠、惊痫及癫狂等证。

2. **养心安神药** 多为植物种子、种仁类药物，质润滋养，多具养心安神作用。主要用于阴血不足、心脾两虚、心肾不交等导致心悸怔忡、虚烦不眠、健忘多梦等证。

使用矿石类安神药，入汤剂者，有效成分不易煎出，故宜打碎先煎、久煎；如作丸、散剂服，易伤脾胃，故不宜久服，并须酌情配伍养胃健脾药。部分安神药具有毒性，使用须谨慎。

第一节　重镇安神药

朱砂 Zhusha
《神农本草经》

【来源】 为硫化物类矿物辰砂族辰砂，主含硫化汞（HgS）。采挖后，研细水飞，晒干。

【处方用名】 朱砂、辰砂、丹砂、赤砂。

【性味归经】 甘，微寒；有毒。归心经。

【功效】 清心镇惊，安神，明目，解毒。

【应用】

1. 心神不宁,心悸失眠,视物昏花 本品甘寒质重,专入心经,能清心安神,明目,最适心火亢盛之心神不宁、烦躁失眠诸证。①心火亢盛,内扰神明之心神不宁、惊悸怔忡、烦躁不眠者,宜与黄连、栀子、磁石、麦冬等合用,如朱砂安神丸;②心肾不交所致的视物昏花、耳聋耳鸣与磁石等配伍。

2. 惊风,癫痫 本品重镇,有镇惊安神之功。①温热病,热入心包或痰热内闭所致的高热烦躁、神昏谵语、惊厥抽搐者,常与牛黄、麝香等开窍、息风药同用,如安宫牛黄散;②小儿惊风,又常与牛黄、全蝎、钩藤配伍,如牛黄散;③癫痫卒昏抽搐,常与磁石同用,如磁朱丸。

3. 疮疡肿毒,咽喉肿痛,口舌生疮 本品性寒,不论内服、外用,均有清热解毒作用。①疮疡肿毒,常与雄黄、山慈菇、大戟等同用,如太乙紫金锭;②咽喉肿痛,口舌生疮,可配冰片、硼砂等外用,如冰硼散。

【用法用量】 多入丸散,每次 0.1~0.5g;不入煎剂。外用适量。

【使用注意】 本品有毒,不宜大量服用,也不宜少量久服;孕妇及肝肾功能不全者禁服;入药宜生用,忌火煅。

▶▶ 课堂活动

为什么朱砂不能火煅?

案例分析

案例

患者,女,20 岁。 因患精神病,表现兴奋,躁动,不眠等,听人介绍,将朱砂10g 放入生猪心内煮熟顿服。 服后 1 小时,自感头晕,行走不便,舌根发硬,口齿不清。 两小时后出现牙关紧闭,两眼上翻,流涎,全身僵直,问话不答,即入院急诊抢救。

分析

朱砂主含硫化汞,在加热过程中析出汞,汞与蛋白质亲合,高浓度时,可抑制多种酶的活动。 进入体内的汞,主要分布在肝肾,而引起肝肾损害,并可透过血脑屏障,直接损害中枢神经系统。 因此,朱砂内服不可过量或持续服用。 案例中患者使用朱砂不当,才导致患者中毒反应。

磁石 Cishi
《神农本草经》

【来源】 为氧化物类矿物尖晶石族磁铁矿的矿石。主含四氧化三铁(Fe_3O_4)。采挖后,除去杂质。生用或醋淬研细用。

【处方用名】 煅磁石、灵磁石、活磁石、磁石。

【性味归经】 咸,寒。归心、肝、肾经。

【功效】 镇惊安神,平肝潜阳,聪耳明目,纳气平喘。

【应用】

1. 心神不宁,惊悸失眠、癫狂等证 本品质重沉降,入心经,能镇惊安神;味咸入肾,又有益肾之功;性寒清热,清泻心肝之火。故能顾护真阴,镇摄浮阳,安定神志。主治肾虚肝旺,肝火上炎,扰动心神或惊恐气乱,神不守舍所致的心神不宁、惊悸、失眠及癫痫,常与朱砂、神曲同用。

2. **头晕目眩**　本品入肝、肾经,既能平肝潜阳,又能益肾补阴,故可用治肝阳上亢之头晕目眩、急躁易怒等症,常与石决明、珍珠、牡蛎等平肝潜阳药同用。

3. **耳鸣耳聋,视物昏花**　本品入肝、肾经,补益肝肾,有聪耳明目之功。治肾虚耳鸣、耳聋,多配伍熟地黄、山茱萸、山药等滋肾之品,如耳聋左慈丸。治肝肾不足,目暗不明,视物昏花者,多配伍枸杞子、女贞子、菊花等补肝肾、明目之品。

4. **肾虚气喘**　本品入肾经,质重沉降,纳气归肾,有益肾纳气平喘之功。用治肾气不足,摄纳无权之虚喘,常与五味子、胡桃肉、蛤蚧等同用,共奏纳气平喘之功。

【用法用量】煎服,9~30g,砸碎先煎。

【使用注意】因吞服后不易消化,如入丸、散,不可多服。脾胃虚弱者慎用。

知识链接

磁石的现代应用

随着科学的进步,磁石的应用逐渐兴起,磁疗得到了进一步的发展,现代医学认为磁疗可以利用高科技的磁性材料作用于人体的经络、穴位和患病部位,通过磁场使磁力线透入人体组织深处,以达到预防及治疗疾病的效果。中医磁疗的临床应用主要表现为穴位磁疗,并逐渐在内衣、磁垫、磁腰带、磁表等各种保健品中出现。

龙骨 Longgu
《神农本草经》

【来源】为古代大型哺乳类动物象类、三趾马类、犀类、鹿类、牛类等骨骼的化石或象类门齿的化石。全年均可采挖。生用或煅用。

【处方用名】龙骨、生龙骨、煅龙骨。

【性味归经】甘、涩,平。归心、肝、肾经。

【功效】镇惊安神,平肝潜阳,收敛固涩。

【应用】

1. **心神不宁,心悸失眠,惊痫癫狂**　①心神不宁,心悸失眠,健忘多梦等证,常与酸枣仁、柏子仁、朱砂、琥珀等安神之品配伍;②痰热内盛,惊痫抽搐,癫狂发作者,须与牛黄、胆南星、羚羊角、钩藤等化痰、止痉之品配伍。

2. **肝阳眩晕**　本品入肝经,质重沉降,有较强的平肝潜阳作用,故常用治肝阴不足,肝阳上亢所致的头晕目眩,烦躁易怒等症,多与赭石、生牡蛎、生白芍等滋阴潜阳药同用,如镇肝熄风汤。

3. **肾气不固及表虚不固的滑脱诸证**　本品味涩能敛,有收敛固涩功效,可用于遗精、滑精、尿频、遗尿、崩漏、带下、自汗、盗汗等多种正虚滑脱之证。

4. **湿疮痒疹,疮疡久溃不敛**　本品性收涩,外用有收湿,敛疮,生肌之效。用治湿疮流水,阴部汗多瘙痒,疮疡溃久不敛等证。

【用法用量】煎服,15～30g,宜先煎；入丸、散剂,每次1～3g。外用适量。镇静安神,平肝潜阳多生用；收敛固涩宜煅用。

【使用注意】湿热积滞者不宜使用。

点滴积累　∨

1. 重镇安神药来源矿石、化石或贝壳,质重沉降,具有重镇安神之效,用于实证心神不宁、心悸怔忡、失眠多梦及惊痫癫狂等实证。

2. 朱砂有毒,宜生用,不入煎剂,忌火煅。

3. 磁石、龙骨宜先煎。

第二节　养心安神药

酸枣仁 Suanzaoren
《神农本草经》

【来源】 为鼠李科植物酸枣 *Ziziphus jujuba* Mill. var. *spinosa*（Bunge）Hu ex H. F. Chou 的干燥成熟种子。秋末冬初果实成熟时采收,晒干。生用或炒用,用时捣碎。

【处方用名】酸枣仁、枣仁、炒酸枣仁、炒枣仁。

【性味归经】甘、酸,平。归肝、胆、心经。

【功效】养心补肝,宁心安神,敛汗,生津。

【应用】

1. 虚烦不眠,惊悸多梦　本品味甘,入心、肝经,能养心阴、益肝血而有安神之效,为养心安神要药。治心肝阴血亏虚,心失所养,神不守舍之心悸、怔忡、健忘、失眠、多梦、眩晕等症,常与当归、白芍、何首乌、龙眼肉等补血、补阴药配伍；治肝虚有热之虚烦不眠,常与知母、茯苓、川芎等同用,如酸枣仁汤。

2. 体虚多汗　本品味酸能敛而有收敛止汗之功效,常用治体虚自汗、盗汗,每与五味子、山茱萸、黄芪等益气固表止汗药同用。

3. 津伤口渴　本品味酸,酸能收敛,故有敛阴生津止渴之功,还可用治伤津口渴咽干者,可与地黄、麦冬、天花粉等养阴生津药同用。

【用法用量】煎服,10～15g,用时捣碎。

知识链接

酸枣仁的现代研究

据近代研究证明,酸枣仁能抑制中枢神经系统,有镇静催眠作用。酸枣仁可生用或微炒用,治疗失眠最好用炒枣仁,且最好是新炒,比炒后久置再用效果好。

柏子仁 Baiziren
《神农本草经》

【来源】为柏科植物侧柏 *Platycladus orientalis*(L.)Franco 的干燥成熟种仁。冬初种子成熟时采收,晒干,除去种皮,收集种仁。生用或制霜用。

【处方用名】柏子仁。

【性味归经】甘,平。归心、肾、大肠经。

【功效】养心安神,润肠通便,止汗。

▶▶ 课堂活动

　酸枣仁与柏子仁的功用有何异同?

【应用】

1. **心悸失眠**　本品味甘质润,药性平和,主入心经,具有养心安神之功效,多用于心阴不足,心血亏虚以致心神失养之心悸怔忡、虚烦不眠、头晕健忘等;若治心肾不交之心悸不宁、心烦少寐、梦遗健忘,常以本品配伍麦门冬、熟地黄、石菖蒲等以补肾养心,交通心肾,如柏子养心丸。

2. **肠燥便秘**　本品质润,富含油脂,有润肠通便之功。用于阴虚血亏,老年、产后等肠燥便秘证,常与郁李仁、松子仁、苦杏仁等同用,如五仁丸。

3. **阴虚盗汗**　本品甘润,可滋补阴液,还可用治阴虚盗汗、小儿惊痫等。

【用法用量】煎服,3~10g。

【使用注意】便溏及多痰者慎用。

知识链接

柏子仁用法

　　柏子仁内含大量脂肪油,具有滑肠致泻的副作用,体虚便溏者不宜。 故柏子仁用时宜去油,现代主要的炮制方法是炒黄、制霜,制成霜后,可除去大部分油脂,降低滑肠的副作用。 其传统制霜在具体操作时,有冷法、热法、蒸法,而现代制霜法有溶剂提取法和机械压榨法。

远志 Yuanzhi
《神农本草经》

【来源】为远志科植物远志 *Polygala tenuifolia* Willd. 或卵叶远志 *Polygala sibirica* L. 的干燥根。春秋季采挖,晒干。生用或炙用。

【处方用名】远志、炙远志、远志肉。

【性味归经】苦、辛,温。归心、肾、肺经。

【功效】安神益智,交通心肾,祛痰,消肿。

【应用】

1. **失眠多梦,心悸怔忡,健忘**　本品主入心肾,既能开心气而宁心安神,又能通肾气而强志不忘,为交通心肾,安定神志之佳品。主治心肾不交之心神不宁、失眠健忘、惊悸不安等症,常与人参、茯神、龙齿、朱砂等镇静安神药同用,如远志丸。

2. **痰阻心窍,癫痫惊狂** 本品味辛通利,能利心窍,逐痰涎,故可用治痰阻心窍所致之癫痫抽搐、惊风发狂等症。

3. **咳嗽痰多** 本品入肺经,能祛痰止咳,故可用治痰多黏稠、咳吐不爽或外感风寒、咳嗽痰多者,常与苦杏仁、贝母、瓜蒌、桔梗等同用。

此外,本品无论内服,外敷,均有消散痈肿的作用。内服可单用为末,黄酒送服。外用可隔水蒸软,加少量黄酒捣烂敷患处。

【**用法用量**】煎服,3~10g。外用适量。化痰止咳宜炙用。

【**使用注意**】有胃溃疡或胃炎者慎用。

知识链接

远志的现代研究

现代研究证明,远志主要成分为皂苷类化合物、寡糖脂类化合物、生物碱及其他有机成分和无机物。其药理作用主要包括益智、抗衰老、对心肌平滑肌和血管的影响、祛痰镇咳、抑菌、抗诱变和抗癌、解酒、镇静催眠、抗惊厥等作用。

合欢皮 Hehuanpi
《神农本草经》

【**来源**】为豆科植物合欢 *Albizia julibrissin* Durazz. 的干燥树皮。夏秋季剥取,晒干。切段生用。

【**处方用名**】合欢皮。

【**性味归经**】甘,平。归心、肝、肺经。

【**功效**】解郁安神,活血消肿。

【**应用**】

1. **心神不宁** 本品能宁心安神,但其力薄弱,常需配伍其他药以增效。兼解郁之功,宜于情志不遂,忧伤郁闷所致烦躁不宁,失眠多梦等症。

2. **跌打骨折,血瘀肿痛及痈肿疮毒** 本品能活血祛瘀,续筋接骨,故可用于跌打损伤,筋断骨折,血瘀肿痛之证,可与桃仁、红花、当归等活血疗伤,续筋接骨药配伍;用治内、外痈疽,疮肿疮毒诸证,须与蒲公英、紫花地丁、连翘等清热解毒药配伍。

【**用法用量**】煎服,6~12g。外用适量,研末调敷。

【**使用注意**】孕妇慎用。

首乌藤 Shouwuteng
《本草纲目》

【**来源**】本品为蓼科植物何首乌 *Polygonum multiflorum* Thunb. 的干燥藤茎。秋、冬二季采割,除去残叶,捆成把或趁鲜切段,干燥。

【处方用名】首乌藤、何首乌藤、夜交藤。

【性味归经】甘,平。归心、肝经。

【功效】养血安神,祛风通络。

【应用】

1. **心神不宁,失眠多梦**　本品味甘,入心、肝二经,能补养阴血,养心安神,适用于阴虚血少之失眠多梦,心神不宁,头目眩晕等症。

2. **血虚身痛,风湿痹痛**　本品养血祛风,通经活络止痛,用治血虚身痛,常与鸡血藤、当归、川芎等配伍;用治风湿痹痛,常与羌活、独活、桑寄生、秦艽等祛风湿、止痹痛药同用。

3. **皮肤痒疹**　本品有祛风湿止痒之功,治疗风疹疥癣等皮肤瘙痒症,常与蝉蜕、浮萍、地肤子、蛇床子等同用,煎汤外洗,共收祛风止痒之效。

【用法用量】9～15g,煎服;外用适量,煎水洗患处。

点滴积累 ∨

1. 养心安神药来源于植物种仁,质润滋养,多具养心安神之效,主治虚证心神不宁、心悸怔忡、虚烦不眠、健忘多梦等虚证。
2. 在酸枣仁与柏子仁异同比较中掌握其功效与应用。 二药均能养心安神。 酸枣仁安神作用较强,还可收敛止汗,生津止渴;柏子仁质润多脂,又可润肠通便。
3. 酸枣仁用时需捣碎。

复习导图

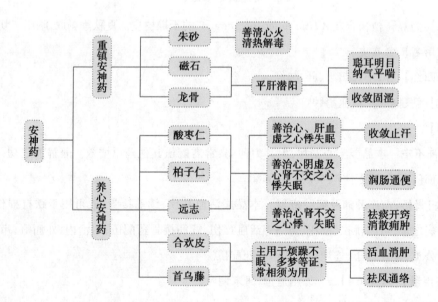

目标检测

一、单项选择题

1. 安神药的主要作用是(　　)

    A. 平肝潜阳　　　　　　　　　B. 发汗解表　　　　　　　　　C. 活血化瘀

  D. 安神定志　　　　　　　　　E. 理气止痛

2. 矿石、贝壳类安神药入汤剂宜(　　　)

  A. 打碎先煎　　　　　　　B. 后下　　　　　　　　C. 包煎

  D. 烊化　　　　　　　　　E. 冲服

3. 朱砂内服不可过量,因其(　　　)

  A. 安神作用　　　　　　　B. 有毒　　　　　　　　C. 无毒

  D. 解毒作用　　　　　　　E. 以上都不是

4. 下列不是重镇安神药的是(　　　)

  A. 朱砂　　　　　　　　　B. 龙骨　　　　　　　　C. 远志

  D. 磁石　　　　　　　　　E. 琥珀

5. 具有安神益智,祛痰开窍,消散痈肿功效的药物是(　　　)

  A. 朱砂　　　　　　　　　B. 酸枣仁　　　　　　　C. 柏子仁

  D. 远志　　　　　　　　　E. 首乌藤

二、简答题

1. 何谓安神药? 安神药分为几类? 每类列举出 2 味中药。

2. 简述酸枣仁的功效和应用。

三、实例分析

　　王某,女,43 岁,最近半月晚上很难入睡,或者睡了易醒,醒后很难再睡,睡眠质量差,伴有心悸不安、头晕乏力、健忘,月经量少,色淡,口唇淡白,面色萎黄,舌淡苔少、脉虚无力。根据病例请分析下列处方是否合适,并说出理由。

　　处方:黄连 300g　朱砂 200g　当归 200g　地黄 200g　甘草 100g　每丸重 9g

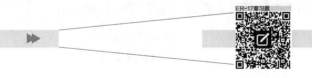

(陈爱梅)

第十八章

开窍药

导学情景 ∨

情景描述：

在一些宫廷大戏中，麝香成为后宫争斗的工具，服用含有麝香的药方后导致孕妇流产。

学前导语：

麝香确实具有催生下胎之效，孕妇当为禁用之品。然麝香还有开窍醒神之功，为开窍醒神之要药。本章将与同学们一起学习开窍药的性味、功效、应用等知识，为今后从事中药相关岗位奠定基础。

凡以开窍醒神为主要功效，用以治疗窍闭神昏的药物，称为开窍药。

开窍药味辛，其气芳香，善于走窜，皆入心经，有开窍醒神的功效。主要用于热陷心包或痰浊阻蔽所致的神昏谵语，以及惊风、癫痫、中风等所致的卒然昏厥、痉挛抽搐等症。

神志不清有虚实之分。实者即实闭证，当用开窍药。实闭证有寒热之分，寒闭之面青、身凉、苔白、脉迟者，应配伍温里祛寒的药物；热闭之面红、身热、苔黄、脉数者，应配伍清热解毒的药物；若实闭证神昏兼有惊厥抽搐者，应配伍息风止痉的药物。虚者即虚脱证，宜回阳救逆，益气固脱，非本章药所宜。

使用开窍药时，应注意：本章药物为救急、治标之品，且能耗伤正气，故只宜暂服，不可久用；开窍药辛香，有效成分易于挥发，不宜入煎剂，多入丸、散剂服用。

麝香 Shexiang
《神农本草经》

【来源】为鹿科动物林麝 *Moschus berezovskii* Flerov、马麝 *Moschus sifanicus* Przewalski 或原麝 *Moschus moschiferus* Linnaeus 成熟雄体香囊中的干燥分泌物。冬季至次春，割取香囊或去囊壳取麝香仁，阴干，生用。

【处方用名】麝香、元寸香、当门子。

【性味归经】辛，温。归心、脾经。

【功效】开窍醒神，活血通经，消肿止痛。

【应用】

1. **闭证神昏** 本品辛温，气极香，走窜之性甚烈，有很强的开窍通闭、辟秽化浊作用，为醒神回苏之要药。可用于各种原因所致之闭证神昏，无论寒闭、热闭，用之皆效。①温病热陷心包，痰热蒙蔽心窍，小儿惊风及中风痰厥等热闭神昏，常配伍牛黄、冰片、朱砂等，如安宫牛黄丸、至宝丹等；②其性温,故寒闭证尤宜,治中风昏仆,或痰湿阻闭气机,蒙蔽神明之寒闭神昏,常配伍苏合香、檀香、安息香等,如苏合香丸。

2. **疮疡肿毒,咽喉肿痛** 本品辛香行散,有良好的活血散结,消肿止痛作用,用治上述诸症,内服、外用均有良效。①疮疡肿毒,常配伍雄黄、乳香、没药等;②咽喉肿痛,可与牛黄、蟾酥、珍珠等配伍,如六神丸。

3. **血瘀经闭、癥瘕,心腹暴痛,头痛,跌打损伤,风寒湿痹** 本品辛香,开通走窜,可行血中之瘀滞,开经络之壅遏,而具活血通经,止痛之效,用于治疗上述诸症所致的各种疼痛。

此外,本品活血通经,辛香走窜,力达胞宫,有催生下胎之效。治难产、死胎等,常与肉桂配伍,如香桂散;亦有以本品与猪牙皂、天花粉同用,葱汁为丸,外用取效,如堕胎丸。

【用法用量】多入丸、散,每次 0.03~0.1g。外用适量。

【使用注意】孕妇禁用。

案例分析

案例

某女,30 岁,怀孕二周,因为脚扭伤,自行外用麝香壮骨膏,一周后出现小腹疼痛、阴道少量出血等症状,即刻去医院就诊,诊断为先兆流产。

分析

该患者外用了麝香壮骨膏,此药含有麝香,麝香辛香走窜,力达胞宫,有催生下胎之效,故可引起子宫收缩而致先兆流产。

冰片 Bingpian
《新修本草》

【来源】 为樟科植物樟 *Cinnamomum campora*(L.)Presl 的新鲜枝、叶经提取加工制成,称为"天然冰片"。经化学方法合成,称"冰片"。

【处方用名】 冰片、梅花冰片、梅片、龙脑冰片。

【性味归经】 辛、苦,微寒。归心、脾,肺经。

【功效】 开窍醒神,清热止痛。

▶▶ 课堂活动

冰片与麝香功用有何异同?

【应用】

1. **热闭神昏** 本品味辛气香,有开窍醒神之功效,功似麝香但力较弱,二者常相须为用。冰片性偏寒凉,为凉开之品,更宜用于热病神昏。治疗痰热内闭、暑热卒厥、小儿惊风等热闭证,常配伍牛黄、麝香、黄连等,如安宫牛黄丸。适当配伍温开之品,也可用于寒闭证。

2. **目赤肿痛,喉痹口疮** 本品苦寒,有清热止痛,泻火解毒,明目退翳,消肿之功,为五官科常用药。①治目赤肿痛,单用点眼即有效,也可与炉甘石、硼砂、熊胆等制成眼药水,如八宝眼药水;②治咽喉肿痛、口舌生疮,常与硼砂、朱砂、玄明粉共研细末,吹敷患处,如冰硼散;③治风热喉痹,以冰片与灯心草、黄柏、白矾共为末,吹患处取效。

3. 疮疡肿痛,疮溃不敛,水火烫伤　本品有清热解毒,防腐生肌作用,故外用清热消肿、生肌敛疮方中均用冰片。①水火烫伤,可用本品与银朱、香油制成药膏外用;②急、慢性化脓性中耳炎,可用本品搅溶于核桃油中滴耳。

此外,本品用于治疗冠心病心绞痛及齿痛,有一定疗效。

【用法用量】 入丸、散,每次 0.15~0.3g。外用研粉点敷患处。

【使用注意】 孕妇慎用。

知识链接

冰片的现代研究

冰片中的主要成分龙脑、异龙脑均有耐缺氧的作用;龙脑、异龙脑有镇静作用;冰片局部应用对感觉神经有轻微刺激,有一定的止痛及温和的防腐作用;可迅速通过血脑屏障,且在脑蓄积时间长,量也相当高,此为冰片的芳香开窍作用提供了初步实验依据;较高浓度(0.5%)对葡萄球菌、链球菌、肺炎双球菌、大肠埃希菌及部分致病性皮肤真菌等有抑制作用。

苏合香 Suhexiang
《名医别录》

【来源】 为金缕梅科植物苏合香树 *Liquidambar orientalis* Mill. 的树干渗出的香树脂经加工精制而成。秋季剥皮,榨取树脂,干燥。生用。

【处方用名】 苏合香。

【性味归经】 辛,温。归心、脾经。

【功效】 开窍,辟秽,止痛。

【应用】

1. 寒闭神昏　苏合香辛香气烈,有开窍醒神之效,作用与麝香相似而力稍逊,且长于温通、辟秽,故为治面青、身凉、苔白、脉迟之寒闭神昏之要药。治疗中风痰厥、惊痫等属于寒邪、痰浊内闭者,常配伍麝香、安息香、檀香等,如苏合香丸。

2. 胸腹冷痛,满闷　本品温通走窜,化浊开郁,祛寒止痛。用治痰浊、血瘀或寒凝气滞之胸脘痞满、冷痛等症,常与冰片等同用,如苏合丸。

此外,本品能温通散寒,为治冻疮的良药,可用苏合香溶于乙醇中涂敷冻疮患处。

【用法用量】 宜入丸、散服,0.3~1g。

石菖蒲 Shichangpu
《神农本草经》

【来源】 为天南星科植物石菖蒲 *Acorus tatarinowii* Schott 的干燥根茎。秋冬二季采挖,除去须根,晒干,生用。

【处方用名】石菖蒲、菖蒲、九节菖蒲。

【性味归经】辛、苦,温。归心、胃经。

【功效】开窍豁痰,醒神益智,化湿开胃。

【应用】

1. **痰蒙清窍,神志不清** 本品芳香温通走窜,不但有开窍醒神之功,且兼具化湿,豁痰,辟秽之效。故擅长治痰湿秽浊之邪蒙蔽清窍所致之神志昏迷。①治中风痰迷心窍,神志昏乱、舌强不能语,常配伍半夏、天南星、橘红等,如涤痰汤;②治痰热蒙蔽,高热、神昏谵语者,常配伍郁金、半夏、竹沥等,如菖蒲郁金汤;③治痰热癫痫抽搐,可配伍枳实、竹茹、黄连等,如清心温阳汤;④治湿浊蒙蔽,头晕、嗜睡、健忘、耳鸣、耳聋等症,常配伍茯苓、远志、龙骨等,如安神定志丸。

2. **湿阻中焦,脘腹痞满,胀闷疼痛** 本品辛温芳香,善化湿浊,醒脾胃,行气滞,消胀满。湿浊中阻,脘闷腹胀、痞塞疼痛,常配伍砂仁、苍术、厚朴等;湿从热化,湿热蕴伏,可配伍黄连、厚朴等,如连朴饮。

3. **噤口痢** 本品芳香化湿、燥湿,又行胃肠之气。治疗湿浊、热毒蕴结肠中所致之水谷不纳,里急后重等,可配伍黄连、茯苓、石莲子等,如开噤散。

4. **健忘,失眠,耳鸣,耳聋** 本品入心经,开心窍,益心智,安心神,聪耳明目,故可用于健忘,失眠,耳鸣,耳聋等症。

【用法用量】煎服,3~10g。

点滴积累 ∨

1. 开窍药味辛,其气芳香,善于走窜,皆入心经,有开窍醒神之效,主治实证窍闭神昏。

2. 在麝香和冰片异同比较中掌握其功效与应用。 二药均开窍醒神,治闭证神昏,常相须为用。 麝香性温,开窍通闭力强,寒热皆宜,还能活血通经、消肿止痛;冰片性微寒,开窍力逊于麝香,尚能清热止痛。

3. 麝香气味极香,走窜之性甚烈,能催产下胎,孕妇禁用。

4. 开窍药辛香易挥发,内服多不宜入煎剂,只入丸剂、散剂。

复习导图

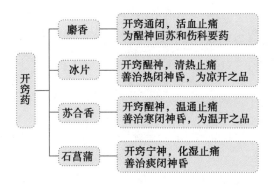

目标检测

一、单项选择题

1. 开窍药主要治疗(　　)

 A. 热证   B. 寒证   C. 瘀血证

 D. 闭证神昏   E. 表证

2. 开窍药芳香,有效成分易于挥发,故很少入(　　)

 A. 丸剂   B. 散剂   C. 煎剂

 D. 片剂   E. 胶囊剂

3. 具有开窍醒神,活血通经,消肿止痛,催产功效的中药是(　　)

 A. 苏合香   B. 麝香   C. 冰片

 D. 石菖蒲   E. 远志

4. 下列用于寒闭神昏的是(　　)

 A. 苏合香   B. 木香   C. 冰片

 D. 石菖蒲   E. 远志

5. 具有开窍醒神,清热止痛功效的药物是(　　)

 A. 冰片   B. 麝香   C. 苏合香

 D. 石菖蒲   E. 酸枣仁

二、简答题

1. 何谓开窍药? 开窍药的功效主治是什么?

2. 简述麝香的功效、应用、用法用量和使用注意。

ER-18章习题

（陈爱梅）

第十九章

补虚药

ER-19章PPT与重点

导学情景

情景描述：

在日常生活中，有许多有效的谚语食疗方，如一日食三枣，郎中不用找；五谷加小枣，胜似灵芝草；宁可三日无肉，不可一日无枣；想要皮肤好，粥里加小枣。用大枣、大米熬成粥食之，有养脾护肝之效。

学前导语：

大枣，是日常生活中厨房必备品之一，被列为"五果"之一，还被称为"天然的维生素丸"，有着极好的抗氧化、降血压、降胆固醇、保护肝脏、宁心安神、益智健脑、增强食欲、提高人体免疫力等效果。大枣除了是重要的食物，还是一味重要的药材，具有补中益气、养血安神的功效，常用于脾虚证等。那么在临床上，还有哪些中药可用于日常养生保健及治疗脾虚等证呢？

凡以补益人体正气，消除气血阴阳虚弱证候为主要功效，治疗虚证为主的药物，称为补虚药，亦称为补益药或补养药。

本类药物大多具有甘味，能够补益人体气血阴阳的不足，增强机体的活动功能。

根据其性能、功效及适应证的不同，补虚药又分为补气药、补血药、补阴药、补阳药四类。

1. **补气药** 性味多甘温或甘平，多数药能补益脾肺之气，主要归脾、肺等经，适用于脾肺气虚弱所致之证。症见食欲不振、脘腹虚胀、大便溏薄、体倦神疲、面色萎黄，甚或脏器下垂、脱肛、血失统摄；或少气懒言、语音低怯、咳嗽无力，甚或喘促、易出虚汗等症。少数药物兼有补心气和补元气的作用，可用治心气亏虚和元气虚脱之证。

2. **补血药** 性味多甘温或甘平，质地滋润，主要归心、肝、脾、肾等经。具有滋养补血的作用，适用于各种血虚证。症见面色苍白或萎黄、唇爪苍白、眩晕耳鸣、心悸怔忡、失眠健忘，或月经愆期、量少色淡，甚则闭经、舌淡脉细等。部分药物兼能滋阴或滋养肝肾，生精填髓，可用于肝肾精血亏虚所致之眩晕耳鸣、腰膝酸软、须发早白。

3. **补阳药** 性味多具甘温、咸温或辛热之性，主要归肾经。能够温肾助阳，适用于肾阳不足所致的畏寒肢冷、脉沉迟、水肿、阳痿遗精、血滞经闭；肾精不足之头晕耳鸣、腰膝酸软、不育不孕、带下清稀；筋脉不健之手足痿弱、小儿行迟、齿迟、囟门不合；脾肾阳虚之五更泻以及肾不纳气之虚喘等。

4. **补阴药** 性味多甘寒或甘凉，质地滋润，主要归于肺、胃、肝、肾等经，具有滋养阴液，生津润燥的作用。适用于肺胃阴虚所致的干咳少痰、咯血、声音嘶哑或口干咽燥、胃脘隐痛、饥不欲食，或脘痞不舒、干呕呃逆、肠燥便秘等症;肝肾阴虚之潮热、盗汗、五心烦热、两颧发红、眼目干涩、肢麻筋挛、爪甲不荣或头晕目眩、耳鸣耳聋、牙齿松动、腰膝酸痛、遗精等症。

虚证一般病程较长,使用补虚药时宜选用蜜丸、煎膏(膏滋)等剂型,如作汤剂,一般宜适当久煎,使药味尽出。

使用补虚药时,应注意:①对证选药,针对虚证,辨别虚证类型,认识药物的特点。②合理配伍,注意气血阴阳在病理上的相互影响,如阳虚者多兼气虚,气虚者易致阳虚,因此,需将两类或两类以上的补虚药配伍使用。对于虚实夹杂、正虚邪实之证,则应配伍祛邪药同用,以收扶正祛邪之效。③不可滥用补虚药,忌"误补益疾",注意虚不受补的情况。④注意邪正关系,以免"闭门留寇"。⑤补虚药大多性味滋腻,使用时应辅以行气、行血或除湿、化痰类药物,使补而不滞。⑥注意顾护脾胃,适当配伍健脾消食药,以促进运化,使补虚药能充分发挥作用。

第一节　补气药

人参 Renshen
《神农本草经》

【来源】为五加科多年生草本植物人参 *Panax ginseng* C. A. Mey. 的干燥根及根茎。野生者名"山参";栽培者称"园参"。园参一般应栽培 6~7 年后收获。切片或研粉用。

【处方用名】人参、红参、白参。

【性味归经】甘、微苦,微温。归肺、脾、心、肾经。

【功效】大补元气,复脉固脱,补脾益肺,生津养血,安神益智。

【应用】

1. **元气虚脱证**　本品能大补元气,为补气救脱之要药。用于:①因大汗、大泻、大失血或大病、久病所致元气虚极欲脱、脉微欲绝,可单用大量浓煎服,如独参汤;②各种休克、心力衰竭等,常用参麦注射液、益气复脉注射液等;③气虚欲脱兼见汗出、四肢逆冷者,常与附子同用,如参附注射液;④气虚欲脱兼见汗出、身暖、渴喜冷、舌红干燥者,常与麦冬、五味子配伍,如生脉注射液或生脉饮。

2. **肺气虚证**　本品为补肺要药,可改善短气喘促、懒言声微等肺气虚衰症。用于:①肺虚咳喘、痰多者,常与五味子、苏子等药同用,如补肺汤;②喘促日久,肺肾两虚者,配伍胡桃肉、蛤蚧等同用,如人参胡桃汤、人参蛤蚧散。

3. **脾气虚证**　本品为补脾要药。用于:①脾气虚弱,体倦乏力、食少便溏等症,常与白术、茯苓等药配伍,如四君子汤;②脾不统血,常与黄芪、白术等配伍,如归脾汤;③脾气虚衰致气血两虚者,可与当归、熟地黄等药配伍,如八珍汤。

4. **热病气津两伤及消渴证**　本品能补脾肺,助运化,输精微,使气旺津生,善治气津两伤之证。用于:①热伤气津,口渴、脉大无力者,常与知母、石膏同用,如白虎加人参汤;②消渴证,常与天花粉、生地黄等配伍,如玉泉丸。

5. **气血亏虚的心悸、失眠、健忘**　本品补益心气,可改善心悸怔忡、胸闷气短、脉虚等心气虚衰症状,并能安神益智,治疗失眠多梦、健忘,常与酸枣仁、柏子仁等药配伍,如天王补心丹。

此外,本品还常与解表药、攻下药等祛邪药配伍,用于气虚外感或里实热结而邪实正虚之证,有扶正祛邪之效。

知识链接

人参的现代研究

人参的主要成分为人参皂苷 Rg_1、Rb_1 等30多种人参皂苷、α-人参烯等挥发油、人参酸等有机酸、人参黄酮苷等黄酮及木脂素、甾醇、氨基酸、多糖等。 其中人参皂苷及多糖为主要有效成分。 ①人参皂苷具有抗肿瘤、提高机体免疫力、抗菌、改善心脑血管供血不足、调节中枢神经系统、抗疲劳、延缓衰老等作用;②人参提取物、人参多糖、人参多肽、人参茎叶多糖、人参非皂苷部分均有降血糖作用,可用于糖尿病的治疗。

人参具有抗休克、抗疲劳,促进蛋白质、RNA、DNA 的合成,促进造血系统功能,调节胆固醇代谢等作用;能增强机体免疫功能;能增强性腺功能,有促性腺激素样作用;能降低血糖。 此外,尚有抗炎、抗过敏、抗利尿及抗肿瘤等多种作用。 人参的药理活性常因机体能状态不同而呈双向作用。 人参皂苷是人参的主要成分,它与皮质类固醇类似,可刺激下丘脑-垂体-肾上腺皮质系统。 长期服人参或人参制剂,可出现类似皮质醇中毒的症状,被称之为"人参滥用综合征",主要有高血压、神经过敏、易激动、失眠等。 此外大剂量服用可出现腹泻、忧郁、性欲亢进(或性功能减退)、头痛、心悸等不良反应。 出血是人参急性中毒的特征。 因此人参有其一定的适应证,并非人人皆宜、多多益善,而是要在医师指导下,合理、适量使用。

【用法用量】 另煎兑服,3~9g;大补元气用于急重证,剂量可用15~30g。研末吞服,每次2g,日服2次。或入丸散。

【使用注意】 不宜与藜芦、五灵脂同用,忌饮茶、吃萝卜。

知识链接

人参的商品名称及作用特点

山参:人参之野生者。 补气功效最强,宜于补气救脱。

园参:人参之栽培者。 作用不及山参,因加工方法不同,又分为:

(1)生晒参:鲜参洗净后干燥者。 药性平和,既可补气,又可养津。

(2)红参:园参蒸制后干燥而成。 性偏温热,适用于气弱兼阳虚者。

(3)白参(糖参):园参浸糖后干燥而成。 药性平和,效力较差,适用于气虚者。

参须:为园参加工断下的细根。 效力更次。

高丽参(别直参):人参产于朝鲜者。 功同红参,药力较强。

西洋参 Xiyangshen
《本草备要》

【来源】 为五加科多年生草本植物西洋参 *Panax quinquefolium* L. 的干燥根。秋季采挖生长 3~6 年的根,洗净,晒干或低温干燥用,或切薄片,生用。

【处方用名】 西洋参、洋参、花旗参。

【性味归经】 甘、微苦,凉。归肺、心、肾经。

【功效】 补气养阴,清热生津。

【应用】

1. **气阴两伤证** 本品补气作用弱于人参,但其药性偏凉,兼能清热养阴生津。最适用于气虚较轻而兼有阴虚的证候。用于热病或大汗、大泻、大失血,耗伤元气阴津所致神疲乏力、心烦口渴等证,常与麦冬、五味子等同用。

2. **热病气虚津伤口渴及消渴证** 本品不仅能补气,养阴生津,还能清热,适用于热伤气津所致身热汗多、口渴心烦、体倦少气者,常与西瓜翠衣、竹叶、麦冬等品同用,如清暑益气汤。临床亦常配伍养阴、生津之品用于消渴病气阴两伤之证。

知识链接

西洋参的现代研究

西洋参含多种人参皂苷、多种挥发性成分、树脂、淀粉、糖类及氨基酸、无机盐等,有抗休克作用,能明显提高失血性休克大鼠存活率;对大脑有镇静作用,对生命中枢则有中度兴奋作用;还具抗缺氧、抗心肌缺血、抗心肌氧化、增加心肌收缩力、抗心律失常、抗疲劳、抗应激、抗惊厥、降血糖、止血和抗利尿作用。 近年有口服西洋参引起过敏反应,出现水疱疹及女性内分泌失调的报道,应加以注意。

【用法用量】 另煎兑服,3~6g。或入丸散。

【使用注意】 不宜与藜芦同用。

太子参 Taizishen
《本草从新》

【来源】 为石竹科多年生草本植物孩儿参 *Pseudostellaria heterophylla*(Miq.)Pax ex pax et Hoffm. 的干燥块根。夏季茎叶大部分枯萎时采挖,除去须根,置沸水中略烫后晒干或直接晒干,生用。

【处方用名】 太子参、童参、孩儿参。

【性味归经】 甘、微苦,平。归脾、肺经。

【功效】 益气健脾,生津润肺。

【应用】

脾肺气阴两虚证 本品能补脾肺之气,兼能养阴生津,其性略偏寒凉,药力较缓,为补气药中的一味清补之品。用于:①热病之后,气阴两亏,倦怠自汗、口干少津而不宜峻补者,宜与山药、石斛等同用,以益气健脾,养胃生津;②肺虚津伤的燥咳,与北沙参、麦门冬、贝母等同用。本品亦可用于心气与心阴两虚所致心悸不眠、虚热汗多,宜与五味子、酸枣仁等同用,以益气养心,敛阴止汗。

【用法用量】煎服,9~30g。或入丸散。

【使用注意】邪实正不虚者慎用。

知识链接

西洋参与太子参功用鉴别

二者均为气阴双补之品,均具有益脾肺之气,补脾肺之阴,生津止渴之功。太子参性平力薄,其补气、养阴、生津与清火之力俱不及西洋参。凡气阴不足之轻证、火不盛者,宜用太子参,多用于小儿;气阴两伤而火较盛者,当用西洋参。

党参 Dangshen
《本草从新》

【来源】为桔梗科多年生草本植物党参 *Codonopsis pilosula*(Franch.)Nannf.、素花党参 *Codonopsis pilosula* Nannf. var. *modesta*(Nannf.)L. T. Shen 或川党参 *Codonopsis tangshen* Oliv. 的干燥根。秋季采挖洗净,晒干,切厚片,生用或炒用。

【处方用名】党参、炒党参、炙党参。

【性味归经】甘,平。归脾、肺经。

【功效】健脾益肺,养血生津。

【应用】

1. **脾肺气虚证** 本品性味甘平,主归脾肺二经,善补脾肺之气。本品补益脾肺之功与人参相似而力较弱,临床常用以代替古方中的人参,治疗脾肺气虚的轻证。①中气不足的体虚倦怠、食少便溏等症,常与白术、茯苓等同用;②肺气亏虚的咳嗽气促、语声低弱等症,可与黄芪、蛤蚧等同用。

2. **气血两虚证** 本品既能补气,又能补血,常用于气虚不能生血,或血虚无以化气,而见面色苍白或萎黄、乏力、头晕、心悸等的气血两虚证。常配伍黄芪、白术、当归、熟地黄等同用,以增强其补气补血效果。

3. **气津两伤证** 本品对热伤气津之气短口渴,亦有补气生津作用,适用于气津两伤的轻证,宜与麦冬、五味子等养阴生津之品同用。

知识链接

党参的现代研究

党参化学成分:本品含甾醇、党参苷、党参多糖、党参内酯、生物碱、无机元素、氨基酸、微量元素等。党参可调节胃肠功能,保护胃黏膜,促进胃溃疡的愈合,增强机体免疫功能,增加红细胞、白细胞数和血红蛋白含量,抑制血小板聚集,强心,调节血压,抑菌、延缓衰老、抗缺氧、抗辐射等。所以贫血患者食用党参很有益处。因化疗和放射疗法引起的白细胞下降,服用党参也有促使白细胞回升的效果。

▶ 课堂活动

人参、西洋参、党参、太子参的功效应用有何异同?

【用法用量】煎服,9~30g。或入丸散。

【使用注意】不宜与藜芦同用。

黄芪 Huangqi
《神农本草经》

【来源】为豆科植物蒙古黄芪 Astragalus membranaceus (Fisch.) Bge. var. mongholicus (Bge.) Hsiao 或膜荚黄芪 Astragalus membranaceus (Fisch.) Bge. 的干燥根。春秋二季采挖,除去须根及根头,晒干, 切片,生用或蜜炙用。

【处方用名】黄芪、炙黄芪。

【性味归经】甘,微温。归脾、肺经。

【功效】补气升阳,固表止汗,利水消肿,生津养血,行滞通痹,托毒排脓,敛疮生肌。

【应用】

1. 脾肺气虚证　本品甘温,善入脾胃,为补中益气要药。用于:①脾气虚弱,倦怠乏力、食少便 溏者,可单用熬膏服,或与党参、白术等补气健脾药配伍;②肺气虚弱,咳喘日久、气短神疲者,常与党 参、蛤蚧等配伍,如参芪蛤蚧补浆。

2. 中气下陷证　本品长于升阳举陷,为治疗脾虚中气下陷之久泻脱肛,内脏下垂之要药。常与 人参、升麻、柴胡等品同用,如补中益气汤。

3. 气虚自汗证　本品能补脾肺之气,益卫固表,常与牡蛎、麻黄根等止汗之品同用,如牡蛎散。 若因卫气不固,表虚自汗而易感风邪者,宜与白术、防风等品同用,如玉屏风散。

4. 水肿　对于脾虚水湿失运,浮肿尿少者,本品既能补脾益气,又能利尿消肿,标本兼治,为治 气虚水肿之要药,常与白术、茯苓等配伍。如防己黄芪汤。

5. 气虚所致的血虚、出血、津亏等证　本品补气之力较强,气旺又能生血、摄血、生津。用于: ①气虚血亏,面色萎黄、神疲体倦等,常与当归等配伍,如当归补血汤;②脾虚不能统血所致失血证, 常与人参、白术等同用,如归脾汤;③脾虚不能布津之消渴,本品能补气生津,促进津液的生成与输布 而有止渴之效,常与天花粉、葛根等同用,如玉液汤。

6. 痹证、中风后遗症等　本品以其补气之功还能行滞通痹之效。用于:①风寒湿痹,宜与川乌、 独活等祛风湿药和川芎、牛膝等活血药配伍;②中风后遗症,常与当归、川芎、地龙等同用,如补阳还 五汤。

7. 气血亏虚,疮疡难溃或溃久难敛　本品以其补气之功还能收托毒生肌之效。用于:①疮疡 中期,正虚毒盛不能托毒外达,疮形平塌,根盘散漫,难溃难腐者,可用本品补气生血,扶助正气, 托脓毒外出,常与人参、当归、升麻、白芷等同用,如托里透脓散;②溃疡后期,因气血虚弱,脓水清 稀,疮口难敛者,用本品补气生血,有生肌敛疮之效。常与人参、当归、肉桂等同用,如十全大 补汤。

【用法用量】煎服,9~30g。大剂量可用至30~60g。补气升阳宜蜜炙用,其他宜生用。

【使用注意】凡表实邪盛,内有积滞,阴虚阳亢,疮疡阳证、实证等均不宜用。

案例分析

案例

患者,男,41岁。因T8~10神经纤维瘤行手术切除,术后150日来院住院治疗。查体:BP 18/11kPa,心肺(-),脐水平面以下皮肤浅感觉减退,提睾反射消失,大小便失禁,右下肢肌力Ⅱ级,左下肢肌力Ⅲ级,腱反射消失,右股四头肌萎缩。舌质淡红,苔薄白,脉弦滑。住院后给以神经生长因子、川芎嗪及针灸等治疗,同时服中药:黄芪60g,赤芍15g,川芎6g,当归6g,地龙12g,桃仁9g,红花6g,乌梢蛇15g,益智仁9g。服药6剂,患者感头胀痛、胸闷不适,测血压20~21.5/12.5~13kPa。原方去黄芪,其他药物不变,继服10日后,头痛等症消失,血压恢复正常。30日后再次服用上方,黄芪由60g改为30g,其他药物略有增减,服10剂后,患者感头痛、眩晕、胸闷、烦躁,舌苔微黄,脉弦劲有力。测血压为21~22/13~14kPa。立即停服中药,经对症处理后以上症状消失,血压恢复正常,脉转平和。

分析

该患者虽然下肢软瘫无力,但"舌质淡红,苔薄白,脉弦滑",并无明显气虚表现,故用黄芪,实为药证不符。本例患者出现的血压升高、头痛、眩晕、胸闷等症,是由于黄芪使用不当(患者并无虚象),且用量又明显偏大,以致升发太过所致。

▶ **课堂活动**

人参、党参、黄芪的功效应用有何异同?

白术 Baizhu
《神农本草经》

【来源】为菊科植物白术 *Atractylodes macrocephala* Koidz. 的干燥根茎。冬季采收,烘干或晒干,除去须根,切厚片,生用或土炒、麸炒用。

【处方用名】白术、炒白术、焦白术、麸炒白术。

【性味归经】苦、甘,温。归脾、胃经。

【功效】健脾益气,燥湿利水,止汗,安胎。

【应用】

1. **脾气虚证** 本品甘、苦,性温,主归脾胃经,为"补气健脾第一要药"。用于:①脾虚食少神疲,常与人参、茯苓等同用,如四君子汤;②脾胃虚寒之腹痛泄泻,与干姜、人参等同用,如理中汤;③脾虚湿滞,泄泻便溏,与白扁豆、山药、茯苓等配伍,如参苓白术颗粒。

2. **脾虚水湿内停之水肿、痰饮、小便不利等** 本品既长于补气健脾,又能燥湿利水。用于:①脾虚中阳不振,痰饮内停者,常与温阳化气,利水渗湿之桂枝、茯苓等同用,如苓桂术甘汤;②脾虚水肿,本品可与茯苓、泽泻等药同用,如四苓散;③脾虚湿浊下注,带下清稀者,可与山药、人参等同用,如完带汤。

3. 气虚自汗　本品亦能补脾益气,固表止汗,其作用与黄芪相似而力稍逊。对于脾肺气虚,卫气不固,表虚自汗,易感风邪者,宜与黄芪、防风等配伍,以固表御邪,如玉屏风散。亦可单用本品治汗出不止。

4. 脾虚胎动不安　本品还能益气安胎,用于脾虚胎儿失养者,常与人参、阿胶等补益气血之品配伍;用于肾虚冲任不固之胎动不安,常与黄芪、续断、砂仁等配伍,如泰山磐石散。

【**用法用量**】煎服,6~12g。炒用可增强补气健脾止泻作用。燥湿利水宜生用,补气健脾宜炒用,健脾止泻宜炒焦用

【**使用注意**】本品性偏温燥,热病伤津及阴虚燥渴者不宜。气滞胀闷者忌用。

知识链接

白术与苍术的鉴别

白术与苍术,古时统称为"术",后世逐渐分别入药。二药均具有健脾与燥湿两种主要功效。然白术以健脾益气为主,宜用于脾虚湿困而偏于虚证者;苍术以苦温燥湿为主,宜用于湿浊内阻而偏于实证者。此外,白术还有利尿、止汗、安胎之功,苍术还有发汗解表、祛风湿及明目作用,分别还有其相应的主治病证。

山药 Shanyao
《神农本草经》

【**来源**】为薯蓣科植物薯蓣 *Dioscorea opposita* Thunb. 的干燥根茎。冬季采挖,去根头,刮去外皮及须根,润透,晒干或烘干,切厚片,生用或麸炒用。

【**处方用名**】山药、怀山药、白山药、炒山药、土炒山药。

【**性味归经**】甘,平。归脾、肺、肾经。

【**功效**】补脾养胃,生津益肺,补肾涩精。

【**应用**】

1. 脾胃虚弱证　本品性味甘平,能补脾益气,滋养脾阴。用于脾气虚弱或气阴两虚,消瘦乏力、食少、便溏,或脾虚不运,湿浊下注之妇女带下。如治脾虚食少便溏的参苓白术散,治带下的完带汤。

2. 肺虚证　本品能补肺气,兼能滋肺阴。用于肺虚咳喘,或肺肾两虚久咳久喘,常与人参、麦冬、五味子等同用,共奏补肺定喘之效。

3. 肾虚证　本品既能补肾气,又能滋肾阴,兼能固涩。用于:①肾气亏虚之腰膝酸软、夜尿频多或遗尿等,与附子、肉桂等同用,如肾气丸;②肾阴亏虚之骨蒸颧红、滑精早泄等,与熟地黄、茯苓、泽泻等同用,如六味地黄丸;③女子肾虚不固,带下清稀等症,常与白术、党参等同用。

4. 消渴证 本品补气兼能养阴,有生津止渴之效。常与黄芪、天花粉、知母等品同用,如玉液汤。

【用法用量】煎服,15~30g。麸炒可增强补脾止泻作用。

【使用注意】湿盛中满而有积滞者忌服。

知识链接

山药的现代研究

山药主含薯蓣皂苷元、黏液质、胆碱、糖蛋白、游离氨基酸、维生素C等多种成分。 具有增强免疫功能、抗衰老作用;本品煎剂有降血糖、缓解肠管平滑肌痉挛、增强雄性激素样作用。 不仅含有较多的营养成分,又容易消化,是药食兼用的佳品,可作食品长期服用,适宜于久病或病后虚弱羸瘦,需营养调补而脾运不健者。

甘草 Gancao
《神农本草经》

【来源】 为豆科植物甘草 *Glycyrrhiza uralensis* Fisch.、胀果甘草 *Glycyrrhiza inflata* Bat.,或光果甘草 *Glycyrrhiza glabra* L. 的干燥根及根茎。春、秋采挖,以秋采者为佳。除去须根,晒干,切片,生用或蜜炙用。

【处方用名】甘草、生草、炙甘草。

【性味归经】甘,平。归心、肺、脾、胃经。

【功效】补脾益气,清热解毒,祛痰止咳,缓急止痛,调和诸药。

【应用】

1. 心气虚证 本品能补益心气,益气复脉。用于心气不足之脉结代、心悸者,常与人参、阿胶、桂枝等配伍,如炙甘草汤。

2. 脾气虚证 本品味甘,具有补益脾气之力。因其作用缓和,宜作为辅助药用,常与人参、白术、黄芪等配伍用于脾气虚弱之证。

3. 咳喘证 本品既能祛痰止咳,又能益气润肺,还有平喘作用。用于:①风寒咳嗽,常与麻黄、杏仁等同用,如三拗汤;②湿痰咳嗽,与半夏、茯苓等同用,如二陈汤;③寒痰咳喘,与干姜、五味子等同用,如苓甘五味姜辛汤。

4. 脘腹及四肢挛急疼痛 本品甘能缓急,善于止痛。对脾虚肝旺的脘腹挛急作痛或阴血不足之四肢挛急作痛均可,常与白芍同用,如芍药甘草汤。临床常以芍药甘草汤为基础,随证配伍用于血虚、血瘀、寒凝等多种原因所致的脘腹、四肢挛急作痛。

5. 热毒疮疡、咽喉肿痛及药物、食物中毒 本品长于解毒,应用十分广泛。生用性寒,可清解热毒。用于:①热毒疮疡,常与地丁、连翘等同用;②热毒咽喉肿痛之症,常与板蓝根、桔梗、牛蒡子等配伍;③本品对附子等多种药物或食物所致中毒,有一定解毒作用,可与绿豆等煎服。

6. 调和药性 本品能缓和药物烈性或减轻毒副作用,在许多方剂中都可发挥调和药性的作用。

如调胃承气汤,以甘草缓和大黄、芒硝峻下之性,使泻下不致太猛。而半夏泻心汤则以甘草与干姜、半夏、黄芩、黄连同用,以调和寒热之性,协调升降之势。另外,甘草甜味浓郁,也可矫正方中药物的滋味。

知识链接

甘草的现代研究

甘草含三萜类(三萜皂苷甘草酸的钾、钙盐为甘草甜素,是甘草的甜味成分)、黄酮类、生物碱、多糖等成分。有抗心律失常作用;有抗溃疡,抑制胃酸分泌,缓解胃肠平滑肌痉挛及镇痛作用,并与芍药的有效成分芍药苷有协同作用;能促进胰液分泌;有明显的镇咳作用,祛痰作用也较显著,还有一定平喘作用;有抗菌、抗病毒、抗炎、抗过敏作用;能保护发炎的咽喉和气管黏膜;对某些毒物有类似葡萄糖醛酸的解毒作用;有类似肾上腺皮质激素样作用;还有抗利尿、降脂、保肝等作用。但大剂量服用或小剂量长期服用本品,大约有20%的人可出现水肿、四肢无力、痉挛麻木、头晕、头痛、血压升高、低血钾等不良反应;老年人及患有心血管病、肾脏病者,易致高血压和充血性心脏病。长期服用甘草甜素可致非哺乳期妇女泌乳。

甘草因味甘而得名。旧时有"国老"之称。甄权云:"诸药中甘草为君,治七十二种乳石毒,解一千二百般草本毒,调和众药有功,故有国老之号"。陶弘景云:"国老即帝师之称,虽非君而为君所宗,是以能安和草石而解诸毒也"。

【用法用量】 煎服,2~10g。生用性微寒,可清热解毒;蜜炙药性微温,并可增强补益心脾之气和润肺止咳作用。

【使用注意】 不宜与海藻、京大戟、芫花、甘遂同用。本品有助湿壅气之弊,湿盛胀满、水肿者不宜用。大剂量久服可导致水钠潴留,引起浮肿。

案例分析

案例

患儿,男,5个月,体重6kg,无药物过敏史。诊断:锌缺乏引起厌食、食欲减退。服用甘草锌2次/日,0.75g/次,同期未服用其他药物。患儿连续服用甘草锌颗粒20日后出现眼睑水肿、尿量减少、夜间烦闹、睡眠不好等症状,停药10日后,明显好转。

分析

该患者属于服用甘草类制剂后引起的水钠潴留,这是甘草酸类药物常见的不良反应。甘草锌在体内释放出Zn^{2+}和甘草酸。甘草酸有直接的类醛固酮样作用。甘草酸在体内经葡萄糖醛酸酶水解为葡萄糖醛酸和甘草次酸。甘草次酸能竞争性地抑制醛固酮和皮质醇在肝内的代谢失活,从而间接提高醛固酮的血药浓度,产生明显的醛固酮效应。由于婴幼儿肾脏功能发育不全,对水、钠的调节功能较差,易发生水钠潴留等不良反应。

刺五加 Ciwujia
《本草纲目》

【来源】 为五加科植物刺五加 *Acanthopanax senticosus*(Rupr. et Maxim.) Harms 的干燥根及根茎或茎。春秋二季采挖,洗净、干燥,润透,切厚片,晒干,生用。

【处方用名】 刺五加、五加参。

【性味归经】 辛、微苦,温。归脾、肾、心经。

【功效】 益气健脾,补肾安神。

【应用】

1. **脾肺气虚证** 本品既能益气健脾,又能化痰平喘,用于脾肺气虚,体倦乏力、食欲减弱或咳嗽气喘者,可配伍蛤蚧等同用,如五加参蛤蚧精。也可用刺五加片治疗脾肺气虚的慢性支气管炎。

2. **肝肾不足证** 本品能补肾健骨,可用治肝肾不足所致腰膝酸疼、下肢痿弱以及脚跟痛等,常与牛膝、木瓜、续断等药同用,亦可单用刺五加片治疗。

3. **心脾两虚证** 本品有益气健脾,养血安神之功,可用治心脾两虚,失眠多梦等,可与何首乌同用,如五加首乌片。

【用法用量】 煎服,9~27g。目前多作片剂、颗粒剂、口服液及注射剂使用。

大枣 Dazao
《神农本草经》

【来源】 为鼠李科植物枣 *Ziziphus jujuba* Mill. 的干燥成熟果实。秋季果实成熟时采收,晒干或烘软后晒干,生用

【处方用名】 大枣、红枣、干枣。

【性味归经】 甘,温。归脾、胃、心经。

【功效】 补中益气,养血安神。

【应用】

1. **脾虚证** 本品能补脾益气,适用于脾气虚弱,消瘦、倦怠乏力、便溏等症,宜与人参、白术等补脾益气药配伍。

2. **脏躁及失眠证** 本品能益气养血安神,为气血双补之品,是治疗心失充养,心神无主之脏躁要药。单用以红枣烧存性,米饮调下。也可与小麦、甘草配伍,如甘麦大枣汤。还用本品治疗虚劳烦闷不得眠者。

本品与部分药性峻烈或有毒的药物同用,有保护胃气,缓和其毒烈药性之效,如十枣汤,即用以缓和甘遂、大戟、芫花的烈性与毒性。

【用法用量】 破开或去核煎服,6~15g。

【使用注意】 本品滋腻,湿盛中满者忌服。

知识链接

大枣的现代研究

大枣含有机酸、三萜苷类、生物碱类、黄酮类、糖类、维生素类、氨基酸、挥发油、微量元素等成分。能增强肌力,增加体重;能增加胃肠黏液,纠正胃肠病损,保护肝脏;有增加白细胞内 cAMP 含量,抗变态反应作用;有镇静催眠作用;还有抑制癌细胞增殖、抗突变、镇痛及镇咳、祛痰等作用。是药食兼用的佳品,可作食品长期服用。

蜂蜜 Fengmi
《神农本草经》

【来源】 为蜜蜂科昆虫中华蜜蜂 *Apis cerana* Fabricius 或意大利蜜蜂 *Apis mellifera* Linnaeus 所酿成的蜜。春至秋季采收,过滤后供用。

【处方用名】 蜂蜜。

【性味归经】 甘,平。归肺、脾、大肠经。

【功效】 补中,止痛,润燥,解毒;外用生肌敛疮。

【应用】

1. **脾气虚之中脘腹挛急疼痛** 本品既能补中益气,又能缓急止痛,用于脾气虚弱脘腹疼痛等,可与芍药、甘草等同用。多作为补脾益气丸剂、膏剂的赋型剂,或作为炮炙补脾益气药的辅料。

2. **肺虚久咳及燥咳证** 本品既能补肺,又能润肺。用于:①虚劳咳嗽,气阴耗伤,气短乏力、咽燥痰少者,可与人参、地黄等同用,如琼玉膏;②燥邪伤肺,干咳无痰或痰少而黏者,可与阿胶、桑叶、川贝母等配伍;本品更多作为炮炙止咳药的辅料,或作为润肺止咳类丸剂或膏剂的赋型剂。

3. **便秘证** 治疗肠燥便秘,可单用大量冲服,或与地黄、当归、火麻仁等配伍。亦可将本品制成栓剂,纳入肛内,以通导大便,如蜜煎导。

4. **解乌头类药毒** 本品与乌头类药物同煎,可降低其毒性。服乌头类药物中毒者,大剂量服用本品,有一定解毒作用。

此外,本品外用,对疮疡肿毒有解毒消疮之效;对溃疡、烧烫伤有解毒防腐,生肌敛疮之效。

【用法用量】 煎服或冲服,15~30g,大剂量 30~60g。外用适量。

【使用注意】 本品助湿壅中,又能润肠,故湿阻中满及便溏泄泻者慎用。

饴糖 Yitang
《名医别录》

【来源】 为米、麦、粟或玉蜀黍等粮食,经发酵糖化制成。有软、硬两种,软者称胶饴,硬者称白饴糖,均可入药,但以胶饴为主。

【处方用名】 饴、胶饴、饴糖、软糖。

【性味归经】 甘,温。归脾、胃、肺经。

【功效】 补中益气,缓急止痛,润肺止咳。

【应用】

1. **中虚脘腹疼痛** 本品既能补中益气,又可缓急止痛,尤宜于脾胃虚寒之脘腹疼痛喜按,空腹时痛甚,食后稍安者,单用有效,也可与白芍、甘草、大枣等同用,如小建中汤。

2. **肺虚、肺燥咳嗽** 用于:①咽喉干燥、喉痒咳嗽者,单用本品嚼咽,可收润燥止咳之效;②肺虚久咳、干咳痰少、少气乏力者,与人参、阿胶、杏仁等配伍。

【用法用量】 入汤剂须烊化冲服,每次 15~20g。

【使用注意】 本品有助湿壅中之弊,湿阻中满者不宜服。

▶ 课堂活动

    饴糖与蜂蜜均有缓急止痛的作用,小建中汤为何用饴糖而不用蜂蜜?

红景天 Hongjingtian
《四部医典》

【来源】 本品为景天科植物大花红景天 *Rhodiola crenulata*(Hook. F. et Thoms.)H. Ohba 的干燥根和根茎。野生或栽培,秋季采挖,洗净,晒干,切段,生用。

【处方用名】 红景天、蔷薇红景天、涩疙瘩、狮子七、扫罗玛尔布。

【性味归经】 甘、苦,平。归脾、肺经。

【功效】 健脾益气,清肺止咳,活血化瘀。

【应用】

1. **脾气虚证** 本品能健脾益气,长于治疗脾气虚衰,倦怠乏力等症,单用即有一定疗效。因其兼有止带作用,亦常用于脾虚带下,常与山药、芡实、白术等药同用。本品亦用于血虚证,能益气生血,可单用或与补血药配伍使用。

2. **肺阴虚、肺热咳嗽** 本品味甘,能补肺气,养肺阴,其性偏寒,能清肺热。宜用于肺阴不足,咳嗽痰黏,或有咯血者。可单用,或配伍南沙参、百合等滋肺止咳药。

    此外,本品还兼有活血化瘀之力,可配伍其他活血药,用于跌打损伤等瘀血证。

【用法用量】 内服:煎汤,3~6g。外用:适量,捣敷;或研末调敷。

点滴积累 ∨

1. 补气药性味甘温或甘平,归于脾肺经,部分药物兼归心经或肾经。 归心经者,多具益心补血安神之效,归肾经者,多具固肾涩精之效。

2. 补气药均有补脾气的作用; 除白术、甘草、大枣这三个药外都能够补肺气; 补心气有人参、西洋参、甘草; 补肾气有人参、西洋参、山药。 其特点是: 人参以补元气,复脉固脱为长; 黄芪以升阳为长; 西洋参、太子参以气阴双补为长; 山药以固肾涩精为长; 白术以燥湿为长; 党参、大枣以气血双补为长; 甘草兼能解毒、祛痰、止痛。

3. 白术与苍术异同比较中掌握其功效与应用。 两药均可燥湿健脾,用治湿困脾胃诸证。 但白术味甘缓和,补多于散,长于补脾利水,并能固表止汗,安胎;苍术味辛而燥烈,散多于补,长于燥湿运脾,兼能祛风湿,明目。

4. 甘草与大枣均可缓和药性,在应用方面形成互补关系。大枣主要用于缓和峻下逐水药类的药性,甘草可用于缓和除峻下逐水药以外的各类药性。

5. 补气兼能养阴生津的药物:人参、西洋参、太子参、山药。

第二节　补血药

当归 Danggui
《神农本草经》

【来源】 为伞形科植物当归 *Angelica sinensis* (Oliv.) Diels. 的干燥根。秋季采挖,切片。生用或酒炙用。

【处方用名】 当归、全当归、归身、归头、归尾、酒当归、土当归。

【性味归经】 甘、辛,温。归肝、心、脾经。

【功效】 补血活血,调经止痛,润肠通便。

【应用】

1. **血虚诸证** 本品甘温质润,长于补血,可用于血虚所致之各种证候,为补血之圣药,有"血家百病此药通"之美誉。用于:①血虚,常与熟地黄、白芍、川芎同用,如四物汤;②贫血、产后血虚等证,常与党参、黄芪、白芍、茯苓等同用,如当归养血颗粒;③气血两虚,常配黄芪、人参补气生血,如当归补血汤、人参养荣汤。

2. **血虚或血虚兼瘀之月经不调、经闭、痛经等** 本品既能补血,又能活血,调经止痛,有妇科圣药之称。无论血虚、血瘀、气血不和、冲任不调之月经不调、经闭、痛经等证,皆可随证配伍应用,如四物汤,此方既为补血之要剂,亦为妇科调经的基础方。

3. **虚寒性腹痛、跌打损伤、风寒痹痛等** 本品辛行温通,补血活血,有较好的止痛作用。用于:①血虚血瘀寒凝之腹痛,配桂枝等同用,如当归建中汤;②跌打损伤瘀血作痛,与桃仁、红花等同用,如复元活血汤、活络效灵丹;③风寒痹痛、肢体麻木,可活血、散寒、止痛,常与羌活等同用,如蠲痹汤。

4. **痈疽疮疡** 本品补血活血之效,既能散瘀消肿,又能止痛生肌,故亦为外科常用之品。用于:①疮疡初起肿胀疼痛,常与金银花、赤芍、天花粉等同用,如仙方活命饮;②气血亏虚,痈疽溃后不敛,与黄芪、人参、肉桂等同用,如十全大补汤;③脱疽溃烂,阴血伤败,亦可与金银花、玄参、甘草同用,如四妙勇安汤。

5. **血虚肠燥便秘** 本品补血以润肠通便,用治血虚肠燥便秘。常以本品与肉苁蓉、牛膝、升麻等同用,如济川煎。

【用法用量】 煎服,6~12g。一般生用,酒炒增强活血通经作用;又通常补血用当归身,破血用当归尾,和血用全当归。

【使用注意】 湿盛中满、大便泄泻者忌服。

▶▶ **课堂活动**

当归为何被称为"妇科之圣药"？

知识链接

当归的现代研究

当归中含β-蒎烯、α-蒎烯、莰烯等中性油成分；含对-甲基苯甲醇、5-甲氧基-2，3-二甲苯酚等酸性油成分、有机酸；糖类；维生素；氨基酸等。现代药理研究证明，当归对子宫平滑肌具有双向调节作用。当归挥发油、阿魏酸具有抑制子宫平滑肌收缩作用；当归中的非挥发性成分具有兴奋子宫平滑肌作用。这是当归广泛用于治疗妇科疾病的药理学基础。

熟地黄 Shudihuang
《本草拾遗》

【**来源**】为玄参科植物地黄 *Rehmannia glutinosa* Libosch. 的块根，经加工炮制而成。秋季采挖，去芦头及须根，以黄酒等为辅料经反复蒸晒，至内外色黑油润，质地柔软黏腻。切片用，或炒炭用。

【**处方用名**】熟地、大熟地、熟地炭。

【**性味归经**】甘，微温。归肝、肾经。

【**功效**】补血滋阴，益精填髓。

【**应用**】

1. **血虚诸证** 本品甘温质润，为养血补虚之要药。用于：①血虚萎黄、眩晕、心悸、失眠及月经不调、崩中漏下等，常与当归、白芍、川芎同用，如四物汤；②心血虚心悸怔忡，可与远志、酸枣仁等安神药同用；③崩漏下血而致血虚血寒、少腹冷痛者，可与阿胶、艾叶等补血止血、温经散寒药同用，如胶艾汤。

2. **肝肾阴虚诸证** 本品质润入肾，善滋补肾阴，为补肾阴之要药。常与山药、山茱萸等同用，治疗肝肾阴虚，腰膝酸软、遗精、盗汗及消渴等，可补肝肾，益精髓，如六味地黄丸；亦可与知母、黄柏、龟甲等同用治疗阴虚骨蒸潮热，如大补阴丸。

3. **肾精亏虚诸证** 本品益精血，填骨髓，为治疗肾精亏虚之要药。用于：①精血不足，须发早白，常与何首乌、牛膝、菟丝子等配伍；②肝肾不足，五迟五软，常与龟甲、锁阳、狗脊等同用，如虎潜丸。

此外，熟地黄炭能止血，可用于崩漏等血虚出血证。

▶▶ **课堂活动**

鲜地黄、生地黄与熟地黄在功效应用上有何区别？

知识链接

熟地黄的现代研究

熟地黄含有梓醇、地黄素、甘露醇、维生素 A 类物质、糖类及氨基酸等。研究表明地黄能对抗连续服用地塞米松后血浆皮质酮浓度的下降，并能防止肾上腺皮质萎缩。地黄煎剂灌胃能显著降低大白鼠肾上腺维生素 C 的含量。可见地黄具有对抗地塞米松对垂体-肾上腺皮质系统的抑制作用，并能促进肾上腺皮质激素的合成。六味地黄汤对大鼠实验性肾性高血压有明显的降血压、改善肾功能、降低病死亡率的作用。六味地黄汤具有明显对抗 N-亚硝基氨酸乙脂诱发小鼠前胃鳞状上皮细胞癌的作用。

【用法用量】煎服,9~15g。

【使用注意】本品性质黏腻,较生地黄更甚,有碍消化,凡气滞痰多、脘腹胀痛、食少便溏者忌服。重用久服宜与陈皮、砂仁等同用,防止黏腻碍胃。

何首乌 Heshouwu
《日华子本草》

【来源】为蓼科植物何首乌 *Polygonum multiflorum* Thunb. 的干燥块根。秋、冬两季采挖,削去两端,洗净,切片,晒干或微烘,称生首乌;若以黑豆煮汁拌蒸,晒后变为黑色,称制首乌。

【处方用名】生首乌、制首乌。

【性味归经】苦、甘、涩,微温。归肝、心、肾经。

【功效】制用:益精血、补肝肾、强筋骨、乌须发、化浊降脂;生用:解毒、消痈、截疟、润肠通便。

【应用】

1. **精血亏虚证**　制首乌善于补肝肾,益精血,乌须发。用于:①肝肾亏虚,头晕眼花、腰膝无力等,常与女贞子、杜仲等配伍,如首乌强身片;②肝肾阴虚的头痛、头晕、目眩等,可与天麻、熟地黄等配伍,如天麻首乌胶囊;③血虚萎黄、失眠健忘,常与熟地黄、酸枣仁等同用;④精血亏虚,须发早白,常与当归、枸杞等同用,如七宝美髯丹。

2. **久疟、痈疽、瘰疬、肠燥便秘等**　生首乌有截疟解毒,润肠通便之效。用于:①疟疾日久,气血虚弱,可与人参、当归同用,如何人饮;②瘰疬痈疮、皮肤瘙痒,可与防风、苦参同用煎汤洗,治遍身疮肿痒痛,如何首乌散;③血虚肠燥便秘,又可与肉苁蓉、当归等同用。

3. **高脂血症**　何首乌及以何首乌为主的复方,能使高脂血症患者血清胆固醇和甘油三酯明显下降,常与山楂、泽泻同用,如首乌降脂汤。

【用法用量】煎服,生用 3~6g;制用 6~12g。

【使用注意】大便溏泄及湿痰较重者不宜用。

白芍 Baishao
《神农本草经》

【来源】为毛茛科植物芍药 *Paeonia lactiflora* pall. 的干燥根。夏秋季采挖,去头尾及细根,沸水浸或略煮至受热均匀后去外皮,晒干,切片。生用或酒炒或清炒用。

【处方用名】芍药、白芍、生白芍、炒白芍、酒白芍。

【性味归经】苦、酸,微寒。归肝、脾经。

【功效】养血调经,敛阴止汗,柔肝止痛,平抑肝阳。

【应用】

1. **血虚、月经不调、崩漏等**　本品味酸入肝,养血敛阴,为治疗血虚、月经不调之要药。用于:①肝血亏虚,眩晕心悸、月经不调,常与熟地黄、当归等同用,如四物汤;②血虚有热,月经不调者,与黄芩、续断等同用,如保阴煎。③血虚崩漏,可与阿胶、艾叶等同用。

2. **胸胁脘腹疼痛或四肢挛急疼痛**　本品养血柔肝,缓急止痛,具有较好的止痛作用。用于:①肝气郁结,胁肋胀痛,常与柴胡、香附等同用,如柴胡疏肝散;②脾虚肝旺,泄泻腹痛,与白术、陈皮等同用,如痛泻要方;③痢疾腹痛,与木香、黄连等同用,如芍药汤;④阴血亏虚,筋脉失养之手足挛急作痛,常配甘草缓急止痛,如芍药甘草汤。现代用于治疗类风湿关节炎的白芍总苷胶囊,即以白芍的提取物制得。

3. **肝阳上亢之头痛眩晕**　本品生用,敛阴平肝,可用于肝阳亢盛的头痛、眩晕等症,常配牛膝、牡蛎等同用,如镇肝熄风汤。

4. **汗证**　本品味酸收敛,有止汗之功。用治外感风寒,营卫不和之汗出恶风,常与桂枝等同用,以调和营卫,如桂枝汤;对于阴虚盗汗,则常与牡蛎、浮小麦等同用。

▶▶ 课堂活动

白芍与赤芍均有止痛作用,应用有何区别?

【用法用量】煎服,6~15g。

【使用注意】阳衰虚寒之证不宜用。不宜与藜芦同用。

阿胶 Ejiao
《神农本草经》

【来源】为马科动物驴 *Equus asinus* L. 的皮经熬制而成的固体胶。以原胶块用,或将胶块打碎,用蛤粉炒或蒲黄炒成阿胶珠用。

【处方用名】驴皮胶、陈阿胶、蛤粉炒阿胶。

【性味归经】甘,平。归肺、肝、肾经。

【功效】补血滋阴、润燥、止血。

【应用】

1. **血虚证**　本品甘平质润,补血兼能止血,多用治血虚诸证,而尤以治疗出血而致血虚为佳。可单用,亦常配熟地黄、当归等同用,如阿胶四物汤;现代治疗气血两虚的头晕目眩、心悸失眠、食欲不振等,与红参、熟地黄等配伍,如复方阿胶浆。也可与甘草、人参等同用,治气虚血少之心悸、脉结代,如炙甘草汤。

2. **出血证**　本品为止血要药,可用治一切出血之证,尤以咯血、便血、崩漏等为长。用于:①肺结核咯血,常与炙甘草、马兜铃等同用;②血热吐衄,常配伍蒲黄、生地黄等同用;③血虚崩漏,与熟地黄、当归等同用,如胶艾汤;④脾虚便血或吐血等证,配白术、灶心土等同用,如黄土汤。

3. 阴虚肺燥　本品甘平,长于滋阴润肺。用于:①肺热阴虚,燥咳痰少、痰中带血,常配马兜铃、牛蒡子等同用,如补肺阿胶汤;②燥邪伤肺,心烦口渴、鼻燥咽干等,也可与桑叶、杏仁等同用,如清燥救肺汤。

4. 热病伤阴及阴虚风动　本品长于滋养肾阴。用于:①热病伤阴,心烦不眠等证,常与黄连、白芍等同用,如黄连阿胶汤;②温热病后期,阴虚风动等证,与龟甲、白芍等药同用,如大定风珠。

【用法用量】　烊化兑服,3～9g。止血常用阿胶珠,或用蒲黄炒;润肺常用蛤粉炒。

【使用注意】　本品黏腻,有碍消化。脾胃虚弱者慎用。

龙眼肉 Longyanrou
《神农本草经》

【来源】　为无患子科植物龙眼树 *Dimocarpus Longan* Lour. 的假种皮。夏秋果实成熟时采摘,烘干或晒干,除去壳、核,晒至干爽不黏,生用。

【处方用名】　龙眼、桂圆。

【性味归经】　甘,温。归心、脾经。

【功效】　补益心脾,养血安神。

【应用】　用于思虑过度,劳伤心脾,而致惊悸怔忡、失眠健忘、食少体倦,以及脾虚气弱,便血崩漏等。本品能补心脾,益气血,安神,与人参、当归、酸枣仁等同用,如归脾汤;用于气血亏虚,可单用本品加白糖蒸熟,开水冲服。

【用法用量】　煎服,9～15g。

【使用注意】　湿盛中满或有停饮、痰、火者忌服。

点滴积累　〤

1. 补血药性味甘温或甘平,主要归于心、肝、脾、肾经。因心主血脉,肝藏血,脾为气血生化之源,肾藏精,精又可化血。

2. 精血同源,补血药普遍质润不燥。其特点是:当归能活血调经,阿胶能止血滋阴,熟地黄能滋阴生精填髓,白芍能敛阴止痛,何首乌能解毒通便乌须发,龙眼肉能补脾安神。

3. 在异同比较中掌握功用相似的药物。①生地黄与熟地黄同出一物,均可滋阴,用治肝肾阴虚证。但生地黄以清热为长,能凉血止血,虚实均可;而熟地黄滋补性强,长于补血,生精填髓,宜于纯虚无邪之证。②赤芍与白芍均入血分,止痛清热。但赤芍凉血活血,散而不补,主治血瘀有热之证;而白芍则补而不散,能养血敛阴,平抑肝阳,柔肝止痛,主治血虚、肝气郁滞、肝阳上亢、阴虚阳亢以及胁肋疼痛等证。

4. 补血兼能补阴的药物:熟地黄、白芍、阿胶,并以补肝肾之阴为主;兼能润肠通便的药物有当归、何首乌;兼能调经的药物有当归、白芍;其中当归还能活血,为补血调经之要药。

第三节　补阳药

鹿茸 Lurong
《神农本草经》

【来源】　为鹿科动物梅花鹿 *Cervus nippon* Temminck 或马鹿 *Cervus elaphus* L. 的雄鹿未骨化密生茸毛的幼角。夏秋两季雄鹿长出的新角尚未骨化时,将角锯下或用刀砍下,经加工后,切片阴干或烘干。

【处方用名】　鹿茸、鹿茸血片、鹿茸粉。

【性味归经】　甘、咸,温。归肾、肝经。

【功效】　壮肾阳,益精血,强筋骨,调冲任,托疮毒。

【应用】

1. **肾阳虚衰,精血不足证**　本品甘咸性温,能峻补肾阳,益精养血。肾阳虚,精血不足,症见畏寒肢冷、阳痿早泄、宫冷不孕、小便频数、腰膝酸痛、头晕耳鸣等,均可以本品单用或配入复方,如参茸片;也可与人参、黄芪、当归等同用治疗诸虚百损,五劳七伤,元气不足,症见畏寒肢冷、阳痿早泄、宫冷不孕、小便频数等证,如参茸固本丸。

2. **肾虚骨弱,腰膝酸软或小儿发育不良**　本品既能温补肾阳,又能益精血,补督脉,强筋骨。治筋骨痿软、小儿发育不良等,常与五加皮、熟地黄、山萸肉等同用,如加味地黄丸;亦可与骨碎补、川续断、自然铜等同用,治骨折后期,愈合不良。

3. **冲任虚寒,崩漏带下**　本品甘咸性温,能补肝肾,调冲任而固崩止带。治崩漏不止,虚损羸瘦,与乌贼骨、龙骨、川续断等同用,如鹿茸散;亦可与狗脊、白蔹等配伍,如白蔹丸,治带下清稀量多。

4. **疮疡久溃不敛,阴疽疮肿内陷不起**　本品补阳气,益精血而具有温补托毒之效。治疗疮疡久溃不敛,阴疽疮肿内陷不起,常与当归、肉桂等配伍,如阳和汤。

【用法用量】　研末冲服,1~2g,或入丸散。亦可浸酒服。

【使用注意】　服用本品宜从小量开始,缓缓增加,不可骤用大量,以免阳升风动,头晕目赤,或伤阴动血。凡发热者均当忌服。

案例分析

案例

患者,女,56岁,多饮、多尿、多食及消瘦6个月而到医院,被诊断为糖尿病。医生给予格列本脲片口服,以及其他对症支持治疗。2周后回院复查血糖仍未降,医生问其饮食情况,得知其消瘦无力,女儿送鹿茸精服用以增强体质。

分析

本例患者的症状是由于不合理用药所导致的。由于鹿茸中含有糖皮质激素样作用的成分,能够增加肝糖原,升高血糖。患者将鹿茸精与格列本脲片等降糖药合用,与降糖药产生药理拮抗,实际上抵消了降血糖药的部分降糖作用。

【附药】

鹿角 为梅花鹿和各种雄鹿已成长骨化的角。味咸,性温。归肝、肾经。功能补肾助阳,强筋健骨。可做鹿茸之代用品,唯效力较弱,兼活血散瘀消肿。临床多用于疮疡肿毒、乳痈、产后瘀血腹痛、腰痛、胞衣不下等。内服或外敷均可。用量6~15g,水煎服或研末服。外用磨汁涂或锉末敷。阴虚火旺者忌服。

鹿角胶 为鹿角煎熬浓缩而成的胶状物。味甘咸,性温。归肝、肾经。功能补肝肾,益精血。功效虽不如鹿茸之峻猛,但比鹿角为佳,并有良好的止血作用。适用于肾阳不足,精血亏虚,虚劳羸瘦,吐衄便血、崩漏之偏于虚寒者,以及阴疽内陷等。用量5~15g。用开水或黄酒加温烊化服,或入丸散膏剂。阴虚火旺者忌服。

鹿角霜 为鹿角熬去胶质的角块。味咸涩,性温。归肝、肾经。功能补肾助阳,似鹿角而力较弱,但具收敛之性,而有涩精、止血、敛疮之功。内服治崩漏、遗精,外用治创伤出血及疮疡久溃不敛。用量9~15g。外用适量。阴虚火旺者忌服。

淫羊藿 Yinyanghuo
《神农本草经》

【来源】 为小檗科植物淫羊藿 *Epimedium brevicornum* Maxim.、箭叶淫羊藿 *Epimedium sagittatum* (S. et Z.) Maxim.、柔毛淫羊藿 *Epimedium Pubescens* Maxim. 或朝鲜淫羊藿 *Epimedium koreanum* Nakai 等的干燥叶。夏秋季采收,晒干或阴干,切碎。生用或以羊脂油炙用。

【处方用名】 淫羊藿、仙灵脾、炒淫羊藿、酒淫羊藿。

【性味归经】 辛、甘,温。归肾、肝经。

【功效】 补肾阳,强筋骨,祛风湿。

【应用】

1. **肾阳亏虚,阳痿尿频、腰膝无力** 本品辛甘性温燥烈,长于补肾壮阳。用于:①阳痿遗精等,可单用浸酒服,也与巴戟天、熟地黄等配伍,如赞育丹;②肝肾亏虚,腰膝酸软,常与杜仲、桑寄生等同用。

2. **风寒湿痹、肢体麻木** 本品辛温散寒,祛风胜湿,入肝肾强筋骨,可用于风湿痹痛、筋骨不利及肢体麻木,常与威灵仙、肉桂同用,即仙灵脾散。现代以本品与桑寄生同用,用治小儿麻痹后遗症,对脊髓灰质炎病毒有显著的抑制作用。

此外,可用于肺肾两虚之喘咳,常与补骨脂、五味子等同用。也可用于阴阳两虚型及妇女更年期高血压,与仙茅、巴戟天等同用,有较好的疗效,如"二仙汤"。

【用法用量】 煎服,6~10g。亦可浸酒,熬膏或入丸散。

【使用注意】 本品辛甘温燥,伤阴助火,故阴虚火旺及湿热痹痛者忌服。

巴戟天 Bajitian
《神农本草经》

【来源】 为茜草科植物巴戟天 *Morinda officinalis* How 的干燥根。全年均可采挖。晒干,切段。生用、盐炙或甘草汁炙。

【处方用名】巴戟天、巴戟肉、巴戟。

【性味归经】甘、辛,微温。归肾、肝经。

【功效】补肾阳,强筋骨,祛风湿。

【应用】

1. **肾阳亏虚诸证** 本品甘润不燥,长于补肾助阳,适用于肾阳亏虚所致的多种病证。用于:①下元虚冷、阳痿遗精、月经不调、少腹冷痛、遗尿尿频等,与桑螵蛸、菟丝子等同用,如巴戟丸;②不孕不育,与淫羊藿、仙茅等同用,如赞育丸。

2. **腰膝疼痛** 本品能补肾阳,强筋骨,祛风湿。用于:①肝肾不足,筋骨痿弱等证,常与肉苁蓉、杜仲等同用,如金刚丸;②风湿痹证兼肝肾不足,常与羌活、杜仲等同用,如巴戟丸。

【用法用量】煎服,3~10g。或入丸散、酒剂。

【使用注意】本品辛甘微温助火,阴虚火旺及有热者不宜服。

肉苁蓉 Roucongrong
《神农本草经》

【来源】为列当科植物肉苁蓉 *Cistanche deserticola* Y. C. Ma 或管花肉苁蓉 *Cistanche tubulosa* (Schrenk) Wight 的干燥带鳞叶的肉质茎。春秋二季采挖,去茎尖,切段或片,晒干。生用或酒炙用。

【处方用名】淡苁蓉、甜苁蓉、酒苁蓉。

【性味归经】甘、咸,温。归肾、大肠经。

【功效】补肾阳,益精血,润肠通便。

【应用】

1. **肾阳亏虚,精血不足** 本品甘咸性温,温而不燥,补而不峻,为补肾阳,益精血之良药。用于:①肾虚阳痿、早泄、腰膝酸软等证,常与菟丝子、川续断同用,如肉苁蓉丸;②肾虚筋骨痿弱,可与杜仲、巴戟天等同用,如金刚丸。

2. **肠燥津枯便秘** 本品性温质润,可温润滑肠。尤适用于老年阳虚便秘。用于:①肾气虚弱,大便不通,可与当归、牛膝等同用,如济川煎;②脾肾不足,气阴两虚,可与黄芪、白术等同用,如苁蓉润肠口服液;③津枯肠燥之便秘,常与沉香、麻子仁同用,如润肠丸。

【用法用量】煎服,6~10g。或入丸散。单用大剂量煎服,可用至60g。

【使用注意】本品能助阳、滑肠,故阴虚火旺及大便泄泻者不宜服。肠胃实热、大便秘结亦不宜服。

补骨脂 Buguzhi
《药性论》

【来源】为豆科植物补骨脂 *Psoralea corylifolia* L. 的干燥成熟果实。秋季采收,晒干。生用,炒或盐水炒用。

【处方用名】补骨脂、破故纸、盐故纸。

【性味归经】辛、苦,温。归肾、脾经。

【功效】补肾助阳,纳气平喘,温脾止泻。外用:消风祛斑。

【应用】

1. **肾虚阳痿、腰膝冷痛**　本品苦辛温燥,善温补肾阳。用于:①肾虚阳痿,常与菟丝子、胡桃肉、沉香等同用,如补骨脂丸;②肾阳虚衰,腰膝冷痛等,与杜仲、胡桃肉等同用,如青娥丸;③用治滑精,常以本品与青盐等份同炒为末服;④肾气虚冷,小便频数,与小茴香等分为丸,如破故纸丸。

2. **肾虚之遗精、遗尿、尿频**　本品兼能固涩,善补肾助阳,固精缩尿,单用有效,亦可随证配伍他药。用于:①滑精,以补骨脂、青盐等份同炒为末服;②小儿遗尿,单用本品炒,为末服,如破故纸散;③肾气虚冷,小便无度,与小茴香等份为丸,如破故纸丸。

3. **五更泄泻**　本品能温肾阳,暖脾阳,涩肠止泻,用于脾肾阳虚之五更泻,与肉豆蔻、吴茱萸、五味子同用,如四神丸。

4. **肾不纳气,虚寒喘咳**　本品补肾助阳,纳气平喘,多配伍胡桃肉、蜂蜜等,可治虚寒性喘咳,如治喘方;也可配人参、木香等同用。

5. **白癜风**　可与刺蒺藜、白芷、旱莲草、菟丝子等同用,也可外用补骨脂酊涂搽患处。

【用法用量】　煎服,6~10g。外用20%~30%酊剂涂搽患处。

【使用注意】　本品性质温燥,能伤阴助火,故阴虚火旺及大便秘结者忌服。

益智 Yizhi
《本草拾遗》

【来源】　为姜科植物益智 *Alpinia oxyphylla* Miq. 的干燥成熟果实。夏、秋季采收,晒干。砂炒后去壳取仁,生用或盐水微炒用。

【处方用名】　益智仁、煨益智仁。

【性味归经】　辛,温。归肾、脾经。

【功效】　暖肾固精缩尿,温脾止泻摄唾。

【应用】

1. **肾阳不足之遗精、遗尿、小便频数**　本品温肾助阳,温而兼涩。用于:①遗精滑泄,常与乌药、山药等同用,如三仙丸;②遗尿、小便频数等,以益智仁、乌药等同用,如缩泉丸。

2. **脾胃虚寒,腹痛吐泻、口多涎唾**　本品辛温,能温补脾肾。用于:①脘腹冷痛、呕吐泄利,常配川乌、干姜等同用,如益智散;②中气虚寒,食少、多涎唾,可与白术、干姜等同用。

【用法用量】　煎服,3~10g。或入丸散。用时捣碎。

【使用注意】　本品温燥而易伤阴,故阴虚火旺及有湿热者忌服。

▶ **课堂活动**

补骨脂与益智仁在功效应用上有何区别?

杜仲 Duzhong
《神农本草经》

【来源】　为杜仲科植物杜仲 *Eucommia ulmoides* Oliv. 的干燥树皮。4~6月采收,去粗皮堆置"发汗"至内皮呈紫褐色,晒干。生用或盐水炒用。

【处方用名】 杜仲、厚杜仲。

【性味归经】 甘,温。归肝、肾经。

【功效】 补肝肾,强筋骨,安胎。

【应用】

1. 肾阳亏虚　本品性偏温补,可用治肾虚阳痿、精冷不固、小便频数等证,常与鹿茸、山萸肉、菟丝子等同用,如十补丸。

2. 筋骨痿弱　本品甘温,为补肝肾,强筋骨之要药,尤长于治疗腰痛。用于:①肾虚腰痛,常与胡桃肉、补骨脂同用,如青娥丸;②风湿腰痛,常与独活、桑寄生、细辛等同用,如独活寄生汤;③外伤腰痛,常与川芎、桂心、丹参等同用,如杜仲散。

3. 胎动不安或习惯性流产　本品善补肝肾,能固冲任而安胎。用于肝肾亏虚、冲任不固之胎动不安、习惯性流产,单用有效,亦常与桑寄生、续断、阿胶等同用,如杜仲丸。

此外,近年来单用或配入复方治高血压病,尤其对高血压患者有肾阳不足者有较好效果,如治疗高血压的复方杜仲片、复方杜仲胶囊等。

知识链接

杜仲的现代研究

　　杜仲含杜仲胶、杜仲苷、松脂醇二葡萄糖苷、桃叶珊瑚苷、鞣质、黄酮类化合物等。 研究证明杜仲煎剂能延长戊巴比妥钠的睡眠时间,并能使实验动物反应迟钝,嗜睡等。 杜仲皮能抑制 DNCB 所致小鼠迟发型超敏反应;能对抗氢化可的松的免疫抑制作用,具有调节细胞免疫平衡的功能,且能增强荷瘤小鼠肝糖原含量增加的作用,并能使血糖增高。 生杜仲、炒杜仲和砂烫杜仲的水煎剂对家兔和狗都有明显的降压作用,但生杜仲降压作用较弱,炒杜仲和砂烫杜仲的作用几乎完全相同,其降压的绝对值相当于生杜仲的两倍。 均能对抗垂体后叶素对离体子宫的作用,显著抑制大白鼠离体子宫自主收缩。

【用法用量】 煎服,6~10g。炒用疗效较生用为佳。

【使用注意】 本品为温补之品,阴虚火旺者慎用。

续断 Xuduan
《神农本草经》

【来源】 为川续断科植物川续断 *Dipsacus asper* Wall. ex Henry 的干燥根。秋季采挖,除去根头及须根,用微火烘至半干堆置"发汗"后再烘干,切片用。

【处方用名】 续断、酒续断、盐续断、续断炭。

【性味归经】 苦、辛,微温。归肝、肾经。

【功效】 补肝肾,强筋骨,续折伤,止崩漏。

【应用】

1. 阳痿不举、遗精遗尿　本品辛温,助阳散寒,用治肾阳不足,下元虚冷诸证,常与鹿茸、肉苁蓉等配伍,如鹿茸续断散;或与远志、蛇床子等壮阳益阴,交通心肾之品同用,如远志丸;亦可与龙骨、茯苓等同用,用治滑泄不禁之证,如锁精丸。

2. **腰膝酸痛、寒湿痹痛**　本品辛温助阳,辛以散瘀,兼有补益肝肾,强健壮骨,通利血脉之功。用于:①肝肾不足,腰膝酸痛,可与萆薢、杜仲等同用,如续断丹;②肝肾不足,寒湿痹痛,亦可与防风、川乌等配伍,如续断丸。

3. **跌打损伤、筋伤骨折**　本品辛散温通,善能通行血脉而有续筋接骨,疗伤止痛之效。用于:①跌打损伤,瘀血肿痛,常与桃仁、红花等配伍同用;②闭合性骨折,常与自然铜、骨碎补等同用,如接骨散。

4. **崩漏下血、胎动不安**　本品补益肝肾,调理冲任,有固崩安胎之功。用于:①肝肾不足,崩漏下血,与刘寄奴、贯众炭等同用,如刘寄奴散;②胎动不安,可与桑寄生、阿胶等配伍,如寿胎丸。

【用法用量】煎服,9~15g。或入丸、散。外用适量研末敷。崩漏下血宜炒用。

【使用注意】风湿热痹者忌服。

知识链接

常用安胎药的区别

清热安胎用黄芩,和胃糯米与砂仁;健脾安胎用白术,补气黄芪人党参;养血归身胶芍地,补肾仲断菟寄生;南瓜蒂和苎麻根,配合六法胎安宁。

菟丝子 Tusizi
《神农本草经》

【来源】为旋花科植物南方菟丝子 *Cuscuta australis* R. Br. 或菟丝子 *Cuscuta chinensis* Lam. 的干燥成熟种子。秋季采收,晒干。生用或盐水炙用。

【处方用名】菟丝子、盐菟丝子、菟丝饼。

【性味归经】辛、甘,平。归肾、肝、脾经。

【功效】补益肝肾、固精缩尿、明目、安胎、止泻。

【应用】

1. **肾虚诸证**　本品能平补阴阳,有补肾阳,益肾精之功。用于:①阳痿遗精,与枸杞子、覆盆子同用,如五子衍宗丸;②小便频数,与桑螵蛸、肉苁蓉等同用,如菟丝子丸;③肾虚腰痛,与菟丝子、炒杜仲等同用。

2. **肝肾不足,目暗目昏**　本品滋补肝肾,益精明目,常与熟地黄、车前子等同用,如驻景丸。

3. **脾肾阳虚,便溏泄泻**　本品能补肾益脾以止泻,常与枸杞子、山药等同用,如菟丝子丸。

4. **肝肾不足,冲任不固之胎动不安**　本品能补肝肾安胎,常与续断、桑寄生等同用,如寿胎丸。

此外,本品外用可消风祛斑。治疗白癜风,可与补骨脂、白芷等配伍,制成酊剂外涂。

【用法用量】煎服,6~12g。外用适量。

【使用注意】 本品为平补阴阳之良药,但偏补阳,阴虚火旺,大便燥结、小便短赤者不宜服。

沙苑子 shayuanzi
《本草图经》

【来源】 为豆科草本植物扁茎黄芪 *Astragalus complanatus* R. Br. 的干燥成熟种子。秋末冬初采收,晒干。生用或盐炙用。

【处方用名】 潼蒺藜、潼沙苑、盐沙苑子。

【性味归经】 甘,温。归肝、肾经。

【功效】 补肾助阳,固精缩尿,养肝明目。

【应用】

1. 肾虚腰痛、阳痿遗精、遗尿尿频、白带过多等证 本品甘温,入于肝肾,长于补肾固精,兼具涩性。用于:①阳痿遗精、尿频带下,常与龙骨、芡实等同用,如金锁固精丸;②肾虚腰痛,常与杜仲、续断等同用。

2. 肝肾不足,眼目昏花 本品性温而柔润,能滋补肝肾,平补阴阳。用于肝肾不足,眩晕目昏,常与蔓荆子、草决明等同用,如决明丸。

【用法用量】 煎服,9~15g;或入丸散。

【使用注意】 本品为温补固涩之品,阴虚火旺及小便不利者忌服。

▶ 课堂活动

　　菟丝子与沙苑子的应用有何区别?

蛤蚧 Gejie
《雷公炮炙论》

【来源】 为脊椎动物壁虎科动物蛤蚧 *Gekko gecko* L. 除去内脏的干燥体。全年可捕捉,除去内脏,用竹片撑开,低温干燥。生用或炒酥研末。

【处方用名】 蛤蚧、蛤蚧尾。

【性味归经】 咸,平。归肺、肾经。

【功效】 补肺益肾,纳气平喘,助阳益精。

【应用】

1. 肺肾两虚之咳喘 本品味咸性平,入肺肾二经,长于补肺气,助肾阳,定喘咳,为治多种虚证喘咳之佳品。常配与人参、贝母、杏仁等同用,如人参蛤蚧散。

2. 肾虚阳痿 本品质润不燥,补肾助阳兼能益精养血,有固本培元之功。可单用浸酒服;亦可与益智仁、巴戟天、补骨脂等同用,如养真丹。

【用法用量】 3~6g,多入丸、散、酒剂。

【使用注意】 风寒或实热咳喘忌服。

冬虫夏草 Dongchongxiacao
《本草从新》

【来源】 为麦角菌科植物冬虫夏草菌 *Cordyceps sinensis*（Berk.）Sacc. 寄生在蝙蝠蛾科昆虫幼虫上的子座和幼虫尸体的干燥复合体。夏至前后采挖,晒干或低温干燥。生用。

【处方用名】 冬虫夏草、冬虫草。

【性味归经】 甘,平。归肾、肺经。

【功效】 补肾益肺,止血化痰。

【应用】

1. **肾虚腰痛、阳痿遗精**　本品性味甘平,能补肾阳,滋肺阴,为平补阴阳之佳品。用于肾阳不足,精血亏虚之阳痿遗精、腰膝酸痛,可单用浸酒服,或配伍其他补阳药。

2. **久咳虚喘、劳嗽痰血**　本品能补益肺肾,止血化痰,为治疗劳嗽痰血之要药。可单用,或与川贝母、麦冬等同用。若肺肾虚喘者,可与人参、黄芪等同用。

此外,还可用于病后体虚不复或自汗畏寒,可以本品与鸡、鸭、猪肉等炖服,有补肾固本,补肺益卫之功。

【用法用量】 煎服,3~9g。

【使用注意】 有表邪者不宜用。痰、火者忌服。

点滴积累　∨

1. 补阳药性味多甘温、咸温或辛热,归于肾肝脾心等经。甘温助阳,咸温补肾,辛热祛寒,故能温补肾阳。

2. 补阳药数量较多,可根据其功效,再进行分组。如鹿茸、紫河车、肉苁蓉、锁阳均能补益精血;巴戟天、淫羊藿、仙茅均能强筋骨,祛风湿;杜仲、续断均能补肝肾,强筋骨,安胎;补骨脂、益智均能固精缩尿,温脾止泻;菟丝子、沙苑子均能固精明目等;蛤蚧、冬虫夏草、胡桃仁均能补肺平喘。

3. 鹿茸使用以研末冲服为宜,用量应从小剂量开始,缓缓增加,不宜骤用大量;蛤蚧多入丸、散或酒剂。

第四节　补阴药

北沙参 Beishashen
《本草汇言》

【来源】 为伞形科植物珊瑚菜 *Glehnia littoralis* Fr. Schmidt ex Miq. 的根。夏秋两季采挖,烫后去外皮,干燥,切段。生用。

【处方用名】 沙参、北沙参、莱阳沙参。

【性味归经】 甘,微苦,微寒。归肺、胃经。

【功效】 养阴清肺,益胃生津。

【应用】

1. **肺阴虚证** 本品甘苦性寒,能补肺阴,兼清肺热,适用于阴虚肺燥有热之干咳痰少、咳血或咽干音哑等证。常与麦冬、天花粉等药同用,如沙参麦冬汤。

2. **胃阴虚证** 本品甘寒归于胃经,有益胃生津之效,兼能清胃热。用于:①胃阴虚有热及胃痛、胃胀、干呕等证,常与生地黄、麦冬、玉竹等同用,如益胃汤;②胃阴脾气俱虚者,宜与山药、黄精等养阴、益气健脾之品同用。

【用法用量】 煎服,5～12g。

【使用注意】 不宜与藜芦同用。

南沙参 Nanshashen
《神农本草经》

【来源】 为桔梗科植物轮叶沙参 *Adenophora tetraphylla*(Thunb.)Fisch. 或沙参 *Adenophora Stricta* Miq. 的干燥根。春秋二季采挖,除去须根,趁鲜刮去粗皮洗后干燥,切厚片或短段。生用。

【处方用名】 南沙参、三叶沙参、山沙参。

【性味归经】 甘,微寒。归肺、胃经。

【功效】 养阴清肺,益胃生津,化痰,益气。

【应用】

1. **肺阴虚证** 本品甘而微寒,能补肺阴,润肺燥。用于阴虚肺燥之干咳痰少、咳血或咽干音哑等症。常与北沙参、麦冬、杏仁等配伍。

2. **胃阴虚证** 本品能养胃阴,生津止渴,清胃热。用于胃阴虚有热之口燥咽干、大便秘结、舌红少津及饥不欲食、呕吐等证,多与石斛、麦冬、生地黄等配伍。

【用法用量】 煎服,9～15g。

【使用注意】 不宜与藜芦同用。

▶ 课堂活动

北沙参与南沙参在功效应用上有何区别?

麦冬 Maidong
《神农本草经》

【来源】 为百合科植物麦冬 *Ophiopogon japonicas*(L. f)Ker-Gawl. 的块根。夏季采挖,晒干。生用。

【处方用名】 麦门冬、麦冬。

【性味归经】 甘、微苦,微寒。归胃、肺、心经。

【功效】 养阴生津,润肺清心。

【应用】

1. **肺阴虚证** 本品甘寒微苦,善养肺阴,润肺燥,清肺热。用于:①阴虚肺燥有热的鼻燥咽干音哑、干咳咳血等症,常与阿胶、枇杷叶等品同用,如清燥救肺汤。②肺肾阴虚之劳嗽咳血,常与天门冬配伍,如二冬膏。

2. 胃阴虚证　本品味甘柔润,性偏苦寒,长于滋养胃阴,生津止渴,清热润燥。用于:①热伤胃阴,口干舌燥,常与生地黄、玉竹、沙参等同用,如益胃汤;②消渴证,可与天花粉、乌梅等同用;③胃阴不足之气逆呕吐,与半夏、人参等同用,如麦门冬汤。

3. 心阴虚证　本品甘寒微苦,能养心阴,清心热,而具清心除烦作用。用于:①心阴虚有热之心烦、失眠多梦、心悸怔忡等症,与当归、酸枣仁等配伍,如天王补心丹;②热伤心营,神烦少寐者,与黄连、玄参等品同用,如清营汤;③病毒性心肌炎所致的胸闷、胸痛、气短乏力等属气阴两虚者,常与黄芪、人参等配伍,如芪冬颐心口服液。

【用法用量】　煎服,6~12g。清养肺胃之阴多去心用,滋阴清心多连心用。

【使用注意】　本品性凉滋润,故感冒风寒或痰饮咳嗽,以及脾虚便溏寒者均忌服。

案例分析

案例

患者,女,32岁,因患急性胃肠炎好转后,自觉乏力、懒言、神疲、无食欲、精神不振,无发热、腹痛,无恶心、呕吐,二便顺调。辨证为腹泻后体虚,气阴亏损。即给10%葡萄糖200ml、参麦注射液20ml静滴。输液1分钟后,患者出现大汗淋漓,面色苍白,呼吸短促,二便失禁,肢冷,皮肤潮湿,BP 6.7/0 kPa,考虑为参麦注射液所致过敏性休克。立即平卧,吸氧,肌注盐酸肾上腺素1mg,地塞米松10mg静推,10%葡萄糖500ml+维生素C 2.0g+维生素B_6 0.2g静滴。经上述抢救治疗30分钟后,患者面色转润,出汗止,血压、心率恢复正常。

分析

过敏反应是参脉注射液临床表现最多的不良反应,其原因可能与药品中的未知组分、患者的体质或药品中的杂质有关。另据统计,本品发生不良反应,男性患者明显多于女性,在年龄段上,30~49岁的人群相对高发。提示男性患者及此年龄段成人在使用参麦注射液时要格外注意。

天冬 Tiandong
《神农本草经》

【来源】　为百合科植物天冬 *Asparagus cochinchinensis*(Lour.)Merr. 的干燥块根。秋、冬两季采挖,去茎基和须根,煮或蒸,去外皮,干燥。生用或炒用。

【处方用名】　天门冬、天冬、大当门根。

【性味归经】　甘、苦,寒;归肺、肾、胃经。

【功效】　养阴润燥,清肺生津。

【应用】

1. 肺阴虚证　本品甘苦而寒,质地柔润,能养阴清肺,润燥止咳。用于:①阴虚肺热之燥咳,可单用,如天门冬膏,也可与麦冬、沙参等同用;②劳嗽咯血,常与麦冬同用,如二冬膏。

2. 肾阴不足　本品能滋肾阴,降虚火,生津液。用于:①肾虚火旺、遗精等,常与熟地黄、知母等同用;②内热消渴,热病伤津,与人参、生地黄同用,如三才汤。

3. 热病伤津之食欲不振、口渴及肠燥便秘等证 本品还有一定益胃生津作用,兼能清胃热、润肠通便,可用于热伤胃津之证。宜与生地黄、当归、生首乌等同用。

【用法用量】 煎服,6~12g。亦可熬膏或入丸散。

【使用注意】 本品大寒滋润,故脾胃虚寒,食少便溏者慎服。

▶ 课堂活动

天冬与麦冬在功效应用上有何区别?

百合 Baihe
《神农本草经》

【来源】 为百合科植物卷丹 *Lilium Lancifolium* Thunb. 、百合 *Lilium brownii* F. E. Brown var. *viridulium* Baker 或细叶百合 *Lilium pumilum* DC. 的干燥肉质鳞叶。秋季采挖,沸水中略烫,干燥。生用或蜜炙。

【处方用名】 百合。

【性味归经】 甘,寒。归肺、心经。

【功效】 养阴润肺,清心安神。

【应用】

1. 肺阴虚证 本品甘而微寒,作用平和,能养阴清肺,润燥止咳。用于阴虚肺燥有热之干咳少痰、咳血或咽干音哑等症,常与生地黄、川贝母等药同用,如百合固金汤。

2. 阴虚有热之失眠心悸 本品能养阴清心,宁心安神。用于虚热上扰之失眠、心悸,可与知母、生地黄等同用,如百合知母汤等。

此外,本品还能养胃阴,清胃热,对胃阴虚有热之胃脘疼痛亦宜选用。

【用法用量】 煎服,6~12g。蜜炙可增加润肺作用。

【使用注意】 本品寒润,故风寒咳嗽或中寒便溏者忌服。

玉竹 Yuzhu
《神农本草经》

【来源】 为百合科植物玉竹 *Polygonatum odoratum*(Mill.) Druce 的干燥根茎。秋季采挖,去须根,晒干或蒸透后晒干,切厚片或段。生用。

【处方用名】 玉竹、葳蕤。

【性味归经】 甘,微寒。归肺、胃经。

【功效】 养阴润燥,生津止渴。

【应用】

1. 肺阴虚证 本品药性甘润,作用平和,能养肺阴,清肺热。用于阴虚肺燥有热的干咳少痰、咳血、声音嘶哑等症,常与沙参、麦冬等品同用,如沙参麦冬汤。

2. 胃阴虚证 本品能养胃阴,清胃热。用于:①热病伤阴,胃热口渴,常与麦冬、沙参等同用;

②胃热津伤之消渴,可与石膏、知母等同用。

本品滋而不腻,常与疏散风热之薄荷、淡豆豉等品同用,治疗阴虚外感,如加减葳蕤汤。

【用法用量】煎服,6~12g。或入丸散。

【使用注意】本品柔润多液,故脾虚有湿痰者忌服。

石斛 Shihu
《神农本草经》

【来源】为兰科植物金钗石斛 *Dendrobium nobile* Lindl.、鼓槌石斛 *Dendrobium chrysotoxum* Lindl. 或流苏石斛 *Dendrobium fimbriatum* Hook. 的栽培品及其同属植物近似种的新鲜或干燥茎。全年均可采取,以秋季采收为佳。烘干或晒干,切段,生用。

【处方用名】石斛、林兰。

【性味归经】甘,微寒。归胃、肾经。

【功效】益胃生津,滋阴清热。

【应用】

1. **胃阴虚及热病伤津证**　本品甘而微寒,长于滋养胃阴,其生津止渴,清胃热之效优于麦冬。用于:①热病伤津,烦渴、舌干苔少之证,常与天花粉、鲜地黄等同用;②胃热阴虚之胃脘疼痛、牙龈肿痛、口舌生疮,可与麦冬、黄芩等同用。

2. **肾阴虚证**　本品能滋肾阴,降虚火。用于:①肾阴亏虚,目暗不明,常与枸杞子、熟地黄等同用,如石斛夜光丸;②筋骨痿软者,与杜仲、牛膝等同用;③骨蒸劳热、虚热不退,与地骨皮、黄柏等同用,如石斛汤。

【用法用量】煎服,6~12g。鲜用15~30g。干品入汤剂宜后下。

【使用注意】本品温热病不宜早用;湿温尚未化燥者忌服。

知识链接

石斛的现代研究

石斛含石斛碱、石斛胺、石斛次胺、石斛星碱、石斛因碱等生物碱,及黏液质、淀粉等。本品能促进胃液的分泌而助消化,使其蠕动亢进而通便;但若用量增大,反使肠肌麻痹。有一定镇痛解热作用,其作用与非那西汀相似而较弱;可提高小鼠巨噬细胞吞噬作用,用氢化可的松抑制小鼠的免疫功能之后,石斛多糖能恢复小鼠免疫功能;石斛水煎对晶状体中的异化变化有阻止及纠正作用;对半乳糖性白内障不仅有延缓作用,而且有一定的治疗作用。

铁皮石斛素有"九大仙草之首"的称号,是石斛药材中质量最好的一种,目前《中国药典》已把铁皮石斛单列为一个品种。近年因其资源稀少,人们对其保健作用又推崇备至,导致价格极度升高,有"药用黄金"之称。铁皮石斛主要含有多糖、氨基酸及多种人体必需的微量元素,具有抗衰老、抗肿瘤、降血糖、增强免疫、缓解疲劳、润养肌肤等作用。

黄精 Huangjing
《名医别录》

【来源】 为百合科植物黄精 *Polygonatum sibiricum* Red. 、滇黄精 *Polygonatum kingianum* Coll. et Hemsl. 或多花黄精 *Polygonatum cyrtonema* Hua 的干燥根茎。春秋二季采挖，干燥，切厚片。生用或酒炙。

【处方用名】 黄精、生黄精、熟黄精、制黄精。

【性味归经】 甘，平。归脾、肺、肾经。

【功效】 补气养阴、健脾、润肺、益肾。

【应用】

1. **阴虚肺燥之干咳少痰及肺肾阴虚的劳嗽久咳** 本品甘平，能养肺阴，益肺气。用于气阴两伤之干咳少痰、肺肾阴虚之劳嗽久咳，可与沙参、天冬等同用。

2. **脾胃虚弱证** 本品能补益脾气，又养脾阴，能气阴双补。用于脾脏气阴两虚之面色萎黄、困倦乏力、口干食少、大便干燥。可单用或与白术等补气健脾药同用。

3. **肾精亏虚证** 本品能补益肾精。用于：①肾精亏虚之头痛头晕、腰膝酸软、须发早白等，可单用，如黄精膏方；亦可与枸杞子、何首乌等同用，如二精丸。②消渴，常与生地黄、黄芪、麦冬等同用。③急慢性前列腺炎、前列腺增生引起的尿频、尿急、尿痛等，与茯苓、山药、桃仁等配伍，如前列舒康黄精茯苓软胶囊。

【用法用量】 煎服，9～15g。

【注意事项】 脾虚有湿、咳嗽痰多及便溏者忌服。

知识链接

黄精与山药功用鉴别

二者均为气阴双补之品。黄精滋肾之力强于山药；山药长于健脾，兼有涩性，宜于脾胃气阴两伤，食少便溏及带下等。

枸杞子 Gouqizi
《神农本草经》

【来源】 为茄科植物宁夏枸杞 *Lycium barbarum* L. 的干燥成熟果实。夏秋二季果实呈橙红色时采收，烘干。生用。

【处方用名】 枸杞、甘枸杞、西枸杞。

【性味归经】 甘，平。归肝、肾经。

【功效】 滋补肝肾，益精明目。

【应用】

1. **肝肾阴虚及早衰证** 本品为平补肝肾之品。用于：①肝肾不足所致的头晕目眩、须发早白等，与怀牛膝、何首乌等同用,如七宝美髯丹;②视力减退、内障目昏,常与熟地黄、菊花等同用,如杞菊地黄丸;③遗精滑泄、失眠多梦等,与熟地黄、沙苑子等同用;④消渴,与生地黄、天花粉、麦冬等同用。

2. **阴虚劳嗽**　本品有滋阴润肺止咳之效,常与麦冬、贝母、知母等同用。

【用法用量】煎服,6~12g。

【使用注意】脾虚便溏者不宜用。

知识链接

枸杞子的现代研究

枸杞子含甜菜碱、多糖、粗脂肪、粗蛋白、维生素 B_1、维生素 B_2、烟酸、胡萝卜素、维生素 C、β-谷固醇、亚油酸、微量元素及氨基酸等成分,研究表明枸杞子对免疫有促进作用,同时具有免疫调节作用;可提高血睾酮水平,起强壮作用;对造血功能有促进作用;对正常健康人也有显著升白细胞作用;还有抗衰老、抗突变、抗肿瘤、降血脂、保肝及抗脂肪肝、降血糖、降血压作用。枸杞子含有丰富的维生素、多种氨基酸、微量元素、胡萝卜素、磷脂等成分,是一种理想的食疗佳品。如枸杞菊花粥能养阴清热,补肝明目;枸杞山药粥能镇静安神,可提高睡眠质量,长期食用,还有美白皮肤的作用。

龟甲 Guijia
《神农本草经》

【来源】为龟科动物乌龟 *Chinemys reevesii*(Gray)的腹甲及背甲。全年均可捕捉,杀死,或用沸水烫死,剥取甲壳,除去残肉,晒干,以砂炒后醋淬用。

【处方用名】龟板、龟甲、炙龟板。

【性味归经】甘、咸,微寒。归肾、肝、心经。

【功效】滋阴潜阳,益肾强骨,养血补心,固经止崩。

【应用】

1. **肝肾阴虚证**　本品甘咸性寒,长于滋补肝肾之阴而退虚热,又能潜降肝阳而息内风。用于:①阴虚内热、骨蒸潮热、盗汗遗精等,可单用,如龟甲胶颗粒,也可与熟地黄、知母、黄柏等同用,如大补阴丸;②阴虚阳亢,头目眩晕,常与天冬、牡蛎等同用,如镇肝熄风汤;③阴虚风动,神倦瘛疭者,宜与阿胶、鳖甲等品同用,如大定风珠。

2. **肾虚筋骨痿弱**　本品长于滋养肝肾,强筋健骨。用于肾虚筋骨不健、腰膝酸软、步履乏力及小儿鸡胸、龟背、囟门不合诸症,常与熟地黄、知母等同用,如虎潜丸。

3. **阴虚血热之冲任不固等证**　本品既能滋补肝肾以固冲任,又能清热止血。用于阴虚血热,冲任不固之崩漏,月经过多等证,常与黄芩、黄柏、椿白皮等同用,如固经丸。

4. **惊悸、失眠、健忘**　本品入于心肾,能养血补心,安神定志,适用于阴血不足,心肾失养之惊悸、失眠、健忘,常与石菖蒲、远志等同用,如枕中丹。

【用法用量】煎服,9~24g。宜先煎。本品经砂炒醋淬后,有效成分更容易煎出;并除去腥气,便于制剂。

【使用注意】 脾胃虚寒、阳虚及表邪未解者忌服。

鳖甲 Biejia
《神农本草经》

【来源】 为鳖科动物鳖 *Trionyx sinensis* Wiegmann 的背甲。全年可捕捉,杀死后,置沸水中烫,剥取背甲,去残肉,晒干。生用或醋淬用。

【处方用名】 鳖甲、生鳖甲、醋鳖甲、制鳖甲、炙鳖甲。

【性味归经】 咸,微寒。归肝、肾经。

【功效】 滋阴潜阳,退热除蒸,软坚散结。

【应用】

1. **肝肾阴虚证** 本品甘咸性寒,入肝肾经,能滋阴潜阳,退热除蒸。本品滋养之力不及龟甲,但长于退虚热、除骨蒸。用于:①温病后期,阴液耗伤,邪伏阴分,夜热早凉、热退无汗者,常与丹皮、生地黄等同用,如青蒿鳖甲汤;②阴血亏虚,骨蒸潮热者,常与秦艽、地骨皮等同用。

2. **癥瘕积聚** 本品味咸,长于软坚散结,适用于癥瘕积聚。用于:①慢性肝炎、肝纤维化以及早期肝硬化等,与三七、赤芍等配伍,如复方鳖甲软肝片;②湿热蕴结所致的各型痔疮,与黄柏、地榆等配伍,如鳖甲消痔胶囊;③慢性肝炎、肝硬化等引起的肝脾大,以及腹部良性肿瘤,与丹皮、桃仁等品同用,如鳖甲煎丸。

【用法用量】 煎服,9~24g。宜先煎。

【使用注意】 脾胃虚寒、食少便溏及孕妇忌服。

▶ **课堂活动**

龟甲与鳖甲在功效应用上有何区别?

点滴积累 ∨

1. 补阴药性味甘寒或甘凉,质地滋润,主要归于肺、胃、肝、肾、心等经。

2. 本节药物的功效与归经关联紧密,如归肺经的药物,多有养阴润肺的功效,如北沙参、麦冬、百合;归胃经的药物,多有益胃生津的功效,如北沙参、麦冬、石斛;归肝肾经的药物,有滋阴润燥或滋阴潜阳的作用,如熟地黄、制首乌;归心经的药物,有清心除烦或清心安神的功效,如麦冬、玉竹、百合。

3. 在功用异同中掌握功用相似的药物。 ①北沙参与南沙参均可养阴清肺,益胃生津。 但北沙参清养肺胃作用稍强;南沙参又可补气化痰,常用治气阴两伤及燥痰咳嗽或胃阴脾气俱虚者。 ②天冬与麦冬均可养阴润肺,生津。 但天冬苦寒之性较甚,补肺、胃之阴强于麦冬,兼有止咳祛痰,益气之功,又能补肾阴、降肾火;麦冬兼能入心经以清心安神。 ③龟甲与鳖甲均可滋阴潜阳。 但龟甲又能补肾健骨,固崩止带,养血补心;鳖甲长于清虚热,又能软坚散结。

4. 补阴药中,兼能补血的药物有龟甲、黑芝麻、桑葚;兼能明目的药物有枸杞子、女贞子、石斛;兼能滋阴潜阳的药物有龟甲、鳖甲;兼能乌须发,用治须发早白的药物有熟地黄、制首乌。

　　5. 黄精补脾益气之功，在补阴药中是其特点。

本章其他补虚药，见表 19-1。

表 19-1　本章其他补虚药

类别	药名	性味归经	功效应用	用法用量
补气药	白扁豆	甘，温;肝、肾、大肠经	补脾和中，化湿。脾虚湿盛泄泻及暑泻等	10~15g
补阳药	锁阳	甘，温;肝、肾、大肠经	补肾助阳，润肠通便。阳痿、不孕、肠燥便秘等	5~10g
	仙茅	辛，热，有毒;肾、肝经	温肾壮阳，强筋骨，祛风湿，止泻。阳虚、风湿痹痛、泄泻等	5~15g
	韭菜籽	辛，甘，温;肾、肝经	温补肝肾，壮阳固精。阳痿遗精、遗尿尿频等	3~9g
	胡芦巴	苦，温;肾经	温肾助阳，散寒止痛。阳痿、疝气疼痛等	3~10g
	核桃仁	甘，温;肾、肺、大肠经	补肾温肺，润肠通便。肺肾两虚的喘咳等	10~30g
	海龙	甘、咸，温;肝、肾经	温肾壮阳，散结消肿。肾阳不足、瘰疬痰核、疔疮等	3~9g
	海马	甘、咸，温;肝、肾经	温肾壮阳，散结消肿。肾阳不足、瘰疬痰核、疔疮等	3~9g
	紫河车	甘、咸，温;肺、肝、肾经	温肾补精，益气养血。精血不足、气血亏虚等	2~3g
补血药	楮实子	甘，寒;肝肾经	补肾清肝，明目利尿。虚劳骨蒸、头晕目昏等	6~12g
补阴药	桑椹	甘、酸，寒;肝、肾经	滋阴补血，生津润燥。阴血不足诸证	9~15g
	黑芝麻	甘，平;肝肾大肠经	补肝肾，润肠燥。精血不足诸证	9~15g
	墨旱莲	甘、酸，寒;肝、肾经	滋补肝肾，凉血止血。肝肾阴虚，血热吐衄等	6~12g
	女贞子	甘、苦，凉;肝、肾经	滋补肝肾，明目乌发。肝肾阴虚，须发早白等	6~12g
	哈蟆油	甘、咸，平;肝、肾经	补肾益精，养阴润肺。体虚神疲、失眠盗汗等	5~15g

复习导图

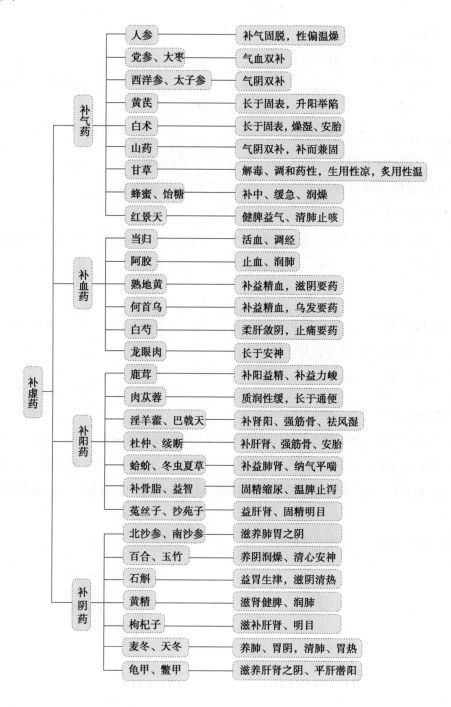

补虚药
- 补气药
  - 人参 —— 补气固脱，性偏温燥
  - 党参、大枣 —— 气血双补
  - 西洋参、太子参 —— 气阴双补
  - 黄芪 —— 长于固表，升阳举陷
  - 白术 —— 长于固表、燥湿、安胎
  - 山药 —— 气阴双补，补而兼固
  - 甘草 —— 解毒、调和药性，生用性凉，炙用性温
  - 蜂蜜、饴糖 —— 补中、缓急、润燥
  - 红景天 —— 健脾益气、清肺止咳
- 补血药
  - 当归 —— 活血、调经
  - 阿胶 —— 止血、润肺
  - 熟地黄 —— 补益精血，滋阴要药
  - 何首乌 —— 补益精血，乌发要药
  - 白芍 —— 柔肝敛阴，止痛要药
  - 龙眼肉 —— 长于安神
- 补阳药
  - 鹿茸 —— 补阳益精、补益力峻
  - 肉苁蓉 —— 质润性缓，长于通便
  - 淫羊藿、巴戟天 —— 补肾阳、强筋骨、祛风湿
  - 杜仲、续断 —— 补肝肾、强筋骨、安胎
  - 蛤蚧、冬虫夏草 —— 补益肺肾、纳气平喘
  - 补骨脂、益智 —— 固精缩尿、温脾止泻
  - 菟丝子、沙苑子 —— 益肝肾、固精明目
- 补阴药
  - 北沙参、南沙参 —— 滋养肺胃之阴
  - 百合、玉竹 —— 养阴润燥、清心安神
  - 石斛 —— 益胃生津，滋阴清热
  - 黄精 —— 滋肾健脾、润肺
  - 枸杞子 —— 滋补肝肾、明目
  - 麦冬、天冬 —— 养肺、胃阴，清肺、胃热
  - 龟甲、鳖甲 —— 滋养肝肾之阴、平肝潜阳

目标检测

一、单项选择题

1. 补脾益肺肾,益气养阴的药物是(　　)

　　A. 山药　　　　　　　　B. 白术　　　　　　　　C. 扁豆

　　D. 薏苡仁　　　　　　　E. 莲子

2. 具有补血、滋阴、止血功效的药物是(　　)

    A. 当归　　　　　　　　　　B. 阿胶　　　　　　　　　　C. 生地

    D. 旱莲草　　　　　　　　　E. 三七

3. 欲补肺胃之阴,拟选用哪一组药物(　　)

    A. 北沙参、麦冬　　　　　　B. 黄精、天冬　　　　　　　C. 旱莲草、女贞子

    D. 龟甲、鳖甲　　　　　　　E. 百合、龟甲胶

4. 哪一组证候不宜使用黄芪(　　)

    A. 中气下陷、久泻脱肛　　　　　　B. 卫气不固、表虚自汗

    C. 气虚浮肿、小便不利　　　　　　D. 气血不足、痈疽不溃

    E. 泻痢里急后重

5. 对于阴虚之体,感受风热而发热咳嗽、咽痛口渴等证,常用哪种滋阴药与解表药配伍(　　)

    A. 生地黄　　　　　　　　　B. 天冬　　　　　　　　　　C. 玉竹

    D. 玄参　　　　　　　　　　E. 黄精

二、简答题

1. 简述补虚药的分类、适应证及使用注意。

2. 黄芪、白术的功效主治有何异同?

三、实例分析

患者,男,12 岁,诉夜间尿床已多年,初起时一夜 2～3 次,现虽减为 1 次,但几乎每天必发。近 1 个月来,常感腿软而畏寒,精神不振,注意力不集中,小便清长,食纳可,舌淡而胖嫩,苔薄白,脉沉迟弱。处方:熟地黄 15g,山茱萸 15g,山药 15g,肉桂 5g,附子 8g,乌药 8g,益智仁 10g,桑螵蛸 12g,枸杞子 12g。

请根据病例,分析上述处方中山药的作用。

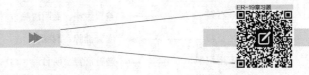

(白　华)

第二十章

ER-20章PPT与重点

消食药

导学情景

情景描述：

用山楂做成的冰糖葫芦，酸甜可口，老少皆宜，春节更是糖葫芦大卖之时，因为春节大鱼大肉不断，吃点糖葫芦后感觉解腻开胃。

学前导语：

山楂甘酸之性，能消食健胃，尤其消油腻肉食，还能行气散瘀，化浊降脂。本章将与同学们一起学习消食药的性味、功效、应用等知识，为今后从事中药相关岗位奠定基础。

凡以消导食积，促进消化，治疗饮食积滞为主要功效的药物，称为消食药。

消食药多味甘、性平，主归脾胃二经。具有消食化积导滞，开胃和中之功，主治宿食停留，饮食不消所致食积证，症见脘腹胀满、嗳气吞酸、恶心呕吐、不思饮食、大便失常，以及脾胃虚弱，消化不良等症。

使用消食药，根据不同病情适当配伍其他药物。若脾胃气滞而食积者，常配伍理气药；若积滞化热者，常配伍清热药或轻下之品以泻热导滞；若寒湿困脾者常配伍芳香化湿药；若脾胃虚弱者，常配伍健脾益气药；若中焦虚寒者，常配伍健脾温中之品。

使用消食药时，应注意本章药多属渐消缓散之品，适用于病情较缓，积滞不甚者，但仍有耗气之弊，故气虚无积滞者慎用。

山楂 Shanzha
《新修本草》

【来源】为蔷薇科植物山里红 *Crataegus pinnatifida* Bge. var. *major* N. E. Br. 或山楂 *Crataegus pinnatifida* Bge. 的干燥成熟果实。全国大部分地区均产。秋季果实成熟时采收，切片。晒干。生用或炒用。

【处方用名】山楂、山楂肉、炒山楂、焦山楂、山楂炭。

【性味归经】酸、甘，微温。归脾、胃、肝经。

【功效】消食健胃，行气散瘀，化浊降脂

【应用】

1. **饮食积滞**　本品酸甘，微温而不热，善消食化积，能治一切食积证，尤为消化油腻肉食积滞之要药。治疗肉食积滞之脘腹胀满，嗳腐吞酸，腹痛便溏，以山楂为主药，辅以六神曲、麦芽制成常用中成药的大山楂丸。

2. **多种瘀血证**　本品性温，归肝经，入血分，能温通气血，有活血祛瘀止痛之功。可用于多种瘀

各 论

血证。治气滞血瘀胸痹心痛,头晕头痛等症,常与丹参、三七相伍,如常用中成药心可舒;治血虚血瘀心悸胸闷,头痛目胀等,常配何首乌、决明子活血散瘀,降压降脂,如血脂宁丸;治产后瘀阻,腹痛,恶露不尽或痛经,常与益母草、当归等同用。

3. **泻痢腹痛、疝气痛**　本品治疗泻痢腹痛,可单用焦山楂水煎服,或用山楂炭研末服,亦可配木香、槟榔等;治痢疾初起,里急后重,常配黄连、苦参等;治疝气痛,常与橘核、荔枝等同用。

4. **高脂血症**　本品还具有化浊降脂之效,可用于高脂血症。

【用法用量】煎服9~12g。焦山楂消食导滞作用增强,用于肉食积滞,泻痢不爽。

【使用注意】脾胃虚弱而无积滞者或胃酸分泌过多者慎用。

知识链接

山楂的降压、降脂研究

山楂含有三萜类和黄酮类成分,能降低血清胆固醇,能较好地抑制血清胆固醇和甘油三酯增高。山楂含有黄酮、山楂酸、柠檬酸等物质,具有利尿、扩血管之效,从而降低血压。

案例分析

案例

张某,男,18岁,在校大学生,因周末回家多食牛肉致脘腹胀满,嗳腐吞酸,食欲不振,舌苔厚腻,脉滑。予以保和丸治疗效良。

分析

上述案例为肉食积滞证,保和丸中主药为山楂,能消食健胃,尤善于消肉食积滞,故能起到较好疗效。

神曲 Shenqu
《药性论》

【来源】为面粉和其他药物混合后经发酵而成的加工品。全国各地均能生产。本品有陈腐气,味苦;以完整、陈久、无虫蛀、无霉变者为佳。生用或炒用。

【处方用名】神曲、六神曲、六曲、陈神曲、陈曲、炒神曲、焦神曲。

【性味归经】甘、辛,温。归脾、胃经。

【功效】消食和胃。

【应用】

饮食积滞证　本品辛以行散消食,甘温健脾开胃,和中止泻,可用治多种食积证。治脾胃不和,宿食不消引起的不思饮食,脘腹胀满,恶心嗳气等,常配山楂、木香、砂仁等药行气化滞,健脾和胃,如香砂枳术丸;治小儿消化不良,虫积腹痛,食少腹胀,泄泻等,多与使君子、胡黄连等相伍健胃消积,驱虫,如肥儿丸。

272

此外,凡丸剂中如有金石、贝壳类药物而难以消化吸收者,前人用本品糊丸以助消化,如磁朱丸。方中磁石、朱砂难以消化,故加神曲助消化吸收,同时健脾防金石所伤。

【用法用量】煎服,6~15g。止泻宜炒焦用。

麦芽 Maiya
《药性论》

【来源】 为禾本科植物大麦 *Hordeum vulgare* L. 的成熟果实经发芽干燥的炮制加工品。全国各地均产。将麦粒用水浸泡后,保持适宜温、湿度,待幼芽长至约0.5cm时,晒干或低温干燥。生用或炒黄用。

【处方用名】麦芽、生麦芽、炒麦芽、焦麦芽。

【性味归经】甘,平。归脾、胃经。

▶▶ 课堂活动

山楂、神曲、麦芽功能应用的有何异同?

【功效】消食行气,健脾开胃,回乳消胀。

【应用】

1. **米面薯芋食滞证** 本品味甘性平,能健胃消食,尤能促进淀粉性食物的消化。主治米面薯芋类积滞不化,常与山楂、神曲同用。治小儿乳食停滞,腹胀便秘,疳积等症,配神曲、山楂、鸡内金健脾和胃,消积化滞,如小儿消食片;治脾虚失运,脘腹胀满,食后更甚,食少便溏,常配伍白术、陈皮等健脾理气,消食除胀,如健脾丸。

2. **断乳、乳房胀痛** 本品能回乳消胀,适用于哺乳期妇女断乳。单用生麦芽或炒麦芽120g,或生、炒麦芽各60g,煎服。若治疗乳汁郁积之乳房胀痛,可与柴胡、青皮等疏肝解郁。

【用法用量】煎服,10~15g,回乳炒用60g。

【使用注意】哺乳期妇女忌用。

【附药】

谷芽 为禾本科植物粟的成熟果实经发芽干燥而得。甘,温。归脾、胃经。功能消食和中,健脾开胃。用于食积不消,腹胀口臭,脾胃虚弱,不饥食少。功似麦芽而力缓,每与之相须。煎服,9~15g。炒谷芽偏于消食,焦谷芽善化积滞。

稻芽 为禾本科植物稻的成熟果实经发芽干燥而成。甘,温。归脾、胃经。功能消食和中,健脾开胃。用于米面薯芋食滞证及脾虚食少消化不良。常与麦芽相须为用,以提高疗效。煎服,9~15g。生用长于和中;炒用偏于消食。

莱菔子 Laifuzi
《日华子本草》

【来源】 为十字花科植物萝卜 *Raphanus sativus* L. 的干燥成熟种子。全国各地均产。夏季采收。晒干。生用或炒用。用时捣碎。

▶▶ 课堂活动

人参与莱菔子是否能合用? 为什么?

【处方用名】莱菔子、萝卜子。

【性味归经】辛、甘,平。归肺、脾、胃经。

【功效】消食除胀,降气化痰。

【应用】

1. **食积气滞**　本品味辛行散,消食化积之中,尤善行气消胀,适用于食积气滞证。常与山楂、神曲、陈皮同用消食导滞除胀。如治疗食积气滞脘腹胀满疼痛,嗳气吞酸的常用中成药保和丸。

2. **痰盛喘咳**　本品既能降气平喘,又能化痰,尤宜治咳喘痰壅,常与紫苏子、芥子等相伍,如三子养亲汤。

【用法用量】煎服,5~12g。用时捣碎。

【使用注意】本品辛散耗气,气虚及无食积,痰滞者慎用。不宜与人参同用。

鸡内金 Jineijin
《神农本草经》

【来源】为雉科动物家鸡 *Gallus gallus domesticus* Brisson 的干燥砂囊内壁。杀鸡后,取出鸡肫,立即取下内壁,洗净,晒干。生用或炒用。

【处方用名】鸡内金、炒鸡内金、醋鸡内金。

【性味归经】甘,平。归脾、胃、小肠、膀胱经。

【功效】消食健胃,涩精止遗,通淋化石。

【应用】

1. **食积,小儿疳积**　本品味甘性平,既有较强的消食化积之功,又能健运脾胃,故可用于米面薯芋乳肉等多种食积证。病情轻者,单味研末服用即有效,配伍山楂、麦芽等可增强消食导滞作用。若治疗小儿食滞疳积,腹胀便秘,鸡内金常与山楂、麦芽、神曲配用,如小儿消食片。

2. **肾虚遗精、遗尿**　本品可固精缩尿止遗,可单用鸡内金炒焦研末,温酒送服。也可与芡实、菟丝子等同用。若治肾虚遗尿,常与桑螵蛸、覆盆子等同用。

3. **砂石淋证,胆结石**　本品有通淋化石之功。治疗小便淋沥涩痛,尿中有砂石等症,常配伍金钱草等清热利湿化石,如常用成药肾石通颗粒;治疗胆结石,多与香附、吴茱萸等同用,以疏肝利胆,止痛消石,如肝胆结石片。

【用法用量】煎服,3~10g;研末服,每次 1.5~3g,研末用效佳。

点滴积累 ∨

1. 消食药多味甘、性平,主归脾胃二经,具有消食化积导滞之效,主治食积证。

2. 在焦山楂、焦麦芽、焦神曲异同比较中掌握其功效与应用。 三味药均有消积化滞功效,三药同用习称"焦三仙"。 焦山楂善于消肉食油腻,还能行气散瘀;焦麦芽善于消化淀粉类食物,尚可回乳消胀;焦神曲则利于消化米面食物。

3. 莱菔子辛散耗气,与人参同用能降低人参的补益作用,故不宜与人参同用。

复习导图

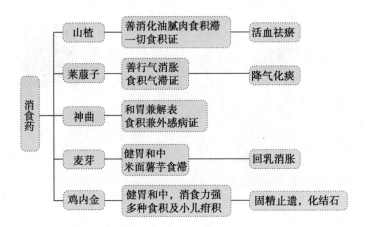

目标检测

一、单项选择题

1. 消食药主归何经（　　　）

    A. 肝肾　　　　　　　　　B. 脾胃　　　　　　　　　C. 心肝

    D. 心肺　　　　　　　　　E. 心肾

2. 消食药治疗（　　　）

    A. 脾虚证　　　　　　　　B. 食积证　　　　　　　　C. 心虚证

    D. 肾虚证　　　　　　　　E. 气虚证

3. 山楂的功效是（　　　）

    A. 消食除胀，降气化痰　　　　　　　B. 消食健胃，行气散瘀

    C. 消食行气，健脾开胃，退乳消胀　　　D. 消食健胃，涩精止遗

    E. 活血化瘀，理气止痛

4. 下列善于消肉食油腻积滞的是（　　　）

    A. 神曲　　　　　　　　　B. 谷芽　　　　　　　　　C. 莱菔子

    D. 山楂　　　　　　　　　E. 稻芽

5. 丸剂中有金石、贝壳类药物而难以消化吸收者宜配伍（　　　）

    A. 神曲　　　　　　　　　B. 谷芽　　　　　　　　　C. 莱菔子

    D. 山楂　　　　　　　　　E. 鸡内金

二、简答题

1. 何谓消食药？消食药的功效主治是什么？

2. 简述"焦三仙"的功效及应用。

三、实例分析

徐某，男，18岁，因暴饮暴食而出现胃胀痛，嗳腐吞酸，食欲不振，大便溏泄每日2~3次，舌苔白厚。根据病例请分析下列处方是否合适,并说出理由。

处方:大山楂丸。成分:山楂 1000g 六神曲(麸炒)150g 麦芽(炒)150g

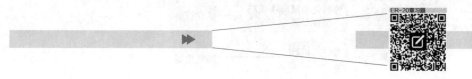

（陈爱梅）

第二十一章

驱虫药

ER-21章PPT与重点

导学情景 ∨

情景描述：

传说，北宋年间，有个精通医道的朗中叫郭使君，一天，他上山采药被一种形如山栀的果实所吸引，于是摘下一些带回家来想研究它的药性。因怕久放发霉，就放到锅中炙炒。结果浓郁的香气弥散开来，诱得年幼的孙子嚷着要吃。使君无奈，就拣出炒熟的三枚给孙儿吃。次日清晨，孙子解大便时竟排出了几条蛔虫。孙儿平素偏食，面黄瘦弱，吃果子不仅驱了虫，而且食欲大增，身体也渐渐强壮起来。此后，郭郎中在行医时，遇到疳积、虫积的患儿，就酌量用这种果实去医治，每获良效。人们为纪念他，取药名"使君子"。

学前导语

上面介绍的药物是具有良好的杀虫、消积作用的使君子，本章同学们通过学习驱虫药的药性、功效、应用及使用注意，培养问病荐药、审方调配及运用中药治疗疾病的能力。

凡以驱除或杀灭人体肠道寄生虫为主要功效，治疗虫证的药物，称为驱虫药。

驱虫药多入脾、胃、大肠经，部分药物具有一定的毒性，对人体肠道寄生虫具有杀灭和麻痹作用，促使其排出体外。故可治蛔虫病、绦虫病、蛲虫病、钩虫病、姜片虫病等多种肠道寄生虫病。症见不思饮食或多食善饥、嗜食异物、绕脐腹痛、时发时止、胃中嘈杂、呕吐清水、肛门瘙痒、烦躁夜惊、夜间磨牙等；久病则面色萎黄、形体消瘦、腹部膨大、青筋浮露、周身浮肿等；小儿则见疳积证。

使用驱虫药时，应根据寄生虫的种类、病人体质的强弱及证情缓急，选择适宜的驱虫药，并适当地予以配伍。如大便秘结者，配伍泻下药；兼积滞者，配伍消导药；脾胃虚弱者，配健脾和胃之品；体虚者，先补后攻或攻补兼施。

应用驱虫药时，应注意：①最宜配伍泻下药，以利虫体的排出；②本类药多具毒性，故要控制用量、用法，以免中毒或损伤正气；③素体虚弱、年老体衰及孕妇慎用；④一般应在空腹时服用，使药物充分作用于虫体而保证疗效；⑤发热或腹痛剧烈者，不宜急于驱虫，待症状缓解后，再予驱虫。

使君子 Shijunzi
《开宝本草》

【来源】为使君子科植物使君子 *Quisqualis indica* L. 的干燥成熟果实。秋季果皮变紫黑时采收,晒干。生用或炒香用。

【处方用名】 使君子、使君肉、使君子仁、炒使君子仁。

【性味归经】 甘,温。归脾、胃经。

【功效】 杀虫消积。

【应用】

1. **蛔虫病,蛲虫病**　本品味甘气香而不苦,性温又入脾胃经,既能驱杀蛔虫,又有缓慢的滑利通肠之性,故为驱蛔要药,尤宜于小儿。轻证可单用本品炒香嚼服,重证则配伍其他驱虫药,如槟榔、苦楝皮等以增强疗效。

2. **小儿疳积**　本品甘温,能杀虫消积。常配伍槟榔、神曲、麦芽等治疗小儿疳积之面色萎黄,形瘦腹大,如肥儿丸;亦可配伍茯苓、鸡内金等,如化积口服液。

【用法用量】 煎服,9~12g,捣碎入煎剂;使君子仁6~9g,多入丸散或单用,作1~2次分服。小儿每岁1~1.5粒,炒香嚼服,一日总量不超过20粒。空腹服用,每日1次,连用3天。

【使用注意】 大量服用可引起呃逆、眩晕、呕吐、腹泻等反应。忌热茶。

案例分析

案例

赵某,男,60岁,素爱饮茶。近日感觉胃脘胀闷,消化不良,不思饮食。见街边有卖称为"仙灵子"的中药,称其为专治胃病的神药,遂买二两,回家服用4、5粒后,习惯性地喝茶,随即出现眩晕、呕吐、腹泻,立即携"仙灵子"前往医院就诊,医生诊断为使君子中毒,处以用绿豆、甘草煎水频服。

分析

使君子为驱蛔虫要药,有杀虫消积的功效,忌与浓茶同服。若大量服用可致呃逆、眩晕、呕吐、腹泻、四肢发冷、呼吸困难、血压下降等反应。解救方法:①使君子壳煎汤内服;②丁香泡水喝;③绿豆、甘草煎水服;④洗胃、催吐,对症治疗。

苦楝皮 Kulianpi
《名医别录》

【来源】 为楝科植物川楝 *Melia toosendan* Sieb. et Zucc. 或楝 *Melia azedarach* L. 的干燥树皮及根皮。四时可采,晒干,切片。生用或用鲜品。

【处方用名】 苦楝皮、苦楝根皮。

【性味归经】 苦,寒;有毒。归肝、脾、胃经。

【功效】 杀虫,疗癣。

【应用】

1. **蛔虫,蛲虫,钩虫等病**　本品苦寒有毒,杀虫作用较强,可治多种肠道寄生虫,为广谱驱虫药。治蛔虫证,单用水煎、煎膏或制成片剂、糖浆服用;亦可配伍使君子、槟榔等,如化虫丸。

2. **疥癣,湿疮** 单用研末,用醋或猪脂调涂患处。

【用法用量】 煎服,3~6g。外用适量,研末用猪脂调敷患处。

【使用注意】 本品有毒,不宜过量或持续久服。孕妇及肝肾功能不全者慎用。有效成分难溶于水,须文火久煎。

知识链接

苦楝皮的副作用

苦楝皮的毒性成分为川楝素和异川楝素,口服易吸收,消除慢,多次用药易蓄积中毒。 中毒表现为恶心呕吐、腹痛剧烈、腹泻、头痛头晕、视力模糊、全身麻木、心律不齐、呼吸困难、血压下降、神志恍惚、狂躁或萎靡、震颤或惊厥,最后因呼吸困难或循环衰竭而死亡。 中毒解救办法轻者用绿豆120g、龙眼肉60g、甘草15g煎水频服;重者洗胃、催吐、导泻、补液及对症治疗。

槟榔 Binglang
《名医别录》

【来源】 为棕榈科植物槟榔 *Areca catechu* L. 的干燥成熟种子。春末初秋采收,水煮后,干燥取出种子,晒干。切片或捣碎用。

【处方用名】 槟榔、大腹子、海南子、炒槟榔、焦槟榔。

【性味归经】 苦、辛,温。归胃、大肠经。

【功效】 杀虫,消积,行气,利水,截疟。焦槟榔:消食导滞。

【应用】

1. **多种肠道寄生虫病** 本品驱虫谱广,对绦虫、蛔虫、蛲虫、钩虫、姜片虫等肠道寄生虫均有驱杀作用,并有缓泻作用,有助驱除虫体为其优点。治绦虫证疗效最佳,可单用,亦可先用南瓜子研粉,冷开水调服60~120g,两小时后服槟榔60~120g的水煎剂,再过半小时,服玄明粉15g,促使泻下,以利虫体排出。

2. **食积气滞,泻痢后重** 本品辛散苦泄,入胃肠经,善行胃肠之气,消积导滞,缓泻通便。①食积气滞,痢疾里急后重,常配伍木香、青皮等,如木香槟榔丸;②湿热泻痢,里急后重,配黄连、芍药等,如芍药汤;③食积痰饮,消化不良,腹胀吞酸、大便秘结,配伍大黄、牵牛子、香附等,如槟榔四消丸。

3. **水肿,脚气肿痛** 本品能利水行气,气行则助水运。①治水肿实证,二便不利,配伍泽泻、商陆等,如疏凿饮子;②寒湿脚气肿痛,配木瓜、吴茱萸等,如鸡鸣散。

4. **疟疾** 与常山、草果等同用,如截疟七宝饮。

【用法用量】 煎服,3~10g。驱绦虫、姜片虫30~60g。生用力佳,炒用力缓;鲜者优于陈者。

【使用注意】 脾虚便溏或气虚下陷者忌用;孕妇慎用。

知识链接

致癌物——槟榔

2003 年，IARC（国际癌症研究机构）证明槟榔为一级致癌物。 长期咀嚼槟榔或槟榔子将会提高口腔癌发病率。 研究表明，咀嚼槟榔者口腔黏膜细胞脱落频率明显增加。 咀嚼时，槟榔纤维的摩擦会造成口腔黏膜的损伤，从而引起慢性炎症、氧化作用增强和细胞增殖；槟榔含有大量的多酚和多种生物碱，槟榔碱能明显促进上皮细胞的凋亡，并干扰细胞外基质大分子（胶原、弹性蛋白等）的沉淀和降解过程。

点滴积累 ∨

1. 驱虫药部分有毒，可驱除或杀灭蛔虫病、绦虫病、蛲虫病、钩虫病、姜片虫病等多种肠道寄生虫病，故要注意用量、用法及使用注意。 如：使君子、苦楝皮等。

2. 驱虫药品种较少，功效类似，在学习中要注意归纳对比记忆。 如使君子杀虫消积，为驱蛔要药；苦楝皮杀虫疗癣，为广谱驱虫药；槟榔杀虫消积，驱虫谱广，尤宜治疗绦虫病，并具有行气利水之功。

本章其他驱虫药，见表 21-1。

表 21-1　其他驱虫药

药名	性味归经	功效应用	用法用量
南瓜子	甘、平；胃、大肠经	杀虫。用于绦虫病	研粉，60~120g；冷开水调服
鹤草芽	苦、涩、凉；肝、小肠、大肠经	杀虫。用于绦虫病，为治绦虫病的新药	研粉吞服，每日 30~45g，小儿 0.7~0.8g/kg，每日 1 次，晨起空腹服
雷丸	微苦、寒；胃、大肠经	杀虫消积。用于绦虫病，钩虫病，蛔虫病；小儿疳积	入丸、散，15~21g。一般研粉服，一次 5~7g，饭后用温开水调服，一日 3 次，连服 3 天
鹤虱	苦、辛，平；有小毒；脾、胃经	杀虫消积。用于虫积腹痛；小儿疳积	煎服，3~9g。孕妇忌用
榧子	甘，平；肺、胃、大肠经	杀虫消积，润肠通便，润肺止咳。用于虫积腹痛；肠燥便秘；肺燥咳嗽	煎服，9~15g。用时捣碎

复习导图

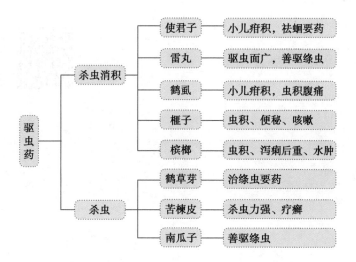

目标检测

一、单项选择题

1. 驱绦虫常用的一组药对是（　　）

 A. 使君子、雷丸　　　　 B. 使君子、槟榔　　　　 C. 槟榔、南瓜子

 D. 苦楝皮、南瓜子　　　 E. 雷丸、鹤虱

2. 服使君子须忌（　　）

 A. 茶　　　　　　　　　 B. 大蒜　　　　　　　　 C. 绿豆

 D. 萝卜　　　　　　　　 E. 果汁

3. 驱虫药应在何时服用（　　）

 A. 饭前　　　　　　　　 B. 饭后　　　　　　　　 C. 睡前

 D. 空腹　　　　　　　　 E. 腹痛时

4. 气香味甘，尤宜小儿蛔虫证服用的药物是（　　）

 A. 使君子　　　　　　　 B. 槟榔　　　　　　　　 C. 鹤草芽

 D. 南瓜子　　　　　　　 E. 雷丸

5. 具有杀虫，消积，行气，利水，截疟作用的药物是（　　）

 A. 使君子　　　　　　　 B. 槟榔　　　　　　　　 C. 雷丸

 D. 榧子　　　　　　　　 E. 南瓜子

二、简答题

1. 使用驱虫药时应注意什么？

2. 使君子、槟榔、苦楝皮均能驱虫，如何区别使用？

三、实例分析

某患儿，脘腹时常阵痛，心烦呕吐，时发时止。面部白斑，耳鼻作痒，嗜食异物，体检发现，唇内侧有红白斑,巩膜有蓝斑,便常规检测中发现有虫卵。请你根据其表现分析,此患儿所患何种疾病? 适宜使用的药物是什么?

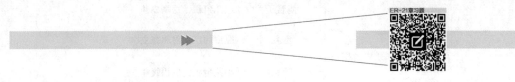

（姜　醒）

第二十二章

收涩药

ER-22章PPT与重点

导学情景 ∨

情景描述：

莲子和芡实都是日常饮食所见，不仅美味，而且有营养，是食疗的佳品，可用于失眠、神经衰弱等证。

学前导语：

莲子和芡实均为收涩药，都具有益肾涩精、补脾止泻等功效，涩中有补，为标本兼治之品。本章将与同学们一起学习收涩药的性味、功效、应用等知识，为今后从事中药相关岗位奠定基础。

凡以收敛固涩为主要作用，常用以治疗各种滑脱不禁病证的药物，称为收涩药，又称固涩药。

本章药物味多酸涩，酸主收敛，涩可固脱，故有敛耗散，固滑脱之功效。部分兼有补益作用的药物，可有甘味，药性温或平。个别药物兼能除骨蒸劳热或清热降火，可具寒凉药性，主入肺、脾、肾、大肠经。

收涩药主要用于久病体弱，正气不固所致自汗、盗汗、泻痢、脱肛、遗精、滑精、早泄、遗尿、尿频，以及带下日久、失血崩漏、久咳不止等滑脱不禁病证。正如李时珍所说："脱则散而不收，故用酸涩之药以敛其耗。"

根据其性能特点和功效主治的不同，收涩药可分为敛汗固表药、敛肺涩肠药、固精缩尿止带药三类。

使用收涩药时，应注意：①本章药物治疗滑脱证，主要是取其收敛固涩之性以敛其耗散，固其滑脱；因滑脱表现为病之标，滑脱之本为正气虚弱，故临床运用收涩药时须配以相应的补益药，以标本兼顾。②收涩药性涩敛邪，故凡表邪未解，湿热内盛所致之泻痢、带下、血热出血，以及郁热未清者，当以祛邪为先，均不宜过早过量使用收涩药，误用有"闭门留寇"之弊。

第一节　敛汗固表药

麻黄根 Mahuanggen
《本草经集注》

【来源】 为麻黄科植物草麻黄 *Ephedra sinica* Stapf 或中麻黄 *Ephedra intermedia* Schrenk et C. A. Mey. 的干燥的根和根茎。秋末采挖，干燥，切段。生用。

【处方用名】麻黄根。

【性味归经】甘、涩,平。归心、肺经。

【功效】固表止汗。

【应用】

自汗、盗汗 本品甘平性涩,入肺经而能行肌表,固腠理,闭毛窍,引补气药到达卫分,为敛肺固表止汗之要药。①气虚自汗,常配黄芪、牡蛎同用,如牡蛎散;②阴虚盗汗,常与熟地黄、生地黄、山萸肉、龙骨、牡蛎等滋阴收敛药同用;③产后虚汗不止,可以本品配伍黄芪、当归、人参、白术等益气养血固表药煎汤内服。

此外,本品外用配伍牡蛎共研细末,或合粟粉,扑于身上,以治各种虚汗证。

【用法用量】煎服,3~9g。外用适量,研粉撒扑。

【使用注意】表邪重者,忌用。

知识链接

麻黄与麻黄根之不同

麻黄与麻黄根同出一源,然前者以其地上草质茎入药,主发汗,以发散表邪为用,临床上用于外感风寒表实证;后者以其地下根及根茎入药,主止汗,以敛肺固表为用,为止汗之专药,可内服、外用于各种虚汗。 两者作用相反,历代医家鲜有同用。 但近年来临床上有人将两者同用治疗咳喘,可以在取得宣肺止咳平喘疗效的同时减少麻黄发汗过多及血压升高的副作用,相反相成,相得益彰。

浮小麦 Fuxiaomai
《本草蒙筌》

【来源】为禾本科植物小麦 *Triticum aestivum* L. 未成熟的颖果。夏至前后,取瘪瘦轻浮与未脱净皮的麦粒,去灰屑,用水漂洗,晒干。生用或炒用。

【处方用名】浮小麦。

【性味归经】甘,凉。归心经。

【功效】固表止汗,益气,除热。

【应用】

1. **自汗、盗汗** 本品甘凉入心,甘能益气,凉可除热,能益心气,敛心液;气味俱薄,轻浮走表,能实腠理,固皮毛,为养心敛液,固表止汗之佳品。凡自汗、盗汗者,均可应用,证属心经虚热者尤宜。可单用炒焦研末,米汤调服。①气虚自汗者,以本品与黄芪、煅牡蛎、麻黄根同用,如牡蛎散;②阴虚盗汗者,多配五味子、麦冬、地骨皮等药同用。

2. **骨蒸劳热** 本品甘凉并济,能益气阴,除虚热。治阴虚发热、骨蒸劳热等证,常与玄参、麦冬、生地黄、地骨皮等养阴清虚热药同用。

【用法用量】煎服,15~30g。研末服,3~5g。

【使用注意】表邪汗出者忌用。

案例分析

案例

患者，刘某，女，26岁，因自汗出，恶风，发热（体温37.5℃）3天到某诊所就诊。 医生给予收涩止汗中药3剂。 药后，患者汗出仍不止，且体温升高。

分析

本例患者应为太阳中风证，治疗应发散为主，医生未仔细诊查，只针对汗出给予收涩止汗中药，不仅不能止汗，还导致闭门留寇，使病情加重，体温升高。

点滴积累 ∨

1. 敛汗固表药功效专于止汗，浮小麦兼有益气阴，除虚热作用。
2. 麻黄根为敛肺固表止汗之要药，内服外扑可止各类虚汗。

第二节 敛肺涩肠药

五味子 Wuweizi
《神农本草经》

【来源】 为木兰科植物五味子 *Schisandra chinensis*（Turcz.）Baill. 的干燥成熟果实。习称"北五味子"。秋季采摘，晒干或蒸后晒干，生用或醋炙。

▶ **课堂活动**

说说五味子名称的由来。

【处方用名】 五味子。

【性味归经】 酸、甘，温。归肺、心、肾经。

【功效】 收敛固涩，益气生津，补肾宁心。

【应用】

1. **久咳虚喘** 本品味酸收敛，甘温而润，能上敛肺气，下滋肾阴，又能补肺肾之气，为治疗久咳虚喘之要药。①治肺虚久咳虚喘，可与黄芪、党参、紫菀同用，如补肺丸；②治肺肾两虚喘促，以本品配伍六味地黄丸，如七味都气丸；③治寒饮咳喘证，可与麻黄、细辛、干姜等宣肺散寒化饮之品同用，如小青龙汤、苓甘五味姜辛汤。

2. **自汗、盗汗** 本品五味俱全，以酸为主，善能敛肺止汗。治自汗、盗汗者，可与麻黄根、牡蛎等同用。

3. **遗精、滑精** 本品甘温而涩，入肾，能补肾涩精止遗，为治肾虚精关不固遗精、滑精之常用药。①治滑精不固者，可与桑螵蛸、附子、龙骨等同用，如桑螵蛸丸；②治梦遗虚脱者，常与麦冬、山茱萸、熟地黄、山药等同用,如麦味地黄丸;轻证也可单用本品,如五味子膏。

4. 久泻不止 本品味酸涩性收敛,能涩肠止泻。治脾肾虚寒久泻不止,可与吴茱萸同炒香研末,米汤送服,如五味子散;或与补骨脂、肉豆蔻、吴茱萸同用,如四神丸。

5. 津伤口渴、消渴 本品甘以益气,酸能生津,具有益气生津止渴之功,且有滋肾的作用。①治热伤气阴,心悸脉虚、汗多口渴,与人参、麦冬同用,如生脉散;②治阴虚内热、口渴多饮之消渴证,多与山药、知母、天花粉、黄芪等同用,如玉液汤。

6. 心悸、失眠、多梦 本品既能补益心肾,又能宁心安神。治疗心神失养,或心肾不交之虚烦心悸、失眠多梦,常与麦冬、生地黄、丹参、酸枣仁等同用,如天王补心丹。

【**用法用量**】煎服,2~6g。

【**使用注意**】凡表邪未解、内有实热、咳嗽初起、麻疹初期,均不宜用。

知识链接

五味子的临床应用

近年来五味子临床应用不断加大。用五味子制剂治疗急性、迁延性肝炎或慢性肝炎,取得满意疗效,尤其是降低血清转氨酶的近期疗效颇佳,能使 ALT 显著降低或恢复正常。但停药过早有反跳现象。五味子复方治疗体虚失眠有明显疗效,神经官能症单用五味子配剂治疗,也有较好疗效。

乌梅 Wumei
《神农本草经》

【**来源**】为蔷薇科植物梅 *Prunus mume*(Sieb.)Sieb. et Zucc. 的干燥近成熟果实。夏秋采收,低温烘干,闷至变黑。生用或炒炭用。

【**处方用名**】乌梅。

【**性味归经**】酸、涩,平。归肝、脾、肺、大肠经。

【**功效**】敛肺,涩肠,生津,安蛔。

【**应用**】

1. 肺虚久咳 本品味酸而涩,其性收敛,入肺经能敛肺气,止咳嗽。适用于肺虚久咳少痰或无痰之证,可与罂粟壳、杏仁等同用,如一服散。

2. 久泻、久痢 本品酸涩入大肠经,涩肠止泻止痢作用良好。治久泻不止,与罂粟壳、肉豆蔻、诃子等同用,如固肠丸。本品兼能止血,若配伍清热燥湿,解毒止痢之品,亦能用于湿热泻痢、便有脓血者,如《圣惠方》乌梅丸以之与黄连配伍。

3. 蛔厥腹痛、呕吐 蛔得酸则静,本品极酸,故有安蛔止痛,和胃止呕的功效,为安蛔良药。常配伍细辛、川椒、黄连、附子等药,用于蛔虫所致腹痛、呕吐、四肢厥冷的蛔厥证,以达安蛔驱虫之功,如《伤寒论》乌梅丸。

4. 虚热消渴 本品味酸性平,善能生津液,止烦渴。常与天花粉、麦冬、人参等同用,如玉泉丸。轻症可单用煎服,或与甘草及少量食盐同用。

此外,本品炒炭后,涩重于酸,收敛力强,能固冲止漏,可用于崩漏不止、便血等;外敷能消疮毒,平胬肉,疗头疮,治胼胝、鸡眼等。

【用法用量】煎服,6~12g。剂量可用到30g。外用适量。止泻止血宜炒炭用。

【使用注意】外有表邪或内有实热积滞者慎服。

五倍子 Wubeizi
《本草拾遗》

【来源】为漆树科植物盐肤木 *Rhus chinensis* Mill.、青麸杨 *Rhus potaninii* Maxim. 或红麸杨 *Rhus punjabensis* Stew. var. *sinica*（Diels）Rehd. et Wils. 叶上的虫瘿,主要由五倍子蚜 *Melaphis chinensis*（Bell）Baker 寄生而形成。秋季采摘,置沸水中略煮或蒸至表面呈灰色,杀死蚜虫,取出,干燥。

【处方用名】五倍子。

【性味归经】酸、涩,寒。归肺、大肠、肾经。

【功效】敛肺降火,涩肠止泻,敛汗,止血,收湿敛疮。

【应用】

1. **久泻、久痢**　本品酸涩入大肠,有涩肠止泻之功。用治久泻久痢,可与诃子、五味子等同用,以增强涩肠之功,如玉关丸。

2. **崩漏、便血、痔血**　本品有收敛止血作用。①治崩漏,可单用,或与棕榈炭、血余炭等同用;②治便血、痔血,可与槐花、地榆等同用,内服或煎汤熏洗患处。

3. **咳嗽、咯血**　本品酸涩收敛,性寒清降,入于肺经,既能敛肺止咳,又能清肺降火,并能止血,适用于肺虚久咳及肺热咳嗽,并见咯血者尤宜。①治肺虚久咳,常与五味子、罂粟壳等药同用;②治肺热痰嗽,可与瓜蒌、黄芩、贝母等药同用;③治热灼肺络咳嗽咯血,常与藕节、白及等药同用。

4. **自汗、盗汗**　本品功能敛肺止汗。可研末,与荞麦面等份作饼,煨熟食之,或研末水调敷肚脐处。

5. **湿疮、肿毒、脱肛、子宫下垂**　本品外用能收湿敛疮,解毒消肿。可单味或配合枯矾研末外敷或煎汤熏洗。

【用法用量】煎服,3~6g;入丸散,每次1~1.5g。外用适量。

【使用注意】湿热泻痢者忌用。

诃子 Hezi
《药性论》

【来源】为使君子科植物诃子 *Terminalia chebula* Retz. 或绒毛诃子 *Terminalia chebula* Retz. var. *tomentella* Kert. 的干燥成熟果实。秋、冬二季采收,晒干或闷润去核,干燥。生用或煨用。

【处方用名】诃子。

【性味归经】苦、酸、涩,平。归肺、大肠经。

【功效】涩肠止泻,敛肺止咳,降火利咽。

【应用】

1. **久泻、久痢**　本品酸涩性收,入于大肠,善能涩肠止泻,为治疗久泻、久痢之常用药物。①轻

287

症可单用,如诃黎勒散;②治久泻、久痢属中焦虚寒者,与干姜、罂粟壳、陈皮配伍,如诃子皮饮;③脾肾虚寒,久泻久痢者,常与人参、肉豆蔻、肉桂同用,如真人养脏汤。中气下陷并见脱肛者,常配伍黄芪、升麻等补气升提药。

2. 久咳、失音　本品酸涩而苦,其既收又降,既能敛肺下气止咳,又能清肺利咽开音,为治失音之要药。①治肺虚久咳、失音者,可与人参、五味子等同用;②治伤风咳嗽失音者,配伍桔梗、甘草同用,如诃子汤;③治失音并见咽喉肿痛者,可用之与硼酸、青黛、冰片等制成蜜丸噙化,如清音丸。

【用法用量】煎服,3~10g。肠止泻宜煨用;清肺利咽开音宜生用。

【使用注意】湿热泄泻忌用。

肉豆蔻 Roudoukou
《药性论》

【来源】为肉豆蔻科植物肉豆蔻 *Myristica fragrans* Houtt. 的干燥种仁。冬、春两季果实成熟时采收,取种仁,浸入石灰水中,低温烘干或直接烘干。生用或麸煨用。

【处方用名】肉豆蔻。

【性味归经】辛,温。归脾、胃、大肠经。

【功效】温中行气,涩肠止泻。

【应用】

1. 虚泻、冷痢　本品辛温而涩,入中焦,能暖脾胃,固大肠,止泻痢,为治疗虚寒性泻痢之要药。①治中焦虚寒之久泻、久痢者,常与干姜、党参、白术、诃子等药同用;②治脾肾阳虚之五更泄泻者,可配补骨脂、五味子、吴茱萸,如四神丸。

2. 胃寒胀痛、食少呕吐　本品辛香温燥,能温中理脾,行气止痛。治胃寒气滞,脘腹胀痛、食少呕吐等证,常与木香、干姜、半夏等药同用。

▶ 课堂活动

肉豆蔻与豆蔻、草豆蔻的功效有何异同?

【用法用量】煎服,3~10g;入丸散剂,每次0.5~1g。行气温中生用,涩肠止泻须煨熟去油用。

【使用注意】肉豆蔻油有麻醉作用,用量不宜过大。湿热泻痢者忌用。

点滴积累 ∨

1. 敛肺涩肠药功效广泛,各种收涩作用均有包括,以敛肺涩肠为主。五味子尚有益气生津补肾宁心作用,常用治失眠;乌梅生津止渴又可安蛔;五倍子收涩力强,又可收湿敛疮;诃子又可降火利咽;肉豆蔻长于温中行气,寒湿泄泻多用。

2. 乌梅、五倍子既可内服又能外用,要区别两种用法的用量。

第三节 固精缩尿止带药

山茱萸 Shanzhuyu
《神农本草经》

【来源】 为山茱萸科植物山茱萸 *Cornus officinalis* Sieb. et Zucc. 的干燥成熟果肉。秋末冬初时采收,文火烘或沸水烫后,去核,干燥。生用或酒炙。

【处方用名】 山茱萸、山萸肉。

【性味归经】 酸、涩,微温。归肝、肾经。

【功效】 补益肝肾,收涩固脱。

▶ 课堂活动

比较山茱萸与吴茱萸的功效。

【应用】

1. **腰膝酸软、头晕耳鸣、阳痿** 本品酸微温质润,其性温而不燥,补而不峻,既能益肾精,又可补肾气,为平补阴阳之要药。①治肝肾阴虚,头晕目眩、腰酸耳鸣者,常与熟地黄、山药等配伍,如六味地黄丸;②治命门火衰,腰膝冷痛、小便不利者,常与肉桂、附子等同用,如肾气丸;③治肾阳虚阳痿者,多与鹿茸、补骨脂、巴戟天、淫羊藿等配伍,以补肾助阳。

2. **遗精滑精、遗尿尿频** 本品既能补肾益精,又能固精缩尿。于补益之中又具封藏之功,为固精止遗之要药。①治肾虚精关不固之遗精、滑精者,常与熟地黄、山药配伍,如六味地黄丸。阳虚者,又常与附子、肉桂合用,如右归饮、肾气丸;阴虚者,常与枸杞子配伍,如左归饮、杞菊地黄丸。②治肾虚膀胱失约之遗尿、尿频者。常与覆盆子、金樱子、沙苑子、桑螵蛸等药同用。

3. **崩漏、月经过多** 本品能补肝肾,固冲任以止血。①治妇女肝肾亏损,冲任不固之崩漏及月经过多者,常与熟地黄、白芍、当归等同用,如加味四物汤;②若脾气虚弱,冲任不固而漏下不止者,常与龙骨、黄芪、白术、五味子等同用,如固冲汤。

4. **大汗不止、体虚欲脱** 本品酸涩性温,能收敛止汗,固涩滑脱,为防止元气虚脱之要药。治大汗欲脱或久病虚脱者,常与人参、附子、龙骨、牡蛎等同用,如《医学衷中参西录》来复汤、既济汤。

本品亦治消渴证,多与生地黄、天花粉等同用。

【用法用量】 煎服,6~12g;急救固脱 20~30g。

【使用注意】 素有湿热而致小便淋涩者,不宜应用。

桑螵蛸 Sangpiaoxiao
《神农本草经》

【来源】 为螳螂科昆虫大刀螂 *Tenodera sinensis* Saussure、小刀螂 *Statilia maculata*(Thunberg)或巨

斧螳螂 *Hierodula patellifera*(Serville)的干燥卵鞘。分别习称"团螵蛸""长螵蛸"及"黑螵蛸"。秋末冬初时采收,文火烘或沸水烫后,去核,干燥。生用或酒炙。

【处方用名】桑螵蛸、桑蛸。

【性味归经】甘、咸,平。归肝、肾经。

【功效】缩尿固精,补肾助阳。

【应用】

1. **遗尿尿频、遗精滑精**　本品甘能补益,咸以入肾,性收涩而兼补肾阳,为治疗肾虚不固之遗尿尿频、遗精滑精、白浊之良药,而尤以缩尿见长。①治小儿遗尿,可单用为末,米汤送服;②治肾虚遗精、滑精,常与龙骨、五味子、制附子等同用,如桑螵蛸丸;③治心神恍惚、小便频数、遗尿、白浊,可与远志、龙骨、石菖蒲等配伍,如桑螵蛸散。

2. **阳痿**　本品能补肾助阳,用治肾虚阳痿,但作用不强,常与鹿茸、肉苁蓉、菟丝子等药同用。

【用法用量】煎服,5~10g。用时剪碎。

【使用注意】本品助阳固涩,故阴虚多火,膀胱有热而小便频数者忌用。

海螵蛸 Haipiaoxiao
《神农本草经》

【来源】为乌贼科动物无针乌贼 *Sepiella maindroni* de Rochebrune 或金乌贼 *Sepia esculenta* Hoyle 的干燥内壳。全年均产,收集乌贼鱼的骨状内壳,干燥。生用。

【处方用名】海螵蛸、海蛸、乌贼骨。

【性味归经】咸、涩,温。归脾、肾经。

【功效】收敛止血,涩精止带,制酸止痛,收湿敛疮。

【应用】

1. **遗精、带下**　本品温涩收敛,有固精止带之功。①治肾失固藏之遗精、滑精,常与山茱萸、菟丝子、沙苑子等药同用;②治肾虚带脉不固之带下清稀者,常与山药、芡实等药同用;如为赤白带下,则配伍白芷、血余炭同用,如白芷散。

2. **崩漏、吐血、便血及外伤出血**　本品能收敛止血。①治崩漏,常与茜草、棕榈炭、五倍子等同用,如固冲汤;②治吐血、便血者,常与白及等份为末服;③治外伤出血,可单用研末外敷。

3. **胃痛吐酸**　本品味咸而涩,能制酸止痛,为治疗胃脘痛胃酸过多之佳品。常与延胡索、白及、贝母、瓦楞子等药同用。

4. **湿疮、湿疹、溃疡不敛**　本品外用能收湿敛疮。①治湿疮、湿疹,配黄柏、青黛、煅石膏等药研末外敷;②治溃疡多脓,久不愈合者,可单用研末外敷,或配煅石膏、枯矾、冰片等药共研细末,撒敷患处。

▶ **课堂活动**

从来源、功效方面比较桑螵蛸与海螵蛸。

【用法用量】 煎服,5~10g。外用适量,研末敷患处。

【使用注意】 本品能涩肠,久服可致便秘。

<h2 style="text-align:center">莲子 Lianzi</h2>
《神农本草经》

【来源】 为睡莲科植物莲 *Nelumbo nucifera* Gaertn. 的干燥成熟种子。全国大部分地区均产。秋季采收,晒干。去心生用。

【处方用名】 莲子、莲米、脾果。

【性味归经】 甘、涩,平。归脾、肾、心经。

【功效】 补脾止泻,止带,益肾涩精,养心安神。

【应用】

1. **脾虚泄泻** 本品甘可补脾,涩能止泻,既可补益脾气,又能涩肠止泻。治脾虚久泻、食欲不振者,常与党参、茯苓、白术等同用,如参苓白术散。

2. **带下** 本品既补脾益肾,又固涩止带,其补涩兼施,为治疗脾虚、肾虚带下之常用之品。①治脾虚带下者,常与茯苓、白术等药同用;②治脾肾两虚,带下清稀、腰膝酸软者,可与山茱萸、山药、芡实等药同用。

3. **遗精、滑精** 本品味甘而涩,入肾经而能益肾固精。治肾虚精关不固之遗精、滑精,常与芡实、龙骨等补肾涩精药同用,如金锁固精丸。

4. **心悸、失眠** 本品甘平,入于心肾,能养心血,益肾气,交通心肾而有安神之功。治心肾不交之虚烦、心悸、失眠者,常与酸枣仁、茯神、远志等药同用。

【用法用量】 煎服,6~15g。去心打碎用。

知识链接

莲的药用价值

莲全身是宝:①莲子,药食同用,富含淀粉、脂肪、蛋白质和钙、磷、铁等营养成分。具有补涩兼收之效,用于脾虚泄泻,遗精带下,心肾不交之心悸、失眠。②莲子心,莲子中的青嫩胚芽,苦、寒。以“心”入心,善治热入心包,神昏谵语;还可用于血热吐血。莲子食用时有心则苦,去心则不苦。③藕,含有蛋白质、淀粉、维生素 C 等成分。药用时,生用清热凉血;熟用健脾开胃、止泻。④藕节,即藕与藕相连接的部位,是止血常用药,李时珍曾称赞它“能止咳血、血痢、血淋、尿血、血崩”等。⑤莲花,可用于治疗跌损呕血和湿疮。⑥莲须,即花间的雄蕊,古书记载它能“固精气、乌须发、悦颜色”,有美容价值。⑦莲房,为莲的成熟花托,功擅止血化瘀,多炒炭用。⑧荷叶,长于清暑湿,止血。⑨荷梗,有清热解暑,行气利水之功。

<h2 style="text-align:center">芡实 Qianshi</h2>
《神农本草经》

【来源】 为睡莲科植物芡 *Euryale ferox* Salisb. 的成熟种仁。秋末冬初采收,去果皮及外种皮,晒干。生用或麸炒用。

【处方用名】芡实、鸡头米。

【性味归经】甘、涩，平。归脾、肾经。

【功效】益肾固精，补脾止泻，除湿止带。

【应用】

1. **遗精、滑精**　本品甘涩收敛，善能益肾固精。治肾虚不固之腰膝酸软、遗精滑精者，常与金樱子相须而用，如水陆二仙丹；亦可与莲子、莲须、牡蛎等配伍，如金锁固精丸。

2. **脾虚久泻**　本品既能补脾除湿，又能收敛止泻。可用治脾虚湿盛，久泻不愈者，常与白术、茯苓、扁豆等药同用。

3. **带下**　本品能益肾补脾，收敛固涩，除湿止带，为治疗带下证之佳品。①治脾肾两虚之带下清稀，常与党参、白术、山药等同用；②治湿热带下，配伍清热利湿之黄柏、车前子等同用，如易黄汤。

▶ 课堂活动

比较莲子与芡实功效、应用的异同。

【用法用量】煎服，9~15g。

金樱子 Jinyingzi
《雷公炮炙论》

【来源】蔷薇科植物金樱子 *Rosa laevigata* Michx. 的干燥成熟果实。10~11月果实成熟变红时采收，干燥，除去毛刺。

【处方用名】金樱子。

【性味归经】酸、甘、涩，平。归肾、膀胱、大肠经。

【功效】固精缩尿，固崩止带，涩肠止泻。

【应用】

1. **遗精滑精、遗尿尿频、带下**　本品味酸而涩，功专固敛，具有固精、缩尿、止带作用。适用于肾虚精关不固之遗精滑精；膀胱失约之遗尿尿频；带脉不束之带下过多。可单用本品熬膏服，如金樱子膏；或与芡实相须而用，如水陆二仙丹；或与菟丝子、补骨脂、海螵蛸等补肾固涩之品同用。

2. **久泻、久痢**　本品入大肠，能涩肠止泻。治脾虚久泻、久痢，可单用浓煎服；或配伍党参、白术、芡实、五味子等同用，如秘元煎。

此外，本品还可用于崩漏、脱肛、子宫脱垂等证。

【用法用量】煎服。6~12g。

点滴积累　∨

1. 固精缩尿止带药主要归肝、肾经，以固精缩尿，收涩固脱为主要功效。

2. 在异同比较中掌握功用相似的药物。 ①山茱萸与吴茱萸名字相似，功用有别。 吴茱萸为温里药，偏走小腹而暖肝止痛，为治寒滞肝脉诸痛证之要药。 山茱萸为收涩药，偏于壮腰肾而敛汗涩精。 ②桑螵蛸、海螵蛸都是动物药，均能固精缩尿止带。 但桑螵蛸能补肾助阳，用于肾虚阳衰证；海螵蛸固涩之力较强，多用于遗精带下，又能收敛止血，制酸止痛，外用可收湿敛疮。 ③莲子、芡实均归脾肾经，能益肾固精，补脾止泻，止带。 但莲子作用偏于补脾而补力较强，并能养心安神，交通心肾；芡实作用偏于肾，又能除湿止带。

本章其他收涩药，见表22-1。

表 22-1 其他收涩药

分类	药名	性味归经	功效应用	用量用法
敛肺涩肠药	石榴皮	酸、涩，温；归大肠经	涩肠止泻，止血，驱虫。用于久泻，久痢，便血，脱肛，崩漏，带下，虫积腹痛	3~9g，煎服
	赤石脂	甘、酸、涩，温；归大肠、胃经	涩肠止泻，收敛止血，生肌敛疮。用于久泻久痢，大便出血，崩漏带下；外治疮疡久溃不敛，湿疮脓水浸淫	9~12g，先煎；外用适量
	罂粟壳	酸、涩，平；有毒；归肺、大肠、肾经	敛肺，涩肠，止痛。用于久泻、久痢；久咳；脱肛；脘腹疼痛	3~6g。不宜常服，孕妇及儿童禁用，运动员慎用
	禹余粮	甘、涩，微寒；归胃、大肠经	涩肠止泻，收敛止血。用于久泻、久痢；用于崩漏、便血及带下	9~15g，先煎
固精缩尿止带药	覆盆子	甘、酸，微温；归肝、肾经	益肾固精缩尿，养肝明目。用于遗精滑精、遗尿尿频、阳痿早泄；目暗昏花	6~12g，煎服
	椿皮	苦、涩，寒；归大肠、胃、肝经	清热燥湿，收涩止带，止泻，止血。用于赤白带下，湿热泻痢，久泻久痢，便血，崩漏	6~9g，煎服

复习导图

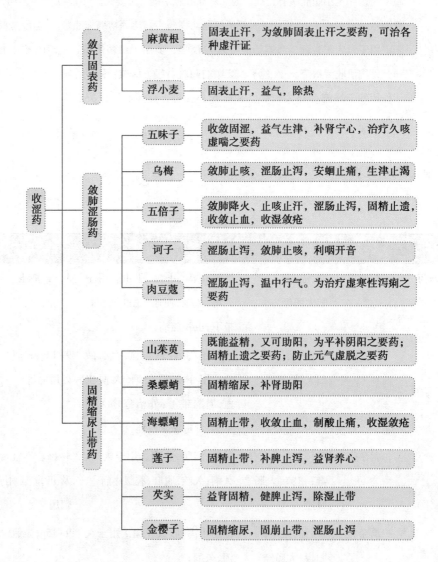

目标检测

一、单项选择题

1. 以下药物不用于久泻久痢的是(　　)

　　A. 桑螵蛸　　　　　　　　　B. 五味子　　　　　　　　　C. 乌梅

　　D. 诃子　　　　　　　　　　E. 肉豆蔻

2. 下列哪种药物,对于肺虚久咳、失音之证最适宜(　　)

　　A. 乌梅　　　　　　　　　　B. 五味子　　　　　　　　　C. 诃子

　　D. 山茱萸　　　　　　　　　E. 芡实

3. 具有敛肺,涩肠,生津,安蛔作用的药物是(　　)

　　A. 五味子　　　　　　　　　B. 乌梅　　　　　　　　　　C. 山茱萸

　　D. 石榴皮　　　　　　　　　E. 五倍子

4. 下列除哪项外,均具有明目功效( )

    A. 菟丝子   B. 金樱子   C. 沙苑子

    D. 覆盆子   E. 女贞子

5. 上能收敛肺气而止咳喘,下能滋肾水以固涩下焦,内能益气生津宁心止烦渴,外能收敛止汗

    的药物是( )

    A. 五倍子   B. 五味子   C. 乌梅

    D. 诃子   E. 芡实

二、简答题

1. 简述收涩药的药性特点及其分类。

2. 比较麻黄与麻黄根、五味子与五倍子、肉豆蔻与豆蔻、海螵蛸与桑螵蛸、莲子与芡实功效主治的异同。

三、实例分析

病例:赵某,男,62 岁,因反复腹痛腹泻两月余就诊。患者自诉近两个月来每于凌晨四五时许出现腹痛肠鸣、便后痛减、便稀不臭。受凉或进食生冷食物后加重。伴食少纳呆,四肢不温,腰酸乏力,小便清长,夜尿多。舌淡胖,舌边有齿痕,苔白,脉沉细无力。

处方 1:党参 15g,白术 10g,茯苓 15g,桔梗 10g,薏苡仁 20g,炙甘草 6g,炒扁豆 15g,砂仁 6g(后下),淮山药 20g,莲子 15g,芡实 10g

处方 2:党参 15g,白术 10g,茯苓 15g,五味子 9g,吴茱萸 9g,补骨脂 9g,肉豆蔻 9g,莲子 15g,芡实 10g,炙甘草 6g

请针对给出的病例,在上述两个处方中选出最为合适的一个,并作简要分析。

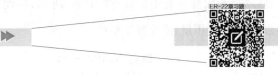

(陈爱梅)

第二十三章

外用药

ER-23章PPT与重点

导学情景 ∨ ······

情景描述:

世界上有许多著名的温泉,比如南京汤山温泉,泉水中富含30多种矿物质,有"千年圣汤,养生天堂"之美誉,泡浴对皮肤病、关节炎等多种疾病有改善作用。

学前导语:

温泉水是从地下自然涌出的自然水,并含多种矿物质,其中硫黄较为常见。硫黄属于中药材矿物药的一种,外用能解毒,杀虫,疗疮。因此,浸泡富含硫黄的温泉水可以软化角质、溶解表皮、杀虫、杀菌等,对多种皮肤疾患有治疗作用。大家在学习硫黄的功效之后,请总结归纳,硫黄外用可以治疗哪些皮肤疾患。

外用药是指常以外用为主的一部分药物。

本章药物分别具有解毒消肿,化腐排脓,生肌敛疮,杀虫止痒等功效,适用于痈疽疮疖、疥癣、外伤、蛇虫咬伤以及五官疾患等。由于上述疾病发生的部位及表现不同,所以用药的形式和方法也各异,如膏贴、熏洗、吹喉、滴鼻、点眼等。其中部分药物也可用作内服。

外用药使用注意:本章药大都具有不同程度的毒性,外用,需配制后用,且不宜大面积涂用;内服,宜制成丸、散剂服,以便控制用量,防止发生中毒。

雄黄 Xionghuang
《神农本草经》

【来源】 为硫化物类矿物雄黄的矿石,主含二硫化二砷(As_2S_2)。生用,切忌火煅。

【处方用名】 雄黄。

【性味归经】 辛,温;有毒。归肝、大肠经。

【功效】 解毒杀虫,燥湿祛痰,截疟。

【应用】

1. 痈肿疔疮、湿疹疥癣、蛇虫咬伤 雄黄温燥有毒,外用或内服均可以毒攻毒而解毒杀虫疗疮。①治痈肿疔毒,多外用,可单用或复方,如二味拔毒散以硫黄、白矾等份;②治疥疮,以雄黄与黄连、松脂、发灰为末,猪脂为膏外涂;③治蛇虫咬伤,轻者单用本品香油调涂患处;重者内外兼施,当与五灵脂共为细末,酒调灌服,并外敷。

2. 虫积腹痛 本品内服外用皆能杀虫。治蛔虫等引起的腹痛,配伍牵牛子、槟榔等同用,如牵牛丸。

本品内服能祛痰截疟。如治癫痫方,以硫黄与朱砂同用;以雄黄丹与苦杏仁、巴豆同用,治小儿喘满咳嗽等。

【用法用量】外用适量,研末敷,香油调搽或烟熏。内服 0.05~0.1g,入丸散用。

【使用注意】内服宜慎,不可久服。外用不宜大面积涂搽及长期持续使用。孕妇禁用。切忌火煅。

案例分析

案例

我国某些地方端午节时百姓有饮用雄黄酒的习俗,有一老人饮用雄黄酒后出现腹胀、眼睑肿痛、皮疹,多日症状不消退,之后又出现指尖足底麻木,家人将之送医院救治。

分析

该患者是服用过量雄黄引起亚急性砷中毒。 雄黄主要成分为二硫化二砷,矿石如保存不当易分解为砷,进一步受热氧化变成有剧毒的三氧化二砷(砒霜),因此火煅或入汤剂则更易中毒。 外用浓度过高亦可引起中毒。 砷能损害心肌导致循环衰竭,还可使胃肠蠕动增加,抑制延髓呼吸中枢,造成肝、肾损害等。 砷在人体吸收较快,但排泄甚慢,常易引起积蓄,引起急、慢性中毒。

内服雄黄应严格控制用量,雄黄酒、雄黄水等不宜饮用过多,尤其是老年人、肝肾功能不全者。 有报道市面销售伪品雄黄中有重铬酸钾等毒性物质,应多加注意。

硫黄 Liuhuang
《神农本草经》

【来源】为自然元素类矿物硫族自然硫。生硫黄外用,内服多与豆腐同煮后阴干用。

【处方用名】硫黄。

【性味归经】酸,温;有毒。归肾、大肠经。

【功效】外用:解毒,杀虫,疗疮;内服:补火助阳通便。

【应用】

1. 外用治疥癣、湿疹、阴疽疮疡 本品性温而燥,能解毒杀虫,燥湿止痒。①本品为治疥疮之要药。治疗可单取硫黄为末,麻油调涂用;或配伍风化石灰、铅丹、轻粉研末,猪油调涂,如硫黄散。②治顽癣瘙痒,与轻粉、斑蝥、冰片为末,同香油、面粉为膏,涂敷患处,如臭灵丹。③治疮疽,则可与荞麦面、白面为末贴敷患处,如痈疽发背方。④治阴囊或阴唇湿痒,以硫黄 3g 烧烟熏,每次 1 小时,每日或隔日 1 次。

2. 内服治阳痿、虚喘冷哮、虚寒便秘 硫黄乃纯阳之品,入肾大补命门火而助元阳。①治肾虚阳痿,常与鹿茸、补骨脂、蛇床子等同用;②治腰冷膝弱、失精遗溺等,单用硫黄,如金液丹;③治肾阳不足,肾不纳气之喘促,配附子、肉桂、沉香,如黑锡丹;④治虚冷便秘,以硫黄配半夏用,如半硫丸。

▶ 课堂活动

硫黄能治疗虚冷便秘,泻下药中哪些药也有此功效?

【用法用量】外用适量,研末敷或加油调敷患处。内服 1.5~3g,炮制后入丸散服。

【使用注意】阴虚火旺及孕妇忌服。畏朴硝,不宜与芒硝、玄明粉同用。

知识链接

硫黄的现代应用

天然温泉中大多含有硫黄和矿物质成分,浸浴时硫黄与皮肤接触,变为硫化氢与多硫化物,能软化角质、溶解表皮、杀虫、杀菌等,因此历来认为泡温泉具有保健功能。 化工企业生产出的硫黄皂是在皂基中加入了硫黄,在洗浴时可产生硫化氢和五氯磺酸,既能够清洁肌肤,清除油脂,还能够止痒、杀菌除螨,能够辅助治疗一些皮肤病。

白矾 Baifan
《神农本草经》

【来源】为硫酸盐类矿物明矾石经加工提炼制成,主含含水硫酸铝钾 $[KAl(SO_4)_2 \cdot 12H_2O]$。生用或煅用。煅后称枯矾。

【处方用名】白矾、枯矾、明矾。

【性味归经】酸、涩、寒。归肺、脾、肝、大肠经。

【功效】外用:解毒杀虫,燥湿止痒;内服:止血,止泻,祛除风痰。

【应用】

1. 外用治湿疹瘙痒、疮疡疥癣　本品性燥酸涩,收敛力强,能解毒杀虫,燥湿止痒,善治疮面湿烂或瘙痒者。①治痈疽,常配朴硝研末外用,如二仙散;②治口疮、聤耳、鼻息肉、酒渣鼻,可单用白矾或配伍硫黄、乳香等;③本品为痔疮、脱肛、子宫脱垂的常用药,如以白矾、五倍子为主组成的消痔灵注射液。

2. 内服有收敛止血止泻,清热消痰之功　①便血、吐衄、崩漏。本品性涩,能入肝经血分,有收敛止血作用,可用治多种出血证。治衄血不止,以枯矾研末吹鼻;治崩漏,配五倍子、地榆同用;治金疮出血,以生矾、枯矾配松香研末,外敷伤处。②久泻久痢。取其涩肠止泻作用,配煨诃子肉为散,粥饮调下治之,如诃黎勒散。③痰厥癫狂痫证。白矾酸苦涌泄而能祛除风痰,治痰壅心窍癫痫发狂,又当配郁金为末,薄荷糊丸服,如白金丸。④湿热黄疸。本品有祛湿退黄之功,可与硝石配伍,治女劳疸,如硝石散。

【用法用量】外用适量,研末撒布、调敷或化水洗患处。内服 0.6~1.5g,入丸散服。

【使用注意】体虚胃弱及无湿热痰火者忌服。

蛇床子 Shechuangzi
《神农本草经》

【来源】为伞形科植物蛇床 *Cnidium monnieri*(L.)Cuss. 的成熟果实。夏秋二季采收,晒干,生用。

【处方用名】蛇床子。

【性味归经】辛、苦,温;有小毒。归肾经。

【功效】燥湿祛风,杀虫止痒,温肾壮阳。

【应用】

1. **阴部湿痒、湿疹、疥癣** 本品辛苦温燥,能杀虫、止痒、燥湿,为皮肤及妇科病常用药,常与苦参、黄柏、白矾、地肤子等配伍,煎汤外洗。如治阴部瘙痒,与白矾、苦参等煎汤外洗或坐浴;现临床治滴虫性阴道炎较常用,如复方黄松洗液。

2. **寒湿带下、湿痹腰痛** 本品性温热可助阳散寒,辛苦又能燥湿祛风。治带下、腰痛之寒湿兼肾虚所致者尤宜,常与山药、杜仲、牛膝、山萸肉、香附等同用。

3. **肾虚阳痿、宫冷不孕** 本品温肾壮阳之功亦佳。治阳痿无子,常配伍当归、枸杞、淫羊藿、肉苁蓉等,如赞育丹。

【用法用量】外用适量,多煎汤熏洗或研末调敷。内服 3~10g。

【使用注意】阴虚火旺或下焦有湿热者不宜内服。

炉甘石 Luganshi
《外丹本草》

【来源】为碳酸盐类矿物菱锌矿石,主含碳酸锌($ZnCO_3$)。采挖后,洗净,晒干。有火煅、醋淬及火煅后用三黄汤淬等制法,水飞用。

【处方用名】炉甘石。

【性味归经】甘,平。归肝、胃经。

【功效】解毒明目退翳,收湿止痒敛疮。

【应用】

1. **目赤翳障、眼睑溃烂** 本品甘平无毒,可解毒明目退翳,收湿止痒,为眼科常用外用药。①治目赤暴肿,与玄明粉各等份为末点眼,如神应散;②治风眼流泪,与海螵蛸、冰片为细末点眼,如止泪散;③治眼眶破烂、畏光羞明,配黄连、冰片,如黄连炉甘石散。

2. **溃疡不敛、湿疮、湿疹** 本品能生肌敛疮,收湿止痒,解毒,常配煅石膏、龙骨、青黛、黄连等同用,以提高药效。①治疮疡不敛,配龙骨,研极细末,干撒患处,如平肌散;②治夏季痱子、湿疹,如复方炉甘石樟脑搽剂。

【用法用量】外用适量,研末撒布或调敷。水飞成细粉点眼、吹喉。一般不内服。

【使用注意】宜炮制后用。专作外用,不作内服。

硼砂 Pengsha
《日华子本草》

【来源】为硼酸盐类硼砂族矿物硼砂,主要含四硼酸钠($Na_2B_4O_7 \cdot 10H_2O$);还含少量铅、铜、钙、铝、铁、镁、硅等杂质。生用或煅用。

【处方用名】大朋砂、蓬砂、鹏砂、月石、盆砂。

【性味归经】甘、咸,凉。归肺、胃经。

【功效】外用清热解毒,内服清肺化痰。

【应用】

1. **咽喉肿痛、口舌生疮、目赤翳障**　本品能清热解毒,消肿,防腐,为喉科及眼科常用药,以外用为主。①治咽喉、口齿肿痛,可配冰片、玄明粉、朱砂共研,吹敷患处,如冰硼散;②治疗火眼及翳障胬肉,可配冰片、麝香、朱砂、芒硝共为细末点眼,如白龙丹;③治火眼及目翳,配冰片、珍珠、炉甘石、熊胆为细末点眼,如八宝眼药。

2. **痰热咳嗽**　本品味咸性寒凉,内服可清肺化痰。较宜于痰热咳嗽并有咽喉肿痛者,可与沙参、玄参、贝母、瓜蒌、黄芩等清肺化痰药同用。

此外,还用于治疗癫痫、阴部溃疡、骨鲠、噎嗝。

【用法用量】　外用适量,研极细末撒或调敷患处,或配制眼剂外用;或化水含漱。内服,1.5~3g,入丸散用。

【使用注意】　本品以外用为主,内服宜慎。化痰可生用,外敷宜煅用。

知识链接

硼砂的应用

硼砂主要成分为四硼酸钠,煅硼砂为脱水四硼酸钠。硼砂对皮肤黏膜有收敛保护作用,并能抑制某些细菌生长。内服可防治尿路感染。

蟾酥 Chansu
《药性论》

【来源】　为蟾蜍科动物中华大蟾蜍 *Bufo bufo gargarizans* Cantor 或黑眶蟾蜍 *Bufo melaostictus* Schneider 的耳后腺及皮肤腺分泌的白色浆液,经加工干燥而成。

【处方用名】　蟾酥、虫酥。

【性味归经】　辛,温;有毒。归心经。

【功效】　解毒,止痛,开窍醒神。

【应用】

1. **痈疽疔疮、瘰疬、咽喉肿痛、牙痛**　本品能解毒消肿,麻醉止痛,可外用亦可内服。①治痈疽及恶疮,常配伍麝香、朱砂等,用葱白汤送服取汗,如蟾酥丸;②治咽喉肿痛及痈疖,与牛黄、冰片等配用,如雷氏六神丸;③治牙痛,单用本品研细,取少许点患处,止痛效果显著。本品亦用于五官科手术的黏膜麻醉,配川乌、生南星、生半夏为末,烧酒调敷患处,如外敷麻药方。

2. **痧胀腹痛、神昏吐泻**　本品辛温走窜,有开窍醒神,辟秽化浊之功,嗅之可催嚏。治疗伤于暑湿秽浊或饮食不洁而致痧胀腹痛、吐泻不止,甚至昏厥,常与麝香、丁香、雄黄等药配伍,研末吹入鼻中取嚏收效,如蟾酥丸。

【用法用量】　内服0.015~0.03g,研细,多入丸散用。外用适量。

【使用注意】　本品有毒,内服慎勿过量。外用不可入目。孕妇慎用。

案例分析

案例

一幼儿由于近段时间皮肤长疮,家长听信偏方服用蟾蜍肉可以治愈,将去皮未去头的蟾蜍煎汤后喂给幼儿。幼儿随后即出现多次呕吐、精神萎靡,急诊入院。入院检查发现幼儿呼吸浅表、口周发绀、瞳孔放大、心率减缓不规律。医院马上为幼儿注射阿托品,纠正心律失常,补液,利尿等抢救处理。

分析

该幼儿是误服蟾酥引起急性中毒。蟾酥主要成分为强心苷配糖体,又称蟾蜍毒素。中毒后对心脏的作用类似洋地黄,通过兴奋迷走神经及直接作用于心肌,对胃肠道有刺激作用。由于蟾蜍没有特效解毒药,抢救起来十分棘手,只能参考洋地黄中毒救治方法,如发现不及时容易危及生命,幼儿器官发育未健全,危害更大。蟾蜍是一种常用的中药,由于其毒副作用明显,土法服用蟾蜍者都应谨慎。

砒石 Pishi
《日华子本草》

【来源】 为矿物砷华 Arsenolite 的矿石,或由毒砂(硫砷铁矿)、雄黄、雌黄等含砷矿物加工制成。药材分白砒与红砒,两者三氧化二砷(As_2O_3)的含量均在96%以上,但前者更纯,后者尚含少量硫化砷等红色矿物质。药用以红砒为主。砒石升华的精制品即砒霜。

【处方用名】 砒石、信石、人言、砒霜。

【性味归经】 辛,大热;有大毒。归肺、肝经。

【功效】 外用:攻毒杀虫,蚀疮去腐;内服:劫痰平喘,截疟。

【应用】

1. **腐肉不脱之恶疮、瘰疬、顽癣、牙疳、痔疮** 本品外用有强烈的攻毒杀虫,蚀疮祛腐之功。多配其他药物以轻其剂,缓其毒。①治恶疮日久,可配硫黄、苦参、附子、蜡同用,调油为膏,如砒霜膏;②治瘰疬、疔疮等,配明矾、雄黄、乳香为细末,如三品一条枪;③治痔疮,可配白矾、硼砂、雄黄等外用,如枯痔散。

2. **寒痰哮喘** 本品味辛大热,内服有祛寒劫痰平喘之效,主治寒痰喘咳日久,配淡豆豉为丸服,如紫金丹。

此外,古方还用于截疟,现临床少用。

【用法用量】 外用适量,研末撒敷,宜作复方散剂或入膏药、药捻用。内服一次 0.002~0.004g,入丸散服。

【使用注意】 ①本品剧毒,内服宜慎,不可持续服用;外用亦应注意,以防局部过量吸收中毒。②体虚者及孕妇忌服。③不可作酒剂服。④忌火煅。⑤畏水银。

知识链接

砒石的现代研究

砒石主要含三氧化二砷,有极大毒性,口服5mg以上即可中毒,20～200mg可致死。 口服吸收后,随血液分布至全身各脏器,而以骨和毛发贮存量较大且较久。 砷为原浆毒,对蛋白质的巯基有巨大亲和力,能抑制在代谢过程中起重要作用的许多含巯基的酶,使细胞呼吸和氧化过程发生障碍,还能直接损害小动脉和毛细血管壁。 砷剂还可使肝脏变性坏死,心、肝、肾、肠充血,上皮细胞坏死。 还可致癌、致畸、致突变等,又对皮肤、黏膜有强烈腐蚀作用。

点滴积累 ∨

1. 外用药以外用为主,有解毒消肿,化腐排脓,生肌敛疮功效,适用于多种皮肤、五官疾患。

2. 根据药物功效区别应用。 雄黄、硫黄、砒石均解毒杀虫;蛇床子、白矾均燥湿止痒;炉甘石收湿止痒;硼砂清热解毒;蟾酥解毒止痛,开窍醒神。

3. 雄黄、硫黄、蛇床子、蟾酥、砒石都有毒,内服应经炮制,并严格控制用量。 雄黄、砒石和朱砂均忌火煅。

本章其他外用药,见表23-1。

表23-1　其他外用药

药名	性味归经	功效应用	用法用量
土荆皮	辛,温;有毒;肺、脾经	杀虫止痒。用于体癣、手足癣、头癣等各种癣病	只供外用,可单用浸酒涂搽,或制成土槿皮酊使用
升药	辛,热;有大毒;肺、脾经	外用拔毒,去腐。用于痈疽溃后,脓出不畅,或腐肉不去,新肉难生	外用适量。只供外用,不能内服
轻粉	辛,寒;有毒;大肠、小肠经	外用:攻毒,杀虫,敛疮;内服:祛痰消积,逐水通便外用治疮疡溃烂、疥癣瘙痒、湿疹、酒渣鼻、梅毒下疳;内服治水肿胀满、二便不利	外用适量,研末调涂或干掺,制膏外贴。内服每次0.1～0.2g,入丸散服
铅丹	辛,微寒;有毒;心、肝经	外用:拔毒生肌,杀虫止痒;内服:截疟外用治疮疡溃烂、湿疹瘙痒、疥癣、狐臭、酒渣鼻;内服,可治惊痫癫狂、疟疾	外用适量,研末撒布或熬膏贴敷。内服每次0.3～0.6g,入丸散服

复习导图

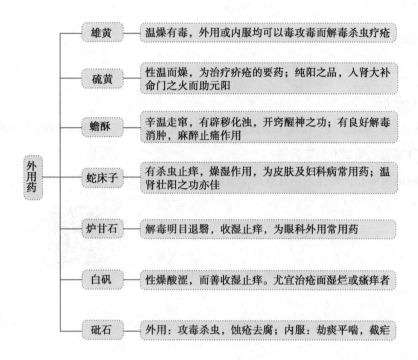

目标检测

一、单项选择题

1. 可用于下元虚冷、便秘的药物为哪种（　　）

    A. 桃仁　　　　　　　　　B. 硫黄　　　　　　　　　C. 芒硝

    D. 玄参　　　　　　　　　E. 大黄

2. 既能解毒明目退翳，又能收湿止泪止痒的药物是（　　）

    A. 砒石　　　　　　　　　B. 滑石　　　　　　　　　C. 寒水石

    D. 炉甘石　　　　　　　　E. 雄黄

3. 外用可治疗夏季痱子、湿疹的是（　　）

    A. 炉甘石　　　　　　　　B. 朱砂　　　　　　　　　C. 硼砂

    D. 寒水石　　　　　　　　E. 硫黄

4. 既治目赤翳障，又治痰热壅滞病证的药物是（　　）

    A. 炉甘石　　　　　　　　B. 朱砂　　　　　　　　　C. 硼砂

    D. 滑石　　　　　　　　　E. 硫黄

5. 煎汤外洗可治阴部湿痒的是（　　）

    A. 雄黄　　　　　　　　　B. 硫黄　　　　　　　　　C. 蛇床子

    D. 滑石　　　　　　　　　E. 蟾酥

6. 具有开窍醒神功效的药物是（　　）

  A. 雄黄　　　　　　　B. 朱砂　　　　　　　C. 硼砂

  D. 滑石　　　　　　　E. 蟾酥

二、简答题

比较硫黄与雄黄功效主治的异同。

三、实例分析

  王某,男,56岁,脂肪肝患者,端午节饮宴后逐渐出现腹胀不适,并伴发皮疹,手指脚趾麻木,就诊时回忆当日宴会上喝了不少雄黄酒。

  请就此病例简单分析哪些人不宜饮用雄黄酒,饮用时还须注意什么?

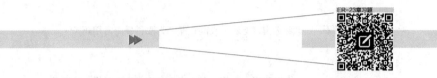

ER-23章习题

（王　燕）

附录

附录一　毒性中药品种简表

毒性中药品种	主要成分	主要功能
砒石(红砒、白砒)	三氧化二砷	杀虫,蚀恶肉
砒霜	三氧化二砷	攻毒杀虫,蚀疮去腐
水银	汞	杀虫,攻毒
生马钱子	士的宁(番木鳖碱)、马钱子碱	通络,止痛,消肿
生川乌	乌头碱、中乌头碱	祛风湿,散寒止痛
生草乌	乌头碱、异乌头碱、中乌头碱、次乌头碱	祛风湿,散寒止痛
生白附子	有机酸、皂苷、β-谷甾醇	祛风痰,镇痉
生附子	乌头碱、次乌头碱、去甲猪毛菜碱、附子脂酸等	补火助阳,逐风寒湿邪
生半夏	β-谷甾醇、三萜烯醇、生物碱	燥湿,化痰,止呕
生南星	三萜皂苷、苯甲酸	解痉痫,消肿毒
生巴豆	巴豆油、蛋白质(含巴豆毒素)、生物碱、巴豆苷	峻下积滞,逐水,消毒,蚀疮
斑蝥	斑蝥素	破血逐瘀,攻毒散结
青娘虫	斑蝥素	攻毒,逐瘀
红娘虫	斑蝥素	攻毒,通瘀,破积
生甘遂	三萜类、大戟酮	泻水饮,破积聚,通二便
生狼毒	二萜类、黄酮类、木脂素类、香豆精类	散结,杀虫
生藤黄	藤黄素	消肿,化毒,止血
生千金子	千金子甾醇、白瑞香素	行水消肿,破血散结
生天仙子	莨菪碱、东莨菪碱、阿托品	定痫,止痛,解痉
羊踯躅	梫木毒素、石楠素	驱风,除湿定痛
雪上一枝蒿	乌头碱、次乌头碱、雪上一枝蒿甲、乙、丙、丁、戊、己、庚素	祛风,镇痛
红升丹	氧化汞(HgO)	拔毒,去腐,生肌
白降丹	氯化汞、氯化亚汞	治痫,疗毒
蟾酥	华蟾蜍毒素、华蟾蜍次素、去乙酰华蟾蜍素、精氨酸	解毒,消肿止痛
洋金花	莨菪碱、东莨菪碱	平喘,镇咳,止痛
红粉	氧化汞	拔毒,去腐,生肌
轻粉	氯化亚汞	攻毒,去腐
雄黄	二硫化二砷	解毒,燥湿,杀虫

附录二　常用中药的别名

类别药名		别名
解表药	麻黄	龙沙、卑相、卑盐、狗骨、色道麻、结力根。处方有炙麻黄、麻茸、炙麻茸、去节麻黄
	桂枝	川桂枝、桂枝木、桂枝尖、广眉尖
	香薷	香草、香菜、香菜、香茸、香绒、蜜蜂草
	紫苏	苏叶、赤苏、红苏、红紫苏、桂荏、鸡冠苏
	荆芥	假苏、鼠蓂、姜芥、稳齿菜。单用穗则称"荆芥穗",处方中有"炒荆芥"
	防风	铜芸、茴芸、茴草、屏风、关防风、东防风
	羌活	羌青、护羌使者、西羌、竹节羌、大头羌
	白芷	芳香、泽芬、香白芷、川白芷、杭白芷、吴白芷
	细辛	北细辛、小辛、少辛、金盆草、独叶草
	藁本	鬼卿、地新、微茎、西芎、香藁本、北藁本(辽藁本)
	苍耳子	菜耳实、苍耳、苍子、老苍子、苍刺头、毛苍子
	辛夷	木笔花、毛辛夷、辛夷桃、姜朴花、辛矧、侯桃、迎春
	葱白	葱茎白、葱白头、葱、葱头、肺菜
	芫荽	胡荽、延荽、香菜、香荽
	薄荷	蕃荷菜、薄苛、蔢荷、苏薄荷
	牛蒡子	恶实、大力子、鼠粘子、牛子、牛蒡
	蝉蜕	蝉壳、枯蝉、蝉蜕、虫退、蝉衣、知了皮
	柴胡	地薰、茈胡、软柴胡、北柴胡、细叶柴胡、竹柴胡、南柴胡、红柴胡
	葛根	干葛、甘葛、粉葛、苦葛、葛、根葛、葛麻葛、鸡齐、葛苗茹
	升麻	周升麻、周麻、鸡骨升麻、绿升麻、西升麻、龙眼根
	桑叶	冬桑叶、霜桑叶、桑芽、铁扇子
	菊花	杭菊花(黄菊花)、甘菊花(白菊花)、菊花、滁菊、茶菊、节华、金蕊
	蔓荆子	蔓荆实、荆子、万荆子、蔓青子
	淡豆豉	豉、香豉、豆豉
	浮萍	紫背浮萍、紫萍、紫浮萍、水花、水萍
	木贼	木贼草、锉草、节节草、节骨草、响草、接骨叶、笔杆草、笔筒草、擦草、无心草、笔头草、笔管草
清热药	石膏	细石、细理石、软石膏、冰石、白虎、寒水石
	知母	蚳母、连母、野蓼、地参、水参、苦心、昌支、毛知母、肥知母、蒜瓣子草、羊胡子根
	芦根	芦茅根、苇根、苇茎、芦头

类别药名		别名
清热药	天花粉	栝楼根、瓜蒌根、蒌根、白药、瑞雪、天瓜粉、花粉、瓜蒌粉
	栀子	木丹、山栀子、枝子、黄栀子、红栀子、支子
	夏枯草	夕句、乃东、燕面、麦夏枯、铁色草、棒柱头花、大头花、棒槌草、夏枯头
	决明子	草决明、羊明、羊角、马蹄决明、还瞳子、狗屎豆、马蹄子、千里光、芹决、假绿豆、夜关门、疟合草
	寒水石	凝水石、白水石、凌水石、盐精、水石、冰石、鹊石、盐精石、泥精
	淡竹叶	淡竹、竹叶门冬青、山鸡米、竹叶麦冬、淡竹米
	谷精草	戴星草、文星草、移星草、珍珠草、鱼眼草、鼓槌草、天星草、灌耳草
	密蒙花	小锦花、蒙花、黄饭花、老蒙花、黄花醉鱼草、鸡骨头花、羊耳朵
	青葙子	牛尾花子、狗尾巴子、野鸡冠花、狗尾苋
	黄芩	腐肠、黄文、经芩、空肠、元芩、土金茶、山茶根、枯芩、条芩、嫩黄芩
	黄连	王连、支连、川黄连、雅连、云黄连、鸡爪连
	黄柏	檗木、檗皮、黄檗、亢檗、黄柏皮、川黄柏
	苦参	野槐、地槐、苦骨、地骨、川参、牛参、凤凰爪、菟槐、水槐
	龙胆草	陵游、草龙胆、龙胆、苦龙胆草、地胆草、山龙胆草、苦草、胆草、四叶胆
	金银花	忍冬花、银花、金花、苏花、二花、二宝花、双花、双苞花、鹭鸶花
	连翘	旱连子、大翘子、空壳、连翘壳、青翘、落翘
	板蓝根	蓝根、大青根、大蓝根、靛青根、蓝靛根、靛根
	青黛	靛青、靛蓝、靛、靛沫、蓝靛、靛花、青蛤粉、青缸花、蓝露
	大青叶	大青、蓝靛叶
	牛黄	犀黄、西黄、丑宝、天然牛黄
	蒲公英	凫公公、蒲公草、仆公英、地丁、黄花地丁、奶汁草、羊奶奶草、狗奶草
	穿心莲	榄核莲、一见喜、苦草、四方草、春莲秋柳、金香草
	射干	寸干、扁竹、扁竹兰、鬼扇、老君扇、开口箭、乌蒲、黄远
	山豆根	山大豆根、苦豆根、广豆根、北豆根
	白头翁	老翁花、白头公、野丈人、胡王使者、奈何草、粉乳草、白头草、老和尚头
	白花蛇舌草	蛇舌草、鹩哥利、千打捶、蛇总管、龙舌草
	紫花地丁	地丁、地丁草、紫地丁、箭头草、铧头草、米布袋、独行虎、光瓣堇菜
	土茯苓	仙遗粮、山遗粮、冷饭团、山奇良、红土苓、土苓、禹余粮、白余粮、土萆薢
	贯众	贯仲、管众、黑狗脊、百头、虎卷、凤尾草
	马齿苋	马齿草、马苋、五行草、马齿龙芽、长命菜、酸苋、瓜子菜、狮子草
	鸦胆子	老鸦胆、鸦胆、苦参子、鸦蛋子、鸭蛋子、鸭胆子、解苦楝、小苦楝
	秦皮	芩皮、梣皮、秦白皮、蜡树皮
	白鲜皮	白藓、白膻、白羊鲜、金雀儿椒、地羊膻、野花椒、八股牛

续表

类别药名		别名
清热药	蚤休	重楼、七叶一枝花、金线重楼、灯台七、铁台灯、白河车、枝头花、海螺七、螺丝七、独脚莲、九层增
	红藤	大血藤、血藤、红皮藤、大活血、五花血藤、血木通等
	马勃	马疟、马屁勃、马疟菌、灰菇、马屁包、马粪包、灰包菌、药包
	拳参	紫参、山是、草河车、倒根草
	白蔹	白根、昆仑、猫儿卵、山地瓜、野红薯、五爪薯、穿山老鼠
	漏芦	野兰、鬼油麻、和尚头、龙葱根、毛头、祁漏芦
	山慈菇	草贝母、土贝母、丽江山慈菇、益辟坚
	四季青	冬青叶、冬青、红冬青、油叶树
	金荞麦	天荞麦根、金锁银开、苦荞头、野荞子、铁石子、透骨消、荞麦三七
	地锦草	地锦、草血竭、奶浆草、铺地红、铺地锦
	绿豆	青小豆
	半边莲	急解索、蛇利草、细米草、蛇舌草、半边菊、箭豆草
	熊胆	狗熊胆、黑瞎子胆
	生地黄	地髓、原生地、干地黄、鲜地黄、怀庆地黄
	玄参	重台、逐马、馥草、黑参、野脂麻、元参、乌元参
	牡丹皮	牡丹根皮、丹皮、粉丹皮、赤丹皮、条丹皮、木芍药
	赤芍	木芍药、红芍药、赤芍药、草芍药、臭牡丹根
	紫草	藐、茈草、紫丹、紫芙、地血、茈蒧、紫草茸、鸦衔草、紫草根、山紫草、软紫草、硬紫草
	青蒿	草蒿、方溃、狼凡蒿、香蒿、臭蒿、蒿子、细叶蒿、三庚草、野兰蒿、黑蒿
	银柴胡	银胡、山菜根、牛肚根、白根子、土参
	地骨皮	杞根、地骨、枸杞根、苟起根、枸杞根皮、山枸杞根、红榴根皮、狗地芽皮
	胡黄连	割孤露泽、假黄连、胡连
泻下药	大黄	黄良、火参、肤如、香大黄、马蹄黄、将军、生军、锦纹、川军
	芒硝	盆消、芒消、朴硝、皮硝、毛硝、牙硝
	番泻叶	旃那叶、泻叶、泡竹叶
	芦荟	卢荟、讷会、象胆、奴会、劳伟
	火麻仁	麻子、麻子仁、大麻子、大麻仁、白麻子、线麻子
	郁李仁	郁子、郁里仁、李仁肉、小李仁
	松子仁	海松子、松子、新罗松子
	芫花	去水、败花、赤花、毒鱼、杜芫、头痛花、闷头花、闹鱼花、南芫花、老鼠花、芫花条、莞花、莞花
	大戟	邛巨、龙虎草、京大戟、将军草、膨胀草、天平一枝香、迫水龙、大猫儿眼、黄花大戟、黄芽大戟、千层塔、红大戟、红芽大戟、紫大戟

类别药名		别名
泻下药	甘遂	主田、重泽、甘泽、陵藁、甘藁、鬼丑、陵泽、肿手花根、猫儿眼、化骨丹
	巴豆	巴菽、刚子、江子、老阳子、双龙眼、猛子仁、巴果、芒子，去油后称"巴豆霜"
	千金子	续随子、千两金、菩萨豆、打鼓子、小巴豆、联步、滩板救
	商陆	夜呼、当陆、白昌、章柳根、见肿消、白母鸡、土冬瓜、山萝卜、抱母鸡
	牵牛子	草金铃、金铃、牵牛、黑牵牛、白牵牛、黑丑、白丑
祛风湿药	独活	独摇草、独滑、长生草
	威灵仙	能消、葳灵仙、葳苓仙、铁脚威灵仙、灵仙、黑脚威灵仙、九阶草、白头翁、百条根、老虎须、铁扫帚
	木瓜	宣木瓜、柴木瓜、铁脚梨、皱皮木瓜、酸木瓜、木瓜实
	乌头	川乌、草乌、五毒根、鸡毒、千秋、地秋、土附子、金鸦、断肠草
	蕲蛇	白花蛇、五步蛇、百步蛇、盘蛇、棋盘蛇、五步跳、龙蛇、犁头匠
	蚕沙	晚蚕沙、蚕矢、蚕屎、蚕粪、原蚕沙
	伸筋草	石松、过山龙、宽筋藤、火炭葛、狮子草、绿毛伸、小伸筋、舒筋草
	松节	松树节、油松节
	寻骨风	清骨风、猫耳朵、穿地节、毛香、白毛藤、地丁香、黄木香、白面风、兔子耳、猴耳草
	海风藤	爬岩香、风藤、巴岩香
	青风藤	清风藤、寻风藤、钻石风、青藤
	路路通	枫香果、九空子、狼目、狼眼、枫树球、枫实、枫果
	秦艽	秦胶、秦纠、秦爪、左秦艽、大艽、西大艽、左扭、左拧、西秦艽
	汉防己	粉防己、防己、粉寸己、石蟾蜍、白木香、猪大肠、山乌龟
	木防己	土防己、青藤香、小青藤、青檀香、青风藤、小葛藤
	络石藤	络石、石鲮、云花、石龙藤、耐冬、白花藤、爬墙虎、风藤、合掌藤、剃头草
	豨莶草	豨莶、火莶、猪羔莓、猪羔草、粘糊菜、希仙、虎莶、黄猪母、肥猪苗、粘粘草、粘苍子、黄花仔
	雷公藤	红紫根、黄藤木、红药、黄藤草、红柴根、三棱花、黄蜡藤、水脑子根、山砒霜、菜虫药
	桑枝	桑条、老桑枝
	老鹳草	五叶草、老官草、老贯草、天罡草、五叶联、生扯拢、老鹳嘴、老鸦嘴、贯筋、老贯筋、老牛筋
	穿山龙	穿龙骨、穿地龙、狗山药、穿山骨、火藤根、粉萆薢、黄姜、金刚骨、串山龙
	丝瓜络	瓜络、絮瓜瓤、天罗线、丝瓜经、丝瓜瓤、千层楼、丝瓜布
	臭梧桐	海州常山、海桐、臭桐、臭芙蓉、地梧桐、八角梧桐、山梧桐、臭桐柴
	海桐皮	钉桐皮、鼓桐皮、丁皮、刺桐皮、刺通、接骨药、刺桐、山芙蓉、空心树
	桑寄生	桑上寄生、寄屑、寄生树、寄生草、茑木、冰粉树
	五加皮	南五加皮、刺五加皮、刺五甲、加皮

类别药名		别名
祛风湿药	狗脊	金毛狗脊、白枝、狗青、扶盖、金毛狗、金毛狮子、黄狗头
	千年健	年见、千年见、千颗针
	鹿衔草	鹿蹄草、鹿含草、鹿寿草、鹿安茶、冬绿、破血丹、紫背金牛草
化湿药	藿香	广藿香、排香草、野藿香
	佩兰	兰草、水香、都梁香、大泽兰、省头草、燕尾香、香水兰、孩儿菊、千金草、女兰、香草、石瓣、醒头草
	苍术	赤术、马蓟、青术、仙术、南苍术、北苍术、关苍术、霜苍术、枪头草、茅术
	厚朴	厚皮、重皮、紫油厚朴、赤朴、烈朴
	砂仁	缩砂仁、缩砂蔤、春砂仁、阳春砂、缩砂蜜
	白豆蔻	多骨、壳蔻、白蔻、波蔻、叩仁、白蔻仁
	草豆蔻	豆蔻、漏蔻、草果、草蔻、大草蔻、偶果、草蔻仁、飞雷子、弯子
	草果	草果仁、草果子
利水渗湿药	茯苓	茯菟、茯灵、白茯苓、雪苓、伏苓、伏菟、云苓、松署、松苓
	薏苡仁	解蠡、起实、感米、薏珠子、回回米、菩提子、必提珠、苢实、薏米、米仁、苡仁、苡米、珠珠米、沟子米、玉米
	泽泻	水泻、芒芋、鹄泻、及泻、水泽、马鞍桥、如意花、天鹅蛋、一枝花、天秃、车苦菜
	猪苓	猳猪屎、地乌桃、野猪食、猪屎苓、野猪粪
	泽漆	五朵云、猫眼草、五凤草、灯台草、烂肠草、五点草、乳浆草、龙虎草
	冬瓜皮	白瓜皮、白冬瓜皮
	葫芦	佛顶珠、野王瓜
	玉米须	玉麦须、玉蜀黍蕊、包谷须、棒子毛
	荠菜	荠、护生草、芊菜、鸡心菜、净肠草、菱角菜、枕头草、三角草、地米菜、地菜
	车前子	车前实、前仁、车前仁、凤眼前仁
	滑石	液石、共石、脱石、番石、夕冷、脆石、留石、画石
	木通	通草、丁翁、丁父、葍藤、王翁、万年藤、白木通、关木通、川木通(小木通)
	萆薢	百枝、竹木、赤节、白菝葜、粉萆薢、金刚、山萆薢、川萆薢
	海金沙	铁蜈蚣、金砂截、罗网藤、铁线藤、蛤唤藤、左转藤
	石韦	石皮、金星草、石兰、石箭、飞刀箭、小石韦
	灯心草	龙须草、虎须草、灯草、赤须、碧玉草、水灯草、铁灯草
	冬葵子	葵子、葵菜子、冬苋菜子、滑菜子、奇菜子、冬葵
	萹蓄	萹竹、萹蔓、扁蓄、大萹蓄、粉节草、道生草、乌蓼、猪牙草、残竹草、姝子草
	通草	葱草、白通草、通花、花草、大通草、泡通、通脱木、方通
	茵陈蒿	因尘、茵陈、因陈蒿、绵茵陈、绒蒿、细叶青蒿、白蒿
	金钱草	神仙对坐草、地蜈蚣、蜈蚣草、过路黄、铜钱草、野花生、四川大金钱草、对坐草、黄疸草

续表

类别药名		别名
利水渗湿药	虎杖	酸汤杆、大叶蛇总管、花斑竹、山大黄、斑杖
	地耳草	田基黄、水石榴、雀舌草、蛇喳口、合掌草、一条香、金锁匙、光明草、观音莲、雷公箭、七层塔、耳挖草
	垂盆草	山护花、鼠牙半支、半枝莲、狗牙草、佛指甲、瓜子草、狗牙半支
温里药	附子	附片、熟附片、黄附片、白附片、黑附片、制附片
	干姜	白姜、均姜、干生姜、淡干姜
	肉桂	牡桂、紫桂、大桂、辣桂、桂皮、玉桂、桂心、官桂、碎桂、菌桂、筒桂、刁桂、企边桂
	吴茱萸	吴萸、茶椒、臭辣子、左力、石虎
	小茴香	茴香、茴香子、谷茴香、土茴香、香子、小香
	丁香	丁子香、支解香、雄丁香、公丁香、鸡舌香
	花椒	秦椒、蜀椒、南椒、巴椒、汗椒、陆拨、汉椒、川椒、红椒、红花椒、大红袍
	荜茇	荜拨、荜拨梨、椹圣、蛤蒌、鼠尾
	荜澄茄	澄茄、毗陵茄子、毕澄茄、毕茄、山苍子、山鸡椒
	胡椒	浮椒、玉椒、白胡椒、黑胡椒
理气药	陈皮	橘皮、广皮、贵老、黄橘皮、红皮、新会皮
	青皮	青橘皮、青柑皮
	枳实	小枳实、陈枳实、江枳实、川枳实、炒枳实
	木香	蜜香、青木香、五香、五木香、南木香、广木香、云木香
	香附	香附子、莎草根、雷公头、香附米、三棱草根、苦羌头、香头草
	川楝子	楝实、金铃子、苦楝子、仁枣、练实
	沉香	蜜香、沉木香、伽南香、土沉香、白沉香、芫香、女儿香
	薤白	薤、薤根、藠头、大头菜子、野蒜、小独蒜、苦蒜、薤白头、野白头、小根蒜
	大腹皮	槟榔皮、大腹毛、槟榔衣、大腹绒、茯毛、腹毛
	乌药	天台乌药、台乌、矮樟、香桂樟
	佛手	佛手柑、陈佛手、佛手香橼、蜜筩柑、蜜罗柑、福寿柑、五指柑
	香橼	香橼片、陈香橼、香园
	檀香	旃檀、白檀、白檀香、黄檀香、真檀香、浴香
	柿蒂	柿钱、柿丁、柿子把、柿蒂、柿宝盖
	荔枝核	荔仁、枝核、荔核、大荔核
	玫瑰花	徘徊花、笔头花、湖花、刺玫瑰、玫瑰、紫玫瑰
	青木香	马兜铃根、土青木香、独行根、云南根、独行木香、土木香、青藤香、蛇参根、百两金、疬药
	天仙藤	兜铃苗、马兜铃藤、青木香藤、香藤
	刀豆	大刀豆、关刀豆、洋刀豆

类别药名		别名
理气药	甘松	香松、甘松香
	九香虫	黑兜虫、瓜黑蝽、屁板虫、蜣螂虫、打屁虫、屁巴虫
	娑罗子	娑婆子、武吉、苏罗子、开心果、索罗果、苏噜子、棱椤子
	绿萼梅	白梅花、绿梅花
止血药	小蓟	猫蓟、千针草、刺蓟菜、刺儿菜、青青菜、刀枪菜、刺角菜、小鸡刺角、野红花
	大蓟	马蓟、虎蓟、鸡项草、鸡脚刺、野红花、鸡母刺、恶鸡婆、大刺儿菜、刺萝卜
	槐花	槐蕊、槐花米
	地榆	白地榆、白茅根、茅根、茹根、地筋、白花茅根、茅草根、甜草根红地榆、赤地榆、紫地榆、酸赫、玉札、山枣根
	侧柏叶	柏叶、扁柏、香柏、柏子树叶
	苎麻根	家苎麻、野麻、白麻、园麻、青麻
	仙鹤草	龙芽草、脱力草、爪香草、黄龙尾、金顶龙芽、老鹳嘴、子母草、狼牙草
	白及	甘根、白根、白芨、白给、冰球子、白乌头儿、地螺丝、白鸡儿、羊角七
	棕榈皮	陈棕、棕皮、棕板、棕毛
	藕节	光藕节、藕节巴
	血余炭	人发炭、头发炭、乱发
	紫珠草	紫荆、粗糠仔、鸦鹊板、止血草、螃蟹目、雅木草、紫珠
	三七	山漆、金不换、血参、参三七、田七、滇三七、汉三七、广山七、胎参
	茜草	茜草根、茜根、血见愁、地苏木、活血丹、小血藤、红线根、茹藘
	蒲黄	蒲厘花粉、蒲花、蒲棒花粉、香蒲蒲黄、水蜡烛、毛蜡烛、蒲黄草
	花蕊石	花乳石、煅乳石、刺蕊石
	艾叶	艾、艾蒿、家艾、五月艾、祁艾、医艾、蕲艾
	炮姜	黑姜
	伏龙肝	灶心土、灶中黄灶、釜下土、釜月下土
活血化瘀药	川芎	芎、香果、胡、京芎、贯芎、抚芎、台芎、西芎
	姜黄	宝鼎香、黄姜、黄丝郁金、毛姜黄、片姜黄
	郁金	马莲、黄郁、玉金、白丝郁金、黑郁金、黄郁金
	五灵脂	蝙蝠粪、寒号虫粪、灵脂米、药本、灵脂块、寒雀粪
	丹参	赤参、木羊乳、逐马、山参、紫丹参、红根、血参根、血山根、大红袍
	红花	红兰花、草红花,川红花、刺红花
	延胡索	延胡、玄胡索、元胡索、流延胡
	桃仁	桃核仁
	益母草	益母、茺蔚、贞蔚、郁臭草、夏枯草、猪麻、益母蒿、益母艾、红花艾、坤草
	牛膝	百倍、怀牛膝、鸡胶骨、山苋菜、红牛膝、川牛膝

续表

类别药名		别名
活血化瘀药	鸡血藤	血风藤、血风、血藤
	泽兰	虎兰、龙枣、虎蒲、地瓜儿苗、红梗草、风药、奶孩儿、蛇王草、甘露子、香草、香兰
	凌霄花	芰华、坠胎花、藤罗花、红花倒水莲、倒挂金钟
	月季花	长春花、月月红、四季蔷薇、斗雪红、瘦客
	没药	末药、狗皮没药
	乳香	熏陆香、马尾香、塌香、天泽香
	马钱子	伏水、番木鳖、苦实、马前、牛银、大方八
	苏木	苏枋、苏方、苏方木、棕木、赤木、红柴
	骨碎补	猴姜、石毛姜、肉碎补、碎补、石岩姜、申姜、石良姜、爬岩姜
	血竭	麒麟竭、麒麟血、海蜡、木血竭
	孩儿茶	儿茶、乌爹泥、乌丁泥、西谢、儿茶膏、黑儿茶
	刘寄奴	奇蒿、金寄奴、乌藤菜、六月雪、九里光、千粒米
	三棱	京三棱、红蒲根、光三棱、黑三棱
	莪术	蓬莪术、莚药、蓬术、莪莛、羌七、广术、山姜黄、黑心姜
	穿山甲	鲮鲤甲、鲮鲤角、川山甲、山甲、甲片、麟麒角、甲珠、炮山甲
	虻虫	蜚虻、牛虻、牛苍蝇、牛蚊子
	水蛭	蚑、马蜞、马蛭、蚂蟥、蚂蝗、蚂鳖、红蛭、蚂蝗蜞、黄蜞
	王不留行	王不流行、禁宫花、剪金花、麦兰子、奶米、王牡牛、金盏银台
	斑蝥	斑猫、龙尾、斑蚝、龙蚝、龙苗、羊屎虫、老虎斑毛、花斑毛、花壳虫、花罗虫、章瓦
化痰止咳 平喘药	半夏	地文、水玉、守田、示姑、羊眼、和姑、蝎子草、麻玉果、野玉头、地巴豆、三叶老、燕子尾、珠半夏、狗芋头
	天南星	虎掌、南星、白南星、一把伞、蛇包谷、山棒子、班扙、蛇芋、胆南星、姜南星
	白芥子	辣菜子、青芥子、芥菜子、芥子
	旋覆花	戴椹、金钱花、野油花、滴滴金、夏菊、金钱菊、艾菊、六月菊、鼓子花、黄花子
	白前	石兰、嗽药、大鹤瓢、水杨柳、水柳、消结草、乌梗仔
	白附子	禹白附、牛奶白附、鸡心白附、野半夏、野慈菇、麻芋子
	皂荚	皂角、大皂角、长皂角、悬刀
	桔梗	符蒚、白药、和如、梗草、卢如、房图、荠苨、苦梗、苦桔梗、甜桔梗、包袱花、铃铛草
	浙贝母	浙贝、象贝、大贝、元宝贝、珠贝
	川贝母	贝母、空草、贝父、药实、苦花、苦菜、勤贝、尖贝母
	瓜蒌	栝楼、地楼、泽巨、泽姑、黄瓜、天圆子、柿瓜、野苦瓜、杜瓜
	前胡	白花前胡、紫花前胡
	竹茹	竹二青、竹茹、淡竹茹、甘竹茹、竹茹球、竹茹丝、竹皮、姜竹茹
	竹沥	竹汁、淡竹沥、竹油

313

续表

类别药名		别名
化痰止咳 平喘药	天竺黄	竹黄、竹黄精、天竹黄、竹糖、竹膏
	胖大海	通大海、胡大海、安南子、大海、大洞果、大海子、大发
	昆布	海带昆布、纶布、面其菜、鹅掌菜、黑昆布、海昆布、裙带菜
	海藻	落首、薃、海蒿子(大叶海藻)、羊栖菜(小叶海藻)、乌菜、海带花
	黄药子	黄独、黄药、黄药根、木药子、大苦、零余薯、金线吊虾蟆、香芋
	瓦楞子	蚶壳、瓦垄子、蚶子壳、魁蛤壳、花蚬壳、瓦屋子、瓦垄、瓦垅子、伏老
	礞石	烂石、青礞石、白礞石、金礞石、酥酥石
	海蛤壳	蛤壳、文蛤、海蛤、蛤粉、海蛤粉、蛤蜊皮
	浮海石	海浮石、浮石、浮水石、水花、水泡石、海石
	杏仁	杏核仁、杏子、木落子、苦杏仁、杏梅仁、甜杏仁
	紫苏子	苏子、黑苏子、野麻子、铁苏子
	百部	嗽药、百条根、野天门冬、百奶、闹虱药、九丛根、九虫根、一窝虎、山百根、牛虱鬼
	款冬花	冬花、款冬、款花、看灯花、九九花、艾冬花
	紫菀	青菀、紫蒨、返魂草根、夜牵牛、紫菀茸、小辫儿、夹板菜、软紫菀
	枇杷叶	芦橘叶、杷叶
	桑白皮	桑根白皮、桑根皮、桑皮、白桑皮
	葶苈子	大适、大室、草蒿、丁历、甜葶苈、苦葶苈
	马兜铃	马兜零、马兜苓、兜铃、水马香果、葫芦罐、臭铃铛、蛇参果、万丈龙
	白果	银杏、灵眼、佛指甲、佛指柑、鸭脚子、公孙树
	洋金花	曼陀罗花、胡茄花、大闹杨花、虎茄花、醉仙花、羊惊花、风茄花、大喇叭花
平肝息风药	石决明	真珠母、鳆鱼甲、九孔螺、鲍鱼壳、鲍鱼皮、千里尧、金蛤蜊皮
	牡蛎	蛎蛤、左顾牡蛎、蛎房、海蛎、海蛎子壳、左壳
	赭石	丁石、钉赭石、代赭石、铁朱、朱土、土朱、赤土、血师、生赭石、煅赭石、醋赭石
	珍珠	真朱、真珠、蚌珠、珠子、濂珠
	罗布麻	吉吉麻、羊肚拉角、红花草、野茶、泽漆麻、茶叶花、红麻、披针叶茶叶花、小花野麻、野 茶叶、草本夹竹桃、小花罗布麻、红柳子、泽漆棵、盐柳、野柳树
	羚羊角	羚羊、灵羊角、九尾羊角、羚羊尖
	天麻	鬼督邮、明天麻、定风草根、木浦、白龙皮、水洋芋
	钩藤	钓藤、吊藤、钓钩藤、双钩藤、莺爪风、嫩钩钩、金钩藤、倒挂刺、钩丁
	地龙	蚯蚓、蛐蟮、曲虫、土龙、土蟺、虫蟮
	蜈蚣	吴公、天龙、百脚、百足虫、金头蜈蚣、千足虫
	全蝎	全虫、蝎子、茯背虫
	僵蚕	白僵蚕、天虫、姜蚕、僵虫
	刺蒺藜	蒺藜子、即藜、白蒺藜、杜蒺藜、休羽、三角蒺藜、硬蒺藜

类别	药名	别名
平肝息风药	紫贝齿	生贝齿、贝子、贝齿、文贝
安神药	朱砂	硃砂、丹砂、赤丹、汞砂、辰砂
	龙骨	白龙骨、五花龙骨
	磁石	灵磁石、玄石、磁君、慈石、处石、元武石、吸铁石、吸针石、戏铁石
	琥珀	虎珀、虎魄、江珠、血琥珀、血珀、老珀、黑琥珀、红琥珀
	酸枣仁	枣仁、山枣仁、山酸枣、枣核
	远志	棘菀、苦远志、远志肉、小草、细辛、小鸡根、细叶远志、线茶
	柏子仁	柏实、柏子、柏仁、侧柏子
	合欢皮	合昏皮、夜合皮、合欢木皮、夜合欢
开窍药	麝香	当门子、脐香、原麝香、香脐子、寸香、臭子、四味香、麝脐香
	冰片	龙脑、梅片、艾片、结片、艾粉
	苏合香	苏合油、苏合香油、帝油流
	石菖蒲	菖蒲、昌阳、九节菖蒲、水剑草、药菖蒲、山菖蒲、香菖蒲、阳春雪、尧韭
补虚药	人参	人衔、鬼盖、土精、神草、黄参、血参、地精、百尺杵、海腴、棒锤、山参、园参,商品名称: 红参、生晒参、水参、糖参、白参、朝鲜参、高丽参
	西洋参	花旗参、洋参、美国人参
	党参	上党人参、黄参、狮头参、中灵草、潞党参、台党、口党、东党
	太子参	孩儿参、童参、双批七
	黄芪	戴糁、戴椹、独椹、蜀脂、百本、王孙、百药绵、黄耆、绵黄耆、箭芪、北芪、北口芪、独根
	白术	术、山芥、天蓟、山姜、山精、山连、冬白术、于术、种术、浙术
	山药	薯蓣、山芋、诸薯、怀山药、淮山、白山药、毛条
	甘草	美草、蜜甘、蜜草、国老、灵通、粉草、甜草、甜根子、棒草
	大枣	干枣、美枣、良枣、红枣
	蜂蜜	石蜜、食蜜、蜜、白蜜、白沙蜜、蜜糖、沙蜜、蜂糖
	饴糖	饧、胶饴、软糖、麦芽糖、钉钉糖、叮叮糖
	白扁豆	藊豆、白藊豆、南扁豆、沿篱豆、蛾眉豆、羊眼豆、凉衍豆、白藊豆子、膨皮豆、茶豆、小刀豆、树豆、藤豆、火镰扁豆、眉豆
	当归	干归、秦归、西归、云归
	阿胶	傅致胶、盆覆胶、驴皮胶、阿胶珠
	熟地黄	熟地
	何首乌	地精、赤敛、首乌、赤首乌、红内消、铁秤陀、马肝石、小独根
	白芍	芍药、白芍药、亳芍、亳白芍、杭芍、杭白芍、炒白芍、焦白芍、酒白芍
	龙眼肉	益智、蜜脾、龙眼干、龙眼、桂圆肉、元肉
	鹿茸	斑龙珠,商品有血茸、官茸、锯茸、砍茸、花鹿茸、马鹿茸等

类别药名		别名
补虚药	紫河车	胞衣、混沌皮、胎衣、混沌衣、人胞
	肉苁蓉	苁蓉、肉松蓉、纵蓉、大芸、地苁蓉、地精、金笋
	菟丝子	菟丝实、吐丝子、黄藤子、龙须子、萝丝子、缠龙子、黄湾子、黄网子
	巴戟天	巴戟、鸡肠风、兔子肠、不凋草、巴戟肉
	续断	龙豆、接骨、接骨草、山萝卜、和尚头、川续断
	杜仲	思仙、木棉、石思仙、思仲、扯丝皮、丝棉皮、玉丝皮
	淫羊藿	刚前、仙灵脾、仙灵毗、放杖草、三枝九叶草、牛角花、羊角风、三叉风、三角莲
	蛤蚧	蛤蟹、仙蟾、大壁虎、蚧蛇、石牙、对蛤蚧、蛤蚧干
	冬虫夏草	虫草、夏虫冬草、冬虫草
	补骨脂	破故纸、补骨鸱、黑故子、故纸、吉固子、胡韭子
	益智仁	益智子、益智、智仁
	海马	水马、鰕姑、龙落子、马头鱼、对海马
	锁阳	琐阳、不老药、锈铁棒、地毛球、黄骨狼、锁严子
	仙茅	独茅根、婆罗门参、独脚仙茅、地棕根、仙茅参、地棕、番龙草
	海狗肾	腽肭脐
	韭菜籽	韭子、韭菜仁
	胡芦巴	葫芦巴、苦豆、葫巴子、芦巴、胡巴、季豆、香豆子
	桃胡仁	虾蟆、胡桃肉、核桃仁
	阳起石	白石、羊起石、石生
	沙参	南沙参、北沙参、泡参、泡沙参、知母、白参、文希、桔参、土人参
	玉竹	女萎、葳蕤、地节、萎蕤、葳参、萎香、百解药、玉竹参、玉参、铃当菜、甜草根
	天门冬	天冬、明天冬、丝冬、赶条蛇、多仔婆、颠勒、多儿母
	麦门冬	麦冬
	百合	白百合、蒜脑薯、野百合、家百合、山百合、药百合
	石斛	林兰、杜兰、石蓬、金钗花、千年润、黄草、吊兰花
	黄精	鹿竹、萎蕤、黄脂、笔管菜、生姜、野生姜、老虎姜、玉竹黄精、白及黄精、土灵芝、鸡头参
	鳖甲	上甲、鳖壳、团鱼甲、脚鱼甲、鳖鱼盖、别甲
	龟甲	龟板、神屋、龟壳、败龟甲、败龟板、龟底甲、下甲、龟腹甲、元武板
	枸杞子	苟起子、甜菜子、枸杞、青红椒、狗奶子、地骨子、果杞、血杞子
	女贞子	女贞实、冬青子、爆格蚤、白蜡树子、鼠梓子
	墨旱莲	旱莲草、金陵草、莲子草、白旱莲、猢孙头、墨斗草、猪牙草、野向日葵、墨菜、墨水草、鳢肠
	桑椹子	桑椹、桑泡、桑子、桑实、乌椹、桑果、文武实
消食药	山楂	鼠查、赤瓜实、棠棣子、山里果、山里红果、酸查、山梨、酸梅子

类别	药名	别名
消食药	莱菔子	萝卜子、萝白子、菜头子
	神曲	六曲、六神曲、药曲、建曲
	麦芽	大麦蘖、麦蘖、大麦毛、大麦芽
	鸡内金	鸡肫里黄皮、鸡黄皮、鸡食皮、鸡膝子、鸡合子、鸡中金、化石胆、化谷胆
驱虫药	使君子	留球子、史君子、五棱子、索果子、冬均子、病柑子
	槟榔	白槟榔、橄榄子、槟榔仁、大腹子、花槟榔、鸡心槟榔、枣儿槟榔、椰玉、国马、槟楠、青仔
	雷丸	雷矢、雷实、竹苓、竹铃芝、竹林子、木连子
	鹤虱	鹄虱、鬼虱、北鹤虱(天明精)、南鹤虱
	榧子	榧实、香榧、彼(披)子、黑子、玉山果、玉果、玉榧
	鹤草芽	金顶龙牙、龙牙草、老鹳嘴、毛脚茵
	南瓜子	南瓜仁、白瓜子、金瓜米、窝瓜子
	苦楝皮	楝皮、楝根木皮、川楝皮、苦楝根白皮
收涩药	麻黄根	苦椿菜
	浮小麦	浮水麦、浮麦、麸麦
	糯稻根须	稻根须、糯稻根
	五味子	玄及、会及、五梅子、北五味子、辽五味子
	乌梅	梅实、梅子、酸梅、黄仔、合汉梅、干枝梅
	五倍子	文蛤、百虫仓、木附子、角倍、肚倍、倍子、百药煎
	诃子	诃黎勒、诃黎、随风子
	肉豆蔻	迦拘勒、肉果、玉果、肉蔻霜
	赤石脂	赤符、红高岭、赤石土、五色石脂、吃油脂、红土
	禹余粮	太一余粮、石脑、禹哀、太一禹余粮、白余粮、禹粮石、余粮食
	石榴皮	石榴壳、酸石榴皮、安石榴酸实壳、酸榴皮、西榴皮
	罂粟壳	御粟壳、粟壳、烟包壳
	山茱萸	蜀枣、魅实、鼠矢、鸡足、山萸肉、萸肉、实儿枣、肉枣、枣皮、药枣
	桑螵蛸	桑蛸、致神、螳螂子、赖尿郎、刀螂子、螳螂蛋、猴儿包、螳螂壳
	海螵蛸	乌贼骨、乌则骨、墨鱼骨
	莲子	藕实、莲米、水芝丹、莲实、泽芝、莲蓬子、石莲子(经霜后变坚硬色黑者)、莲子肉、石莲肉
	芡实	鸡头实、鸡头菱、苏子、水鸡头、刺莲藕、鸡头子、鸡头米、鸡头苞
	覆盆子	覆盆、乌藨子、小托盘、笁藨子
	金樱子	刺榆子、刺梨子、金罂子、山石榴、山鸡头子、糖罐子、棠球、蜂糖罐、金壶并、黄茶瓶
外用药	雄黄	黄金石、石黄、天阳石、黄石、雄精、腰黄、明雄黄、鸡冠石
	硫黄	石硫磺、石流磺、黄牙、石留黄、昆仑黄、黄礐砂、升华硫磺、沉降硫磺

类别	药名	别名
外用药	蟾酥	蟾蜍眉脂、蟾蜍眉酥、癞蛤蟆浆、蛤蟆浆、蛤蟆酥
	蛇床子	蛇米、蛇珠、蛇粟、蛇床仁
	炉甘石	甘石、卢甘石、羊肝石、异极石、浮水甘石
	白矾	矾石、羽涅、羽泽、理石、白君、明矾、雪矾、云母矾、钾明矾、钾铝矾、枯矾
	砒石	砒黄、信砒、人言、砒霜、白砒、信石、红砒
	升药	灵药、三白丹、三仙散、小升丹、三仙丹、升丹
	硼砂	大朋砂、蓬砂、鹏砂、月石、盆砂、黄月石、西月石
	铅丹	黄丹、真丹、铅华、丹粉、红丹、国丹、朱丹、东丹、朱粉、漳丹、铅黄
	轻粉	汞粉、峭粉、水银粉、腻粉、银粉、扫盆

主要参考文献

1. 国家药典委员会.中华人民共和国药典.2015 年版(一部).北京:中国医药科技出版社,2015.

2. 张冰,吴庆光,钱三旗.应用中药学.北京:科学出版社,2005.

3. 黄兆胜.中药学.北京:人民卫生出版社,2002.

4. 高学敏.中药学.北京:中国中医药出版社,2002.

5. 杨丽.中药学.北京:人民卫生出版社,2005.

6. 陶忠增.中药方剂学.北京:人民卫生出版社,2005.

7. 张廷模.中药学.北京:高等教育出版社,2002.

8. 王茂盛.中药学.北京:科学出版社,2004.

9. 陈安凤.中药学.重庆:重庆大学出版社,2002.

10. 雷载权.中药学.上海:上海科学技术出版社,1998.

11. 臧堃堂.临床中药学.北京:军事医学科学出版社,2000.

12. 孙建宁.中药药理学.北京:中国中医药出版社,2006.

13. 徐树楠,张博翔.中药学考试题解.北京:人民军医出版社,2005.

14. 马维平.中药学.江苏:凤凰传媒出版社,2012.

15. 邓中甲.方剂学.北京:中国中医药出版社,2003.

目标检测参考答案

总　论

第一章　中药的发展概况

一、单项选择题

1. A　　2. C　　3. C　　4. A　　5. E

二、简答题(略)

第二章　中药的采制

一、单项选择题

1. C　　2. E　　3. B　　4. A

二、简答题(略)

第三章　中药的性能

一、单项选择题

1. C　　2. C　　3. A　　4. B　　5. E

二、简答题(略)

三、实例分析

1. 四气主要是概括药物影响人体寒热变化的作用性质,五味则提示药物的基本作用。性味相同的药物,其作用基本相同;性同而味不同或味同而性不同的药物,其作用则互不相同。所以,只有性味合参才能较全面认识药物作用的性质和特征,当然,还必须与药物的具体功效结合起来,才能全面、准确地掌握各药物的个性特点。

2. ①马钱子炮制不符合工艺标准,导致马钱子的毒性没有降到安全范围以内;②患者超量用药;③服药方法错误,患者空腹服用含有毒性成分药物,不符合常用药常识;④与患者年老体弱有一定关系。

第四章　中药的应用

一、单项选择题

1. A　　2. A　　3. A　　4. D　　5. B

二、简答题(略)

三、实例分析

本处方不合理,理由如下:①附子与川贝母、白及的配伍属十八反,不可同用;②附子有毒,不宜与他药同时煎煮,应先煎。

各　　论

第五章　解　表　药

一、单项选择题

1. D　　2. A　　3. C　　4. D　　5. E

二、简答题(略)

三、实例分析

1. 选处方1。此证为外感风寒表实证,处方1有解表散寒的作用,处方2有疏散风热的作用。

2. 此证为阴暑证。治应外散风寒,内化湿浊,菊花为疏散风热的药物,故效果不佳。可选用香薷、苏叶、葛根、蝉蜕等具有解表化湿,利咽的药物,并配以化湿行气之品。

第六章　清　热　药

一、单项选择题

1. C　　2. A　　3. A　　4. E　　5. B　　6. E　　7. A　　8. D　　9. C　　10. B

二、简答题(略)

三、实例分析

1. 此证为脾肾阳虚五更泻,所给处方不合适,该处方主要由清热解毒止痢的药物组成,主治湿热痢或热毒痢。故选温补脾肾,涩肠止泻的药物更合适。

2. 此证为阴虚火旺证,可选用具有清退虚热的知母、黄柏、青蒿、地骨皮、鳖甲等配伍组方。

第七章 泻 下 药

一、单项选择题

1. E   2. A   3. C   4. D   5. B   6. A   7. B   8. A   9. C   10. D

二、简答题(略)

三、实例分析

此患者应用芫花致直肠黏膜糜烂、穿孔伴感染,考虑原因有二:①用芫花10g过量,研究表明醋芫花的水煎剂、水浸剂、醇浸剂均可兴奋兔离体回肠,使肠蠕动增加、张力增高。但加大剂量则呈抑制作用;②自行存放8年的芫花可能霉烂变质。故患者在应用药物治病时必须到正规的医院就诊并遵照医嘱处方用药,避免造成不必要的痛苦和严重后果。

第八章 祛风湿药

一、单项选择题

1. C   2. D   3. E   4. D   5. C   6. D   7. C   8. C   9. D   10. C

二、简答题(略)

三、实例分析

1. 本案例为风寒湿痹,应选用处方1,有温经散寒,祛风止痛之功;而处方2有清热祛湿,通络止痛之效。

2. 本案为痹证日久,肝肾不足,气血亏虚,筋脉失养所致。宜选用祛风湿强筋骨的一类药,如桑寄生、五加皮等药物配伍组方。

第九章 化 湿 药

一、单项选择题

1. B   2. A   3. C   4. A   5. D   6. C

二、简答题(略)

三、实例分析

本证为暑月感寒,内伤湿滞。治以解表化湿,除湿和中。故选用处方1藿香正气散加减。处方2麻黄汤重在发汗解表,宣肺平喘,方不对证。

第十章　利水渗湿药

一、单项选择题

1. A　2. D　3. B　4. C　5. B　6. C　7. D　8. A　9. B　10. B

二、简答题(略)

三、实例分析

本例证属湿热黄疸,可选用利湿退黄类的中药如茵陈、金钱草、虎杖等治疗。

第十一章　温　里　药

一、单项选择题

1. C　2. A　3. A　4. B　5. E　6. D　7. D　8. D　9. C　10. B

二、简答题(略)

三、实例分析

根据症状表现,该患者属于脾肾阳虚证,受凉后加剧,可选用温补脾肾助阳的药物。如附子、肉桂、丁香等可温肾助阳,对应患者下元虚冷的症状;干姜、高良姜等可散寒止痛,对应患者脾胃运化无力,恶心呕吐的症状;花椒、胡椒等可温胃,对应患者吐泻的症状。又由于该患者素有虚证,还需对应使用适当的补虚药以增强疗效。

第十二章　理　气　药

一、单项选择题

1. B　2. B　3. B　4. D　5. A　6. A　7. C　8. C　9. B　10. A

二、简答题(略)

三、实例分析

选处方1。此证为肝气郁滞证,两处方虽均能疏肝解郁,但处方1疏肝解郁作用较强,有行气止痛之功,处方2除疏肝解郁外,还能养血健脾,适合治疗肝气郁滞兼有血虚脾弱的病证。

第十三章　止　血　药

一、单项选择题

1. A　2. E　3. C　4. B　5. D　6. D　7. C　8. C　9. D　10. B

二、简答题(略)

三、实例分析

本例患者劳倦伤脾,气血虚弱,冲任匮乏,不能固摄滋养胎元,致胎元不固。故中医诊断为胎动不安。治宜益气安胎,养血止血。可选用温经止血,又可调经安胎的艾叶炭配伍益气养血安胎之品。

第十四章　活血化瘀药

一、单项选择题

1. B　　2. C　　3. A　　4. B　　5. A　　6. D　　7. E　　8. A　　9. B　　10. C

二、简答题(略)

三、实例分析

1. 选处方1。处方1重在活血调经,理气止痛;处方2重在理气。

2. 根据患者的病证表现可辨证为心脉瘀阻,应选用理气活血,通络止痛之品如:川芎、丹参、延胡索、桃仁、红花等。

第十五章　化痰止咳平喘药

一、单项选择题

1. A　　2. A　　3. D　　4. B　　5. A

二、简答题(略)

三、实例分析

此患者为风寒束肺,内有痰饮郁热,宜用处方1治疗。本方既能解表散寒,又能温肺化饮,并且用石膏清肺热,有寒热兼顾,燥而不伤之功。

第十六章　平肝息风药

一、单项选择题

1. D　　2. B　　3. B　　4. D　　5. C　　6. A　　7. C　　8. D　　9. B　　10. A

二、简答题(略)

三、实例分析

选处方1。此证为肝热生风证,处方1有凉肝息风的作用,处方2有平肝潜阳的作用。

第十七章　安　神　药

一、单项选择题

1. D　　2. A　　3. B　　4. C　　5. D

二、简答题(略)

三、实例分析

处方不适合病证。此为气血两虚证。处方具有镇心安神,清热养血作用,治疗心火亢盛,阴血不足证。

第十八章　开　窍　药

一、单项选择题

1. D　　2. C　　3. B　　4. A　　5. A

二、简答题(略)

第十九章　补　虚　药

一、单项选择题

1. A　　2. B　　3. A　　4. E　　5. C

二、简答题(略)

三、实例分析

山药具有补脾益肺,养阴生津,补肾涩精之效。该患者证属肾精不足,失于固摄。故山药在处方的作用为补肾涩精。

第二十章　消　食　药

一、单项选择题

1. B　　2. B　　3. B　　4. D　　5. A

二、简答题(略)

三、实例分析

此为饮食积滞证,上方能消食健胃,故适合此证。

第二十一章　驱　虫　药

一、单项选择题

1. C　　2. A　　3. D　　4. A　　5. B

二、简答题(略)

三、实例分析

此患儿所患为蛔虫症。最适宜的药物有:使君子、槟榔、苦楝皮、雷丸等。

第二十二章　收　涩　药

一、单项选择题

1. A　　2. C　　3. B　　4. B　　5. B

二、简答题(略)

三、实例分析

此为脾肾阳虚之泄泻,处方1健脾益气,祛湿止泻,处方2温补肾阳,涩肠止泻,故处方2更适合病证。

第二十三章　外　用　药

一、单项选择题

1. B　　2. D　　3. A　　4. C　　5. C　　6. E

二、简答题(略)

三、实例分析

雄黄有毒,每人每次内服0.05~0.1g,不能过量。由于雄黄中毒对心肝肾影响较大,肝肾功能不全者不宜饮用,老人、小孩也不宜饮用。饮用时不能加热,温酒烫酒都不合适。

实用中药课程标准

（供中药制药技术、中药学、中药生产与加工专业用）

ER-课程标准

中药名笔画索引

57检